50대이후 100세까지 건강하게 ! **자연의학**

판권
소유

50대이후 100세까지 건강하게!
자연의학

인쇄일 | 2016년 1월 10일
발행일 | 2016년 1월 20일
지은이 | 차종환 박사
대 표 | 장삼기
펴낸이 | 신지현
펴낸곳 | 도서출판 사사연

등록번호 | 제 10-1912호
등록일 | 2000년 2월 8일
주소 | 서울 강서구 강서로 29길 55 301
전화 | 02-393-2510, 010-4413-0890
팩스 | 02-393-2511
인쇄 | 성실인쇄
제본 | 동신제책사
홈페이지 | www.ssyeun.co.kr
이메일 | ssyeun@naver.com

값 14,000원

ISBN 979-11-956510-0-9

50대이후
100세까지
건강하게!

자연 의학

현대는 오래사는 것보다 건강하게 사는것이
중요하게 인식되고 있다

차종환 박사 지음

도서
출판 사사연

차례

자연 ✿
우리가족 건강을 지키는 의학

제3장 식사와 건강

제8장　약초와 기생충

제9장　물과 식물 즙 및 과일 식

제10장 목욕과 황토

제11장 운동과 걷기

저자 서문

이 시대를 살아가는 사람들에게 환경오염은 피할 수 없는 일이 되고 말았다. 그 환경 속에서 먹고 마시고 호흡하는 동안 우리 몸에 자신도 모르는 사이에 오염 물질이 쌓이고, 그것은 원인 모를 피곤과 통증, 암, 고혈압, 관절염, 당뇨병과 같은 각종 퇴행성 질병으로 나타나고 있다. 거기에 갖가지 정신적 스트레스와 신종 세균과 바이러스, 심지어는 기생충조차 우리 몸의 면역 능력을 약화시키고 있다.

이런 질병의 배후에는 우리들의 생활 습관과 건강에 대한 잘못된 인식이 자리잡고 있다.

예를 들면, 덥고 땀이 날 때 우리는 물보다는 시원한 탄산 음료를 찾게 된다. 탄산 음료 속에는 화학물질들이 용해되어 있다. 또 몸에 뿌리거나 바르는 화장품이나 일반 개인 용품들은 이미 오래 전에 우리들의 필수품이 되었지만, 그 속에는 발암물질이 들어있는 사실에 무관심하여, 그 편리함에 대한 대가를 질병으로 치르고 있다는 사실을 우리는 잘 깨닫지 못하고 있다. 건강에 대한 인식이란 바로 그것을 두고 하는 말이다. 현대는 오래 사는 것보다 건강하게 사는 것이 더 중요하게 인식되는 시대이기 때문이다.

오늘날 현대 의학은 나날이 발전하고 있다. 그런데도 도시 농촌 할 것 없이 환자의 수는 좀처럼 줄고 있는 것 같지는 않다. 열 명 중에 한 사람은 환자라고 해도 좋을 정도이다. 그리고 더욱 우리를 놀라게 하는 것은 '약의 부작용', '약의 공해'라는 문제가 대두되고 있다.

약의 부작용에 의해서 도리어 병에 걸리는 무서운 사태가 발생하고, 약은 한편으로는 독이 되고 현대 의학의 의료행위에 있어서 가장 큰 맹점이 되고 있다. 이에 반해 자연의학에서는 양약은 일체 쓰지 않고 모든 병을 미리 예방하고 또한 근본적으로 고칠 수 있다는 사실을 역설하고 있다.

현대인은 지나치게 약에 의존하고 있다. 조금만 감기 기운이 있어도 아스피린이나 타이레놀을 찾고 있다. 그러나 비단 인간뿐만이 아니라 모든 생명력을 지닌 생물은 몸의 고장이나 이상을 고치는 힘, 곧 자연 치유력을 가지고 있다. 이 자연 치유력 및 면역력을 과학적으로 강화하는 일이 건강의 제일보이며 병을 부작용없이 근본적으로 고치는 근본 대책인 것이다.

현대 의학의 치료는 어떤가? 안과에서는 눈의 병만을 보지 눈과 생체 전체의 관계를 보려고 하지는 않는다. 눈에 생긴 병은 눈의 병만이 아니다.

현대 의학적 사고 방식의 근본적인 문제로 첫 번째 요점은, 먼저 이 자연 치유력을 감안해서 몸의 각 부위는 완전히 독립된 것이 아니라는 전제 하에 인간의 병을 생각해야 한다는 점이다.

예를 들어 체온을 생각해 보자. 갑자기 추워졌을 때 우리의 몸은 전 조직이 변화를 일으켜서 피부에서 열이 달아나는 것을 막는다. 땀이 거의 안 나오고 체표면 가까이의 혈관은 수축되어 내부 혈액의 흐름을 더디게 한다. 그래서 피부까지 오는 혈액의 양이 적어지고 몸이 차가워진다. 이것을 소름이 돋는다고 한다. 이런 방법에 의해서 우리의 몸은 한 덩어리 상태에 있으며 신체의 모든 기능이 정상적으로 가동된다.

체온 이외의 신체내의 산소, 수분, 염분, 체액의 산·알칼리·혈압 등에 관해서 신체는 늘 전체 일치성을 유지할 수 있게 전 조직을 동원하여 활동하고 있다. 병이나 건강의 이상을 고치려고 할 때에는 이 점을 고려하지 않으면 안된다.

현대 의학의 근본적인 결함은 생체가 하나라는 생각에 입각하지 않고, 국소적, 분석적 입장에 서서 병을 다스리기 곤란한 경우 겉으로 나타난 증상만을 치료하는 대증요법(對症療法)으로 일관하는 데에 있다.

자연 의학 건강법은 병에 걸리지 않는 건강법이며 약을 쓰지 않고도 병을 고치는 의학이다. 본서는 이런 점을 중심으로 현대 의학과 자연 의학을 비교하고 환경오염과 면역성에 의한 자연 치유력과 치유력의 보강요인 등을 중심으로 다루었다. 또한 자연요법인 식이요법, 웃음의 치유력, 운동요법과 몸의 열과 약초와 기생충에 관한 내용도 포함시켰다.

이 책이 현대인의 건강을 위하여 우리집 주치의 자연 의학서로 그 구실을 다 하면 좋겠다.

차 종 환

제1장

자연 의학과
서양의학

1. 건강이란

세계보건기구(WHO)는 "건강이란 신체적·정신적, 그리고 사회적으로 완전히 행복한 상태에 있는 것을 말하지, 단순히 질병이 없거나 허약하지 않은 것을 뜻하는 것이 아니다."라고 정의하고 있다. 여기서 정신적으로 건강하다는 것은 자기의 생업에 즐거움을 느끼면서 종사하고 활기차게, 의욕적으로 하루하루를 생활해 나가는 것을 뜻한다. 그리고 사회적으로 건강하다는 것은 가정 내에서도 사회에서도 남들과 잘 조화를 이루고 대인 관계에서 근심, 걱정이 없는 것을 뜻한다.

사람은 육체적·정신적·사회적으로도 두루 건강해야 건강하다고 할 수 있는 것인데 우리 주위의 환경에는 이것을 침해하려는 요소들로 꽉 차 있다. 우리의 방어 태세에 조금이라도 허점만 생기면 이들 요소들은 순식간에 육체적·정신적·사회적으로 우리를 침해하려 든다.

한의학에서는 이같은 침해 요소들을 모두 '사기(邪氣)'라고 해왔다. 사람의 건강을 해치는 유해인자 모두를 '사기'라는 말로 표현해 왔는데 '사기'는 외사(外邪)와 내사(內邪)로 나뉜다. '외사'는 바람, 추위, 더위, 습기, 건조함, 불 같은 기후조건과 바이러스, 세균, 상해같은 외부에서 인체에 가해지는 유해인자를 말하고, '내사'는 인체의 정기와 대칭되는 해로운 기를 뜻한다. 그러니까 내사는 내적 발병 요인과 병리적 손해를 널리 일컫는 셈이다.

이와 같은 내사 가운데서 주요한 것은 스트레스다. 스트레스가 사람의 자율신경계와 호르몬계, 면역계에 중대한 영향을 미친다는 것은 잘 알려져 있는 사실이다. 스트레스에는 좋은 스트레스가 있는가 하면 사람의 기를 죽이고, 불안하게 만들고, 증오하게 만들고, 분노하게 만드는 등의 나쁜 스트레스도 있다.

좋은 스트레스니 나쁜 스트레스니 하고 구분을 했지만 실제로 이같은 구분이 객관적으로 존재하는 것은 아니고 같은 스트레스 요인에 대하여 본인이 어떻게 대응하고 해석하느냐에 따라서 좋은 스트레스가 되기도 하고 나쁜 스트레스가 되기도 한다.

의욕적으로 생활하고, 이웃과 세상을 사랑하고, 조화를 이루어 나가면서 매사를 긍정적으로 생각하면 정기(正氣)를 낼 수 있는 것이고, 그 반대의 태도를 취하면 사기(邪氣)를 내는 것이다.

2. 자연에서 건강을

이 땅 위에서 첫째 가는 것은 좋은 건강을 가진다는 것이다. "건강을 스스로 지킬 줄 모르면 축복 받기는 어림도 없다."(신부. 따데오)

"병든다는 것은 신에게 치욕적이며 창조자를 모욕하는 것이니 좋은 건강은 무엇보다 자신이 지켜야 할 의무이다."(카르디날 베르데르) 또 그리스의 플라톤은 말하기를 "사람이 병든다는 것은 부끄럽고 죄짓는 것이요, 그에 반하여 건강한 것은 덕망이 있고 모범적이며 착한 시민" 이라고 했다.

우리들 중에는 수족이 없는 사람, 절름발이, 장님, 애꾸 등 지체 부자유자일지라도 언제나 우리들과 같이 공원에 들어갈 수 있고, 거리에 나타나 만족스러운 공기 속에서 사회가 제공하는 게시판을 보며 과학적인 학문의 표창을 받을 수 있다.

사람이 괴로워하는 것은 오직 질병들이며 그 진정한 원인은 '건강의 무지'인 것이다.

학교에서는 어린이나 청년들에게 좋은 상태에서 생활할 수 있도록 갖가지로 건강에 대해서 가르친다. 그럼에도 불구하고 그들은 의약의 안내에 의해서 정신적이고 육체적인 창조적 수행에 배치되는 성향으로 노출되고 있다.

잘못된 지식을 획득해서 일생을 살아가면서 유기체가 조심할 줄 몰라 사고를 당하거나 허약에 처했을 때 치유를 얻을 수 있는 방법은 매우 부족하다.

날마다 가정, 거리, 극장, 교회 주차장 등에서 우리는 전염병에 걸리는 피해자가 될 수 있다. 어떻게 우리들이 이 눈에 보이지 않는 것에 저항하며 건강 생활에 도움이 되는 것을 인식할 수 있겠는가?

이러한 것들은 문명화에 이를수록 확인된 잘못으로 법을 통하여 무지한 사람에게 강요되어 무방비 상태에 놓이게 하여 곤란에 빠트리고 있다.

우리가 병든다는 것은 매우 불가사의한 일이 아닐 뿐만 아니라 우리들 스스로가 가지는 잘못된 생활 습성에서 온다. 건강은 의약도 아닐 뿐 더러 의사에 의해서 획득하는 것도 아니며 단순히 본연의 행위를 매일 같이 자연법칙에 따르게 하는 것이다. 그러므로 여기에는 환자 자신의 의지력이 첫째 가는 건강의 동인이 되는 것이다. 이성을 갖지 못하고 자유롭게 사는 동물들도 건강 과학을 실천하며 매일 그의 본능이 자연법칙을 수행하고 있다.

현대의 '문명화'는 그 의미에서 '부자연'이 강요되고 이러한 조건에서 사람을 '허약'하게 하고 있다.

3. 자연 의학의 확산

자연 의학(Natural medicine)이란 인간의 질병을 자연의 치유 능력에 맞추어 조율하고 복원시키는 의학이다. 자연에 존재하는 공기, 물, 식물 등을 이용하는 다양한 치유법을 동원해 인체의 자연 치유력을 높여 병을 다스리는 치료법이기 때문에 자연 치유력을 증강시킨다.

자연 의학은 환자의 신체적인 병변 부위에만 치중하는 치료가 아니라, 전체적으로 접근해 정신적, 사회적, 환경적인 면까지 균형을 이루게 하고, 치유력을 강화해 심신을 치료한다.

현대 의학이 비자연적이고 수동적이며 대개 일시적인 증상 억제의 치료방식을 선호한다면, 자연 의학은 자연적인 방법으로 면역력을 강화해 능동적이고 근본적인 치유를 가능하게 한다. 즉 인체의 생리에 필요한 세세한 물질을 보충해 줌으로써 인체가 본래부터 가지고 있는 치유력을 높여 정상적으로 작동하게 해준다. 또한 단지 질병의 증상을 제거하는 '질병의학'이 아니라 인간의 건강을 전체적으로 개선시키는 '건강 증진 의학'을 지향하고 있다.

자연 의학은 오늘날 '대체 의학', '보완 통합의학'이라는 말로 통용되고 있다. 대체의학 또는 보완통합의학이란 현대의학(Orthodox Medicine)이 해결하지 못한 한계점을 보완 대체할 수 있는 치료법이라는 뜻으로, 대부분 자연치료 의학에 그 뿌리를 두고 있다.

오늘날 대체 의학의 범주에 속하는 치료법에는 니시의학, 동종요법, 척추교정법, 향기요법, 수치료, 침술, 약초요법, 아유르베다, 심신의학, 수기요법, 근육 내 자극요법(IMS), 증식요법, 테이핑 요법, 자기요법, 목욕요법, 반사요법, 찜질요법, 온열 요법, 지압, 요가, 단전호흡, 기공법, 명상법, 참선, 최면치료, 바이오 피드백, 아바타 프로그램, 미술요법, 음악요법, 웃음요법 등 그 종류가 수 없이 많다.

의학의 기원은 어느 민족, 어느 지역이든 자연의학이었다. 인류는 질병을 치유하는 방법을 처음 자연에서 찾았고, 동서를 막론하고 천연 약초를 사용하면서 의학의 기초를 닦았다. 각 민족마다 대대로 내려오는 고유의 민간요법은 모두 경험적 지식을 바탕으로 전해져 오는 자연 의학이다.

현대 의학의 뿌리인 서양 의학 역시 처음에는 자연 의학이었다. 서양 의학의 아버지로 불리는 히포크라테스도 인체의 자연 치유력을 높여 질병을 치유했고, 자연치유 작용을 돕는 자연약초를 주로 사용했다. 그는 기원전 400년 무렵에 이미 400여 종의 허브 처방을 남겼다.

그런 서양 의학이 자연 의학에서 멀어지게 된 것은 과학적 의학을 지향하게 되면서부터이다. 인체를 기계적인 구조로 보고, 병든 부위에만 매달리는 현대의학 특유의 의학관이 정립되면서 서양 의학은 화학적 약물과 해부 및 외과 수술에 의존하는 틀을 갖추게 되었다. 자연의학은 우리 몸 전체의 기능을 전제로 하여 유기적으로 연결지어 인과 관계로 원인을 치료하는 의학으로 기본이 깔려 있다.

현대 의학은 본격적으로 문을 연 후 200년도 되지 않아 세계의 의학이 되었다. 그러나 엄청난 외형적인 발전에도 불구하고 치료하지 못하는 병이 늘어나고, 심각한 부작용 문제가 불거지면서 사람들은 자연 의학으로 눈을 돌리고 있다. 자연의 상식을 거스른 의학이 거대한 벽 앞에 부딪치면서 자연 의학이 주목받는 것은 어쩌면 당연한 귀결인지도 모른다.

자연 치유력을 키우고, 자연의 이치를 따르는 생활양식을 통해 병을 다스리는 자연 의학은 현대 사회에 만연한 문명병과 만성병에 효과를 내면서 빠르게 확산되고 있다. 특히 현대 의학의 공격적인 치료로 부작용을 경험한 사람들이 자연 의학을 찾고 있다.

세계보건기구(WHO)는 세계의 질병 인구 가운데 60% 이상이 자연 의학으로 치료를 하고 있다고 발표했다. 현대 의학의 메카 미국에서도 전체 질병 인구의 40% 이상이 자연 의학을 이용하고 있다. 자연 의학이 큰 임상 성과를 낳자 자연 의학에 대한 관심은 날로 커지고 있다. 미국의 경우 1990년 국립보건원에 대체 의학과가 개설되어 자연 요법을 본격적으로 연구하고 있고, 미국의 의과대학 가운데 대체의학을 정식 과목으로 채택하고 교육하는 대학이 100곳이 넘을 정도로 자연 의학에 대한 막대한 투자와 연구가 이루어지고 있다.

자연 의학 열풍은 유럽도 마찬가지이다. 영국, 프랑스, 독일 등의 나라는 이미 오래 전부터 자연 의학에 대한 관심이 높은 곳이다. 이들 나라는 제도적으로 자연 의학을 인정하고 있고, 자연의학으로 치료받을 경우 현대 의학과 마찬가지로 국가의료보험에서 보장을 해 준다. 자연 의학 병원이 빠르게 늘고 있고, 대체 의학의 메카 독일에서는 현대 의학자의 90%가 자연의학을 병행하고 있기도 하다.

한국에도 2004년 '대한보완 통합의학회'가 결성되는 등 자연 의학에 대한 관심이 커지고 있지만, 세계의 발빠른 변화를 따라잡지 못하고 있다. 사회전체가 여전히 '현대 의학만이 최고'라는 편견에 젖어 다른 가능성을 외면하고 있는 것이다.

그동안 자연에서 멀어진 인류 문명은 온갖 왜곡과 모순을 경험하면서 다시 자연과 생명으로 돌아가고 있다. 의학 역시 마찬가지이다. 자연 지향적인 삶의 방식이 현대 문명이 낳은 각종 폐해를 이겨 낼 대안이 되고 있듯이, 자연 의학 역시 현대 의학의 한계를 넘어설 최상의 대안이 되고 있다. 의학의 기원이었던 자연 의학은 이제 온갖 문명병을 앓고 있는 인류의 미래의학으로 빠르게 확산될 것이다.

자연 의학은 무한한 가능성을 가진 의학이다. 고효율 저비용의 치료이며, 자연스런 치료방법으로 비교적 부작용이 적고 안전하며, 자연치유력을 강화해 병을 다스리므로 특히 만성병과 난치병에 효과적이다.

그러나 자연 의학 역시 만능일 수는 없다. 아니 세상에 만능 의학과 만병통치약은 없다. 인간이 완벽할 수 없듯이, 어떤 의학도 완전할 수는 없다. 만약 어떤 요법이 만능이자 만병통치라고 주장하는 사람이 있다면 '과대광고'나 '사이비 의료'로 보아도 무방할 것이다.

세상에 존재하는 모든 의학은 그 나름의 장점과 단점이 있다. 그것을 현명하게 이용하는 지혜가 필요하다. 교통사고로 심한 외상을 입은 사람은 가능한 한 빨리 현대의학으로 응급처지를 해야 하고, 급성 감염으로 생명이 위독한 사람 역시 현대의학의 약물요법으로 우선 위독한 상황을 모면해야 한다. 현대의학이 절대적으로 필요한 상황에서조차 자연의학을 고집한다는 자연의학자는 '현대의학에 대한 맹신'만큼 이나 어리석은 일 일것이다.

무엇보다 자신의 질병에 대해 정확히 이해하고, 그런 다음 자신의 병에 맞는 치료법을 선택하는 안목이 필요하다. 오늘날 자연의학이 진가를 발휘하는 부문은 만성질환이다. 자연의학을 비롯한 대체의학은 현대 사회에서 문제가 되고 있는 대부분의 만성병에 효과적이다.

자연의학의 단점은 인체의 면역력을 강화하는 단계를 거쳐 병적인 현상을 바로잡기 때문에 대개 효과가 늦게 나타난다는 것이다. 그러다 보니 병의 진행 속도가 빠른 질환의 경우 효과가 미흡하다. 급성질환이나 신속하게 처치

해야 하는 응급질환은 현대의학으로 빠르게 대처하는 것이 좋다.

대부분의 자연의학은 한 알의 진통제로 통증이 바로 가시는 화학적인 약물 요법처럼 신속한 효과는 기대할 수 없다. 그러나 시간을 두고 단계적으로 이루어지는 치료야말로 진정한 치유법이며, 인체에 미치는 부작용이 없다.

음식물을 올바르게 섭취하는 것만으로도 우리 몸에서 일어나는 여러 가지 이상(異常)이 치유됨을 확인할 수 있다.

서양이론 자체는 사물의 전체를 볼 수 없고, 일부만 보고 본질을 무시하는 경향이 있다. 서양 이론은 직관적, 국소적, 불가역적, 배중률이다. 따라서 중간체라는 것을 인지하려 들지 않는다.

기계적인 체계(자동차, 우주로켓)에서는 서구 이론의 과학사상으로 충분하지만 자연현상, 생명체계에서는 언제나 전체이고 순환이고 가역적이며 흑과 백의 극단적인 것은 존재하지 않는 회색의 세계이다.

4. 자연의학의 철학

폴포드 박사는 히포크라테스의 가장 유명한 두 가지 교훈을 경건하게 따른, 유명한 의사였다. 그 가르침은 '무엇보다도 해를 주지 말라' 와 '자연의 치유력을 존중하라' 이다.

여기 그 분의 요점을 보자.

1) 우리의 몸은 건강을 원한다. 건강이란 완벽한 균형 상태로, 모든 기관이 유연하게 작용하고 에너지가 자유롭게 순환하는 것을 일컫는다. 이것은 최소한의 노력만이 요구되는 자연 상태이다. 그러므로 균형을 잃어버린 육체는 건강한 상태로 다시 돌아가고 싶어한다. 치료는 건강한 상태로 복귀하려는 이 경향을 이용할 수

있고 또 이용해야 한다.

2) 치유는 자연의 힘이다. 폴포드 박사가 환자들에게 마음을 편히 갖고 '자연에게 맡기라'고 했을 때, 그 말은 히포크라테스의 '자연의 치유력을 존중하라'는 말에 대한 자신의 믿음을 소탈하게 표현한 것이다. 서양 현대 의학에서는 이 개념이 실종되었다. 오늘날 의대의 어느 교수도 학생들에게 이런 이야기를 하지 않는다. 이 점이 현대 의학이 안고 있는 중대한 철학적인 결함이다. 이것이 우리가 일상적인 건강 문제에 있어 저렴한 비용의 해결책을 발견하지 못하는 근거가 되기 때문에, 이 결함은 실제로는 엄청난 의미를 지니고 있다.

3) 몸은 하나의 전체이고, 몸을 구성하는 모든 부분은 서로 연결되어 있다. 폴포드 박사는 몸을 통일된 기능 체계라고 이해했다. 그는 뛰어난 직관력의 소유자였다. 환자가 무릎 통증을 호소하며 진료실에 들어서면, 그는 문제는 무릎에 있고 따라서 진료는 거기서부터 시작되어야 한다는 식으로 기계적인 결론을 내리지 않는다. 그는 무릎이 발목과 엉덩이의 평형을 보정해주는 관절이라는 것을 알고 있었다. 그는 타진용 망치를 사용해 발목을 자유롭게 함으로써 만성적인 무릎의 통증과 등의 통증을 치료하는 것을 여러 번 보였다.

봅 폴포드 박사는 이런 제약이, 근육을 싸고 있고 신체 안의 여러 부분을 분리해주는 단단한 결합조직인 근막(筋膜)에서 발생한다고 생각했다. 해부학자들은 근막이 개별적인 판처럼 존재한다고 가르치지만, 폴포드 박사는 몸 안에 모든 근막이 커다랗고 복잡한 하나의 조각이라는 가정 아래 치료를 했다. 근막의 어느 곳이라도 제약이 생기면 그것은 전체 조직을 망가뜨린다.

4) 정신과 육체는 분리되지 않는다. 정신적인 상처가 중추신경계의 움직임을 방해할 수 있다고 믿었던 것과 마찬가지로 폴포드 박사는 신체적인 조정도 신경계통에 미치는 영향을 통해 심리적인 기능을 개선할 수 있다고 가정한다. 그는 학습장애 어린이들의 두개골을 치료해서 그들의 지능지수를 높였다. 실제로 이 치료는 너무나 성공적이어서, 루이지애나에 있는 발달지체 어린이들을 위해 세워진 주립 병원에서는 해마다 몇 주간씩 그를 초빙해 환자들을 치료했다.

5) 의사의 믿음은 환자의 치유력에 강한 영향을 미친다. 폴포드 박사는 자신이 치

료하는 환자들이 나을 수 있다고 믿었다. 그는 환자들의 잠재 치유력에 대해 소박하고 진실하고 아름다운 믿음을 가졌고, 이런 믿음을 말과 행동으로 환자들과 나누었다. 이것이 그토록 많은 사람들이 그에게 끌린 이유였다. 박사는 또한 자신의 치료가 도움이 될 사람을 매우 신중하게 골랐다. 뼈가 부러져서 그를 찾아온 사람이 있다면 박사는 이렇게 말할 것이다. "부러진 뼈는 내가 어쩔 수 없는 것입니다. 저절로 낫게 내버려두세요. 그 후에 제게 오시면 그때 당신의 몸에서 부상의 충격을 없애 드리지요." 그는 수술이 필요하거나 다른 종류의 응급조치가 필요한 경우는 치료를 하지 않으려고 했다. 나이(80세가 넘은)는 많아지는데 그를 찾는 환자들은 점점 더 늘어나자, 박사는 환자들의 제한 나이를 더욱 낮췄다. 제한 나이는 25세에서 금새 20세로 내려갔다. 그의 마음 같아서는 어린이들만을 치료하고 싶어했다. " 왜냐하면 어린이들의 치유 잠재력은 엄청나기 때문입니다." 그는 새로 태어나는 모든 아기들이 예방치료를 받아야 한다고 생각했다. 그 이유는 '살아가면서 얻게 되는 수많은 질병이 출생시에 입은 상처가 오랫동안 굳어진 결과인데, 아기가 태어나서 24시간 동안은 뼈가 마치 젤리 같아서, 이때는 뼈를 정상적으로 돌려놓는 데 아무런 수고도 들지 않기 때문' 이다.

폴포드 박사가 모든 환자들을 성공적으로 치료하는 것은 아니다. 그러나 그는 어느 의사보다도 치료 성공 비율이 높았다.

5. 대체의학이란

대체 의학(Alternative Medicine)에서 Alternative란, 정통의 방법에 대한 대안 또는 다른 방도를 의미한다. 즉 정통 의학의 대안으로 치료에 도움을 줄 수 있는 다양한 방법들이 대체 의학의 범주에 포함된다. 대부분의 대체요법들의 근거와 도구들이 자연에 뿌리를 두고 있어 자연의학(Natural medicine)이라고도 한다.

현재의 대체 의학은 정통 의학(Orthodox Medicine)이 아니다. 그러나 대체 의학과 정통 의학의 공통점은 두 가지 방법을 선택하는 사람들이 모두 아픈 사람들이라는 것이며, 최근에 와서 손쉽고 유용하게 여겨지는 대체 요법을 원하는 사람들이 점차 증가하는 추세를 보이고 있다.

대체 의학에 관심을 갖는 것은 다음과 같은 여러 가지 이유가 있다.

1) 정통 치료법이 실패하는 것을 자주 보아왔고(특히 만성 질환에서),

2) 많은 사람들이 수술이나 약물 투여의 부작용을 우려하고 있으며,

3) 연령층에 따른 치료의 효용성이나, 어떻게 치료하는 것이 가장 유용한가 등에 대해 깊이 생각하고 재고할 필요가 있다고 느끼는 사람들이 증가 추세에 있고,

4) 비교적 간단하게 행해지는 다른 종류의 대체 치료법들을 실제로 체험해 본 사람들이 늘상 있어 왔으며, 상당한 인구비율을 차지하게 된 점을 들 수 있으며,

5) 간혹 종교적, 철학적인 이유로 대체 요법을 찾는 경우를 들 수 있다.

대체 의학의 공통분모는 자연에 있다.

과학의 급속한 발달 과정에서 대두되기 시작한 환경 파괴 문제, 약물 오남용 등에 의한 다양한 부작용에 대한 우려와 함께, 잃어버리고 지내 온 자연을 동경하고 회귀하려는 인간의 저변 심리가 옛날부터 이어져 내려온 자연요법들을 재정립하고 보완하여 그 과학적 근거를 규명해 가면서 점차 현대인의 정서에 접근해 가고 있다는 것이다.

대체 의학을 선호한 사람이 의학의 도움을 청할 때는 일반적으로 다음 네 가지 중 한가지 상태일 때라고 본다.

1) 자신의 상태가 스스로의 경험으로 보아 자연 치유에는 한계가 있다고 느낄 때

2) 만성질환으로 다 낫지 않거나 재발했다고 느낄 때

3) 심리적 요인의 경우

4) 급성 질환인 경우

대부분의 자연 의학은 치료의 결과가 항상 동일하게 나타나지 않는다.

즉 현대 의학의 진통제 등 많은 약물들은 정도의 차이는 있겠지만 대부분 사람들이 효과를 느낄 수 있고 해열제는 대부분의 열을 내린다.

이렇게 현대 의학에서 처방되는 약물 등은 어느 정도의 부작용을 동반하지만 목적한 효능을 발현시키는 확률이 매우 높은 반면, 자연의학요법은 부작용은 거의 없지만 효능 면에서는 그렇지 못하다.

대체 요법들은 기대하는 치료효과가 환자에 따라 차이가 나는 경우가 많으며 더러는 거의 효과를 느끼지 못하는 경우도 있다.

그러나 치료 방법의 선택의 폭이 넓다는 점과 현대 의학의 정확한 진단과 적절한 처치와 병행하여 보조적 도구로 활용할 경우 부작용 없이 좋은 효과를 얻을 수 있는 경우가 많다. 그러나 한편 병들고 나약한 많은 사람들이 여러 가지 이유로 정통 의학에 충분히 만족하지 못한 상태에서 지푸라기라도 잡는 심정으로 다른 방법을 찾아 나서는 것은 당연한 일일 수 밖에 없다.

대체 의학에 종사하는 많은 사람들을 적절히 제도권으로 수용해 나가는 작업에 착수해야 할 때가 되었다고 생각된다.

인간은 육체와 정신이 분리된 것이 아니라 통합된 하나로 존재한다는 관점, 그리고 자연의 일부라는 것이 대체의학의 주제이다.

의학의 아버지인 히포크라테스는 "자연이 의사다. 자연은 어떻게 병을 고칠 수 있는지 스스로 알고 있다." 라고 했다. 나이팅게일은 "자연이 치료할 수 있으며, 간호사가 할 수 있는 일은 환자가 자연과 함께 할 수 있는(자연스러울 수 있는) 조건 속에 있도록 하는 것" 이라고 했다.

대체 의학은 폭 넓게 보면 자연을 이용하는 의학이다. 인간의 질병을 자연의 치유력에 기대어 조율하고 복원시키기 때문이다. 실제로 대체 의학은 자연에 존재하는 음식물과 공기, 식물 등을 폭넓게 사용한다. 그러나 현대 의학과 가장 크게 다른 점은 신체의 한 부분만 치료하는 것이 아니라 몸 전체의 리듬과 흐름을 치유한다는 점이다.

즉 현대의학은 비자연적이고 수동적인 동시에 일시적인 증상 억제를 치료한다면, 대체의학은 자연적인 방법으로 면역력을 강화해서 능동적이며 근원적인 치유를 향해 나아간다. 그렇다면 이런 대체 의학에서 가장 중요하게 여기는 것은 무엇일까? 그것은 바로 음식물과 식습관이다.

6. 대체 의학의 시발

대체의학이란 서양 의학을 대표하는 현대 의학의 치료 범위와 한계를 벗어나는 여타의 치료 방법을 총괄적으로 지칭하는 말이다. 서구인들이 현대 의학으로 치료되지 않는 질병을 치료하기 위해 대안적인 방법으로 채택한 치료 방법이다.

현대 의학이 발달되기 훨씬 전부터 인간은 육신에 병이 들었을 때 이에 대한 적절한 치료 방법을 알고 있었다. 그러나 민간 요법, 자연 요법, 심지어는 신비주의적인 주술 요법 등을 포함한 모든 치료법들이 대체 의학이라는 이름으로 미국에서 공식 출발한 것은 1992년의 일이다.

미국 정부는 1992년 9월 14일부터 16일까지 버지니아 주 첸틸리에 민간 요법에 관심이 있는 다수의 의사들, 박사들, 한의사들을 초빙했다. 그리고 그들은 새로운 의학 세계를 정립하고 거기에 필요한 규정을 의논하고 결정했다. 이 모임은 대체 의학이라는 이름으로 새 시대의 치료 비전을 제시하는 역사적인 모임이었다.

당시 참석자들은 심사숙고 끝에 하나의 보고서를 작성했다. 370여 페이지에 이르는 이 보고서는 대체의학의 정의, 대체의학의 종류 등 대체의학에 관한 것을 총망라하고 있어 대체의학의 가장 중요한 기초 자료가 되었다. 이 보고서는 오늘날 대체의학에 관한 미국 정부의 정책 방향을 결정하는 교과서로도 사용되고 있다. 이 모임에 참석한 사람들은 모두 221명으로 아쉽게도 한국 사람은 한 명도 없었다. 특히 동양의학 관련 주제를 놓고 토론한 한의사들은 모두 중국 유학파들로서 중의학의 관점에서 동양의학의 우수성을 주장했다. 대체의학에서 동양의학이 차지하는 비중이 50% 이상임을 상기해 볼 때 이들의 입김이 얼마나 크게 작용했는지 짐작할 수 있다.

이 보고서에는 침, 한약 등 한방 치료에 관한 항목에서 중국, 일본, 인도, 태국에 관한 내용들이 등장하지만 한국과 관련된 것은 전혀 들어있지 않다. 그것은 우리가 우리것을 한반도에만 묶어두고 있었기 때문이다. 세상 사람들과 활발히 교류하면서 한의학의 우수성을 알렸어야 했는데 그만 그 일을 게을리했기 때문이다. 이제는 정부와 한의학계가 눈을 떠야 할 때라고 생각한다.

최고의 의학, 이상적인 의학은 바로 이 치유의 메커니즘을 도와 그것이 가장 효율적으로 기능할 수 있도록 하는 것이다. 서구의학의 접근법을 비판하면서 와일 박사가 한의학을 포함한 대체의학의 접근법을 옹호하는 이유는 이들 의학이 바로 이러한 관점을 취하고 있기 때문이다. 대체 의학은 구체적인 치료법을 가리킬 때는 기존 서구의학에 대한 방법론적 대안(代案)의 의미를 가지지만, 이 대안 치료법들이 가진 우리의 몸과 건강에 대한 시각과 접근법에서는 서구의학의 그것을 대체해야 한다는 점에서 대체 의학적 의미를 지닌다.

여러 다양한 의학을 운위하면서 그가 주장하는 것은 바로 '비폭력적인 의학'이다. 비폭력적인 의학의 중심에 자연 치유가 있다. 무엇보다 중요한 것은 자연 치유력을 강화시켜 그 활동을 최적의 상태로 만드는 것이다. 수면과 운동, 식사와 활동 같은 모든 일상에서 우리는 치유체계의 작용을 도울 수 있다. 이것은 병을 치유하는 가장 안전하고 완전하면서 확실한 방법이면서, 동시에 병을 예방하는 가장 효과적인 방법이기도 하다. 현대 의학의 한계에 대한 날카로운 비판에서 치유에 이르는 구체적인 방법의 제시에 이르기까지, 그의 논의는 자연 치유를 중심으로 한 '통합의학'의 마스터 플랜이다.

7. 대체 의학의 요법 경험담

빌리 베스트는 화학 약물치료를 거부하고 위용을 자랑하는 현대의학에서부터 도망쳐 버린 용감한 청년이다. 그가 림프종에 걸린 것은 12세인 1994년이었고, 끔찍스럽게 고통스러운 화학 약물치료를 피해 집을 뛰쳐나온 것이 그해 10월이었다. 그리고 1년 후 그는 전국적인 관심을 모았다. 2개월여의 화학 약물치료를 통해 공포와 통증만 경험했던 그가 현대의학의 치료법을 거절하고 건강을 되찾았기 때문이다.

빌리의 말이다.

"이 모든 것이 대체요법 덕분이지요, 제가 할 수 있는 일은 그것 뿐이었어요."

그는 〈더 엔터프라이즈(The Enterprise)〉 신문과의 인터뷰에서 이렇게 증언했다. 당시 의사는 이 소년이 화학 요법을 받지 않으면 곧 죽음에 직면한다고 했다. 2개월여의 화학 약물치료 후 의사는 그런 치료를 4개월 동안 더 해야 살 수 있다고 귀띔을 해주었다. 그러나 그는 치료를 받지 않으면 암이 재발한다는 그 정중한 경고를 뒤로 하고 집으로 돌아왔다.

어린 빌리는 아무리 생각해도 더 이상 그 고통스러운 치료를 받을 수가 없었다. 그래서 치료를 받느니 차라리 집을 나가기로 결심했고, 부모님은 빌리에게 화학 요법을 받지 않는 대신 다른 치료를 받게 해주겠다고 설득했다. 하지만 빌리는 "부모님들이 나를 위해 최선을 다 하신다는 것은 알지만, 그 치료는 제 몸에 유익하지 않다는 것을 알기 때문에 싫습니다." 하고는 집을 나갔다.

그는 더플백을 등에 메고 고향인 매사추세츠의 노웰을 출발하여 멀리 텍사스로 향하는 기차를 탔다. 그러나 3주가 지나자 객지에서의 생활을 견딜 수가 없어 결국 집으로 돌아올 수 밖에 없었다. 그가 피곤한 몸으로 집에 돌아왔을 때 암은 재발되어 있었다. 다행히 부모님도 더 이상 빌리에게 화학요법을 권유하지 않고 대안을 찾기로 했다

그들이 소개받은 대체의학은 아들과 부모 모두 보지도, 듣지도 못한 돌팔이 민간요법이었다. 실망 반 기대 반으로 시작한 대체 치료는 장뇌와 질산과 유기소금을 혼합해 추출한 항암약이었다. 이 약은 캐나다의 한 의사가 개발한 것으로 혈관과 림프관 내의 비정상 세포를 죽이고 인체의 면역성을 높여주는 자연 치료약이었다.

빌리는 그 약과 동시에 인디언 항암 약초를 사용하기로 했다. 인디언 약초

에는 혈액을 정화하는 해독 성분이 들어있었다.

"이 치료 방법은 인체의 면역성을 길러 병과 싸우게 한다는 점에서 타당성이 있어 보였습니다. 빌리도 같은 생각이었고요."

빌리의 어머니 수잔의 말이다.

그 당시 빌리는 암이 재발하면 언제라도 다시 화학요법을 받아야 한다고 각오하고 있었다.

"죽고 싶지 않다는 생각에 그런 각오를 하긴 했습니다. 얼마나 고통스럽고 피곤한지 몰라요. 대체요법 치료 후 다행이 아직까지 부작용이나 재발은 없습니다."

얼마 후 매사추세츠의 보스턴에 있는 다나파버 암연구소의 클립 다케모토 박사는 '암 증상이 없어졌다'고 선언했다.

그리고 5년이 지난 1999년 9월 5일 노동절 휴일 기간에 캘리포니아의 유니버설 시티에서 행해진 전국 암 컨벤션에서 빌리는 자신의 건강과 대체의학의 혜택을 증언해서 우레 같은 박수를 받았다. 그의 불만은 자신을 치료해 준 자연 약초들이 미 식품의약국에서 정식 암 치료제로 인정해주지 않는다는 점이었다. 그는 이렇게 말했다.

"(식품의약국의) 처사는 옳지 않습니다. 그리고 암 환자들에게 양방 외에도 다른 치료 방법이 있다는 것을 알려줘야 합니다. 우리 같은 사람들을 위해 수많은 약초가 있습니다. 우리에게 치료를 선택할 수 있는 권리가 주어져야 합니다."

현대의학을 거부하고 자연치료를 선택하여 목숨을 건진 빌리의 모습에서 비장감마저 흐르고 있었다.

8. 대체 의학 보고서 요지

1990년 미 공중보건부는 건강과 질병에 대한 현 의료 체계의 접근 방법에 대한 개혁의 필요성을 인식하고 700쪽에 달하는 「국민건강백서 2000」이라는 보고서를 발표했다. 이 보고서는 국민의 건강을 2000년까지 전체적으로 개선시키는 과정과 목표를 낱낱이 기록하면서, 국가가 단순히 환자의 생명을 살리는 데 그치지 안고 그들이 행복한 삶을 누리도록 도와야 한다고 주장하고 있다.

보고서는 " 한 사람의 건강은 전체 사망률보다 더 중요하다. 건강은 불필요한 고통, 질병, 장애를 감소시킴으로써 온다. 따라서 건강은 시민들이 건강하다고 느끼는 감정으로 평가된다. 한 나라의 건강은 모든 국민들이 얼마만큼 건강을 얻었는가로 평가된다."고 밝히고 있다. 이 목표를 달성시키기 위해 이 보고서는 '질병예방과 건강 증진에 대한 국가의 엄청난 에너지와 창의력의 활성화'를 촉구하고 있다.

이 대체의학 보고서는 「국민건강백서 2000」 정신의 일환으로 탄생되었다. 이 보고서의 목적은 수많은 미국민의 건강을 앗아가는 질병들과 증상들에 대항해 싸우는데 최상의 도움이 되는 '대체치료'가 어떤 것인지를 조사하는 데 있다. 이 보고서를 작성하는 데 도움을 준 사람들은 삶의 질을 높이고, 질병의 예방과 현대의학이 답을 주지 못하는 증상을 치료하는 것을 강조하는 이들로 구성되어 있다. 이 의료 체계와 치료법을 표현하기 위해 '대체의학' 이라는 유명한 단어를 선택했다. 다른 말로는 유럽에서 선호하는 '보완의학' 이라는 말이 된다.

이 보고서는 대체의학에 관한 기초 정보로 구성되었는데, 장차 연구와 정책 토론의 방향을 잡는 데 이용될 수 있을 것이다. 특히 이 보고서는 대체의학센터가 대체의학에 대한 정보를 구축하여 정책 입법자들과 공공보건 전문가들이 건강 체계를 선택할 때 올바른 결정을 할 수 있게 도움을 줄 것이다. 대체의학센터의 목표는 현재 환자들과 의사들에게 통용되는 대체의학의 보조 바퀴에 첨가될 수도 있는 잠재력인 치료법의 발견, 개발 그리고 효과를 찾는데 박차를 가하는 것이다.

　끝으로 이 보고서는 현대의학과 대체의학의 장점을 통합하여 새로운 의료 체계를 개발하는 데 기초를 이룰 것이다.

9. 대체 의학을 도입하는 정형외과

　정형외과 의사들 중에도 기존의 정형외과 치료는 바람직하지 않다고 깨닫는 의사들이 나타나고 있다. 최근 들어 갑작스럽게 나타난 것이 아니라 지난 10년, 20년 동안에 걸쳐 서서히 증가한 것이다.

　그런 의사들은 어떤 의료행위를 도입하고 있을까?

　대체로 추나요법이나 ANK요법(Arthro Kinematic Approach, 관절운동학적 요법)을 도입했는데, 이른바 관절이나 골격, 척추의 비틀림을 교정하는 형식으로 통증을 완화시키는 치료방법이다. 모두 약물에는 그다지 의존하지 않는데, 이런 요법을 적극적으로 도입하여 큰 성과를 올리고 있는 정형외과 의사들이 증가하는 것은 매우 바람직한 현상이다.

　정형외과는 분야의 특성 때문에 요통이나 무릎 통증에 대한 치료가 깊이 고찰되지 못한 측면도 있다. 정형외과로 오는 환자들 중에는 교통사고처럼 긴박한 대 수술을 실시해야 하거나 운동 중의 골절 등 이른바 화려한 수술을 통하여 화려한 치유 효과를 거두는 세계가 정형외과다. 정형외과의 의료 현장에는 이런 극적인 전개와 치유의 세계가 있기 때문에 노인의 요통 같은 시시한 세계를 열심히 연구할 기분이 들지 않을지도 모른다. 정형외과 의사들도 원래 운동을 좋아하고 호탕한 성격을 가진 사람도 많기 때문에 시시한 요통 연구에 정열을 보이는 사람도 적었다.

카이로프랙틱(chiropractic, 대체의학으로 자연요법과 물리요법, 식이요법, 운동요법, 척추교정요법만을 사용해 질병의 근본 원인을 치료)에 정열을 보이는 정형외과 의사들은 소수파 취급을 당했다. 그 결과 요통치료는 깊이 연구되지 못했고 요통과 무릎통증을 앓고 있는 노인들이 대기실에 넘치게 되었다.

10. 대체 의학과 식이요법

대체의학은 폭넓게 보면 자연을 이용하는 의학이다. 인간의 질병을 자연의 치유력에 기대어 조율하고 복원시키기 때문이다. 실제로 대체의학은 자연에 존재하는 음식물과 공기, 식물 등을 폭넓게 사용한다.

그러나 현대의학과 가장 크게 다른 점은 신체의 한 부분만 치료하는 것이 아니라 몸 전체의 리듬과 흐름을 치유한다는 점이다.

즉 현대의학은 비자연적이고 수동적인 동시에 일시적인 증상 억제를 치료한다면, 대체의학은 자연적인 방법으로 면역력을 강화해서 능동적이며 근원적인 치유를 향해 나아간다.

그렇다면 이런 대체의학에서 가장 중요하게 여기는 것은 무엇일까? 바로 음식물과 식습관이다. 실제로 우리 인체가 가진 성분(Elements)들은 몇 달 또는 늦어도 1년 안에 대부분이 체외로 빠져나가고 새로운 성분들로 대체된다.

즉 그 기간 동안 내가 먹은 음식과 영양으로 새 몸이 만들어진다는 것이다.

따라서 "무엇을 먹을 것인가?" "어떻게 먹을 것인가?" "언제 먹을 것인가?" 하는 3가지 문제는 우리 몸의 기본적 치유에서 반드시 깊이 생각해봐야 할 문제이다. 그리고 대체의학은 바로 이 점에서 우리 몸에 필요한 영양을 적절히 공급하고 올바른 식습관을 가지는 것이 우리 몸의 구성은 물론 면역력에도 얼마나 중요한지를 강조한다.

실제로 우리가 먹는 음식들에는 수많은 독소들과 수많은 건강한 영양소들이 동시에 내포되어 있다.

어떤 질병이 있을 때 무엇을 먹느냐에 따라 상태가 악화 될 수도 호전될 수도 있는 것이다. 최근 들어 음식과 식단을 통해 병을 치료하는 식이요법들이 큰 주목을 받고 있는 것도 그런 이유에서이다.

그런 면에서 제대로 된 영양을 음식물로부터 섭취하고 그 음식의 효능을 제대로 아는 일은 아주 중요하다.

11. 현대 의학 의사의 고백

나(로버트. S. 멘델존)는 현대의학을 믿지 않는다. 더 솔직히 말하면 나는 현대의학에 반대하는, 현대의학의 이단자이다.

물론 나도 처음부터 현대의학을 믿지 않았던 것은 아니다. 믿지 않기는커녕 오히려 열렬한 신자였다. 의과 대학생 시절, DES(디에틸스틸 베스트롤)라는 여성 합성 호르몬제 연구가 활발했는데, 현대의학을 믿고 있던 나는 이 약에 대해 조금도 의심을 품지 않았다. 그러나 20년 후, 임신 중에 이 약을 투여받은 여성이 낳은 아이들에게서 자궁경부암이나 생식기 이상이 지나치게 많이 발견되었다. 당시의 나로서는 꿈에도 생각지 못한 일이었다.

또한 연구생 시절, 미숙아에 대한 산소요법이 최신 의료설비를 자랑하는 큰 병원에서 시행되었다. 그러나 이 치료를 받은 약 90퍼센트의 미숙아에게서 약시나 실명 등 중증의 시력장애(미숙아 망막증)가 발생했다. 이런 사실을 알면서도 병원은 치료법에서 원인을 찾으려는 노력을 게을리 했다.

한편 의료수준이 열악한 근처 병원에서는 미숙아망막증 발생률이 10퍼센트 미만이었다. 발생률이 왜 이토록 차이가 나는지 교수에게 묻자 그는 이런 대답을 했다.

"제대로 된 치료법을 쓰지 않은데다 발생률도 정확하게 조사하지 않았기 때문이다."

나는 그 대답을 믿었다.

미숙아망막증이 고농도 산소의 투여로 인해 발생했다는 사실을 안 것은 그로부터 1,2년 후의 일이었다. 경제적으로 여유가 있는 병원은 최신식의 고가 플라스틱제 보육기를 설치했기 때문에 산소가 새지 않고 보육기 안에 가득하여 미숙아를 실명시켰지만, '수준 미달의 병원'에서는 구식의, 틈이 많은 덮개가 달린 욕조 같은 보육기를 사용해 산소가 많이 샜고 이것이 결과적으로 미숙아를 실명에서 구해준 것이다.

이런 일이 있었지만 그럼에도 나는 계속 현대의학을 믿었다.

그 후, 나는 어느 연구 그룹에 참가해 과학 논문을 작성했다. 주제는 미숙아의 호흡기병에 테라마이신이라는 항생제를 사용하는 문제에 대한 것이었다. 논문 안에서 우리들은 '이 약에는 부작용이 없다'고 주장했다. 과연 그럴까.

그 후의 연구에서 테라마이신을 비롯한 모든 항생제는 미숙아 호흡기 감염증에는 별로 효과가 없을 뿐 아니라 테라마이신이 함유한 테트라사이클린계 항생제에 의해 수 천명의 아이들 치아가 황 녹색으로 변색되고, 뼈에 테트라사이클린 침착물이 생기는 것이 확인되었다. 부작용이 나타나기 전에 논문을 쓰면 모든 약에는 '부작용이 없다'고 단언할 수 있는 것이다.

　　그래도 현대의학에 대한 나의 믿음은 흔들리지 않았다.

　　나는 편도선, 흉선(흉골 뒤쪽에 있는 내분비선의 하나), 림프절에 방사선 치료가 효과가 있다고 믿었다. 이 치료법에 대해 교수들은 '방사선을 쬐는 것은 위험하지만 치료에 사용되는 정도의 방사선은 전혀 해가 없다'고 단언했기 때문에 나는 그 말을 믿었다. 그러나 '전혀 해가 없는' 방사선이라도 10~20년 후에는 갑상선종을 일으킬 수 있다는 사실이 그 후의 연구에서 판명되었다. 마침내 현대의학이 몰고 온 무수한 불행의 씨앗을 잘라낼 시기가 도래한 것이다. 이렇게 깨닫자마자 내가 방사선으로 치료했던 환자들의 얼굴이 떠올랐다. 그들 중 몇 명은 갑상선종을 치료하기 위해 나에게 다시 올지 모른다는 생각이 나를 괴롭혔다.

　　나는 더 이상 현대의학을 믿지 않는다.

　　대부분의 사람들은 첨단 의료만 멋진 것이고, 그 기술을 가진 명의에게 치료받으면 건강해질 것이라고 믿는다. 그러나 그것은 대단한 착각이다. 의료행위의 당사자인 의사들이야말로 건강을 위협하는 가장 위험한 존재이기 때문이다.

　　현대의학에서 행하는 치료는 효과가 없는 경우가 많다. 효과는커녕 치료받은 뒤에 오히려 위험해지는 경우가 종종 있다. 게다가 병이 없었던 환자라도, 충분히 검토하지도 않은 채 치료부터 하려 들기 때문에 그 위험성은 점점 커진다. 현대의학을 구성하는 의사, 병원, 약, 의료기구의 90퍼센트가 사라지면 현대인의 건강은 당장 좋아질 것이라고 나는 확신한다.

현대의학은 언제나 과잉 진료에 몰두하고 있으며, 그것을 자랑으로 여긴다. 중증의 환자에게만 하도록 되어 있는 특수한 치료를 가벼운 증상의 환자에게도 당연한 듯이 행하고 있다.

임신부는 병원에 가지 않는 것이 좋다. 환자로 취급 받을 뿐이다. 의사에게 있어 임신과 출산은 9~10개월에 걸친 '병'이고, 임신부는 환자일 뿐이다. 정맥주사와 태아 감시장치(fetal monitor), 각종 약물, 거기다가 필요도 없는 회음절개 같은 치료를 받고 나면, 마지막에는 의료공장의 단골 상품인 제왕절개가 기다리고 있다.

현대의학교는 환자의 신앙이 아니면 존재할 수 없다. 모든 종교가 그렇겠지만, 현대의학교의 경우는 신자들의 신앙심에 의존하는 정도가 크기 때문에 사람들이 단 하루라도 믿음에 회의를 느낀다면 의료제도 전체가 붕괴해버릴 정도이다. 이런 사정은 다음의 세가지 의문에 대해 생각해보면 바로 이해할 수 있다.

- 다른 곳에서라면 당연히 의심받을 만한 행위가 의료 행위라는 이유만으로 공공연하게 자행되고 있다.
- 환자들은 대부분 수술에 대해 이해하지 못하면서 선뜻 수술에 동의하고 있다.
- 사람들은 약 성분인 화학물질이 어떤 작용을 하는지 제대로 알지 못하면서 연간 몇천 톤에 달하는 약을 소비하고 있다.

12. 암에 대한 양 한방 의학과 대체 의학

대체 의학은 암의 원인을 양방의 그것과 흡사하게 보고 있지만 좀더 구체적으로 강조하는 부분이 있다.

현대 의학적인 암 치료는 대개 수술, 화학 약물치료, 방사선 치료로 집약된다. 영양요법이 없는 것은 아니지만 거의 활용되지 않고 있다. 더욱이 치료대상인 종양은 암의 원인이 아니라 증상에 불과하기 때문에 원인을 제거하지 않고 드러난 증상만을 치료하려는, 대단히 비과학적인 치료 전략을 가지고 있다.

과학주의와 합리주의를 바탕으로 발전해 온 서양의학이 이처럼 앞뒤가 맞지 않는 모순을 보이고 있다. 그래서 이들의 비합리성에 건강을 맡기는 것은 이제 모험이라고 말하는 사람들도 있다.

결론적으로 말해 대체의학은 원인과 치료가 일치한다. 대체의학은 원인을 파악하고 그 원인을 제거하는 지극히 단순하고도 합리적인 치료 원칙을 보여주고 있다. 병을 일으키는 원인을 제거해야 병이 치료된다는 진리를 실천하고 있는 것이다. 다만 진단의 경우 대체의사가 양방의 진단기구를 모두 사용하는데는 법적인 제한이 있으므로 양방에서 이미 진단 받은 것을 토대로 해서 치료효과를 확인하는 방법으로 양방의 진단 기구들이나 임상실험실을 이용하고 있다.

이와 함께 현대의학을 훈련 받은 일단의 양의사들이나 대체의사들이 독자적으로 개발한 진단과 치료 장비들이 널리 사용되고 있다. 비록 과학적이고 검증되지 않았다는 이유로 식품의약국의 진단기 허가는 일부 받지 못한 상태지만 그들은 기와 파동을 이용해 체내의 이상 유무를 충분히 파악하고 있다. X-ray 나 MRI 등으로 발견되지 않음으로 기(氣) 가 존재하지 않는다는 식의 사고야말로 문제점이다.

검증이라는 말이 유행어처럼 돌고 있지만 현대 의료의 기득권자들도 그 검증되지 않은 기(氣)가 없으면 단 일초도 살 수 없다. 최신 진단 장비로 발견되지 않는다 해도 기의 존재는 아무도 부인할 수 없다. 대체 의사들은 그 기의 허실과 활동 상태를 알아내는 기술을 이미 습득하고 있으며 그것이 암의 조기 진단에 결정적임은 말할 필요도 없다.

더 중요한 것은 대체의학의 치료 원칙이다. 서양의학이나 한의학은 환자들의 몸에 뭔가를 주입시켜서 치료하는 포지티브 치료법을 기본으로 하고 있으나 대체의학은 인체내의 독성을 제거해 주는 네거티브 치료법을 원칙으로 삼고 있다.

대체의학적인 치료방법은 양의나 한의와는 좀 다른 데가 있다. 대체의학적 치료는 폐수로 오염이 되어 죽어가는 물고기에게 약물을 주입하는 치료를 하지 않고 오히려 체내에서 뭔가를 제거해주는 치료를 시도할 것이다. 이 물고기는 지금 공장 폐수로 오염되어 죽어가고 있다. 즉 이 물고기의 병의 원인은 오염물질이다. 그렇다면 이 물고기에게는 약물의 투여나 수술이 아니라 단순히 공장 폐수를 차단해 주고 오염 물질을 해독하는 것이 가장 시급한 치료가 되어야 마땅하다.

그런데 오염에 대한 개념이라고는 전혀 없이 생산된 기존의 약물을, 그것도 화학용해물 자체인 약물을 이미 오염으로 병든 물고기의 체내에 또다시 주입시키겠다니, 생명을 아예 끝내겠다는 뜻이 아니고 무엇이겠는가.

여기서는 오직 체내의 독소를 해독시키는 것이 치료의 첫걸음이다. 일단 체내의 독소를 제거해준 다음 몸의 면역 능력을 높여주는 치료 목적을 달성해가는 것이 대체의학적 치료의 원칙인 것이다. 이처럼 대체의학은 원인과 치료의 합리적 일치성을 보여준다. 더 나아가서 대체의학의 기본 정신은 치료시에 어느 한쪽으로 기울어지는 편협성을 거부한다.

즉 양의학에선는 양방만이 유일한 치료법이고 한의학에서는 한방만이 최고라는 식의 편협한 자기우월주의에 빠져 있는 것을 보게 되지만 대체의학에서는 그런 모습을 볼 수가 없다. 이들에게는 오직 치료만이 목표이다. 환자의 육체적, 정신적 고통을 덜어주는 일이라면 수단과 방법을 가리지 않고 사용하겠다는 대담성과 적극성을 보여주는 것이 바로 대체의학이다.

이상에서는 세가지 치료법을 비교해 보았는데 이것은 어느 치료법이 우월하다는 사실을 말하려는 것이 아니다. 각 치료마다 장점이 있음은 물론이다. 현대의학은 항생제의 발견으로 많은 인명을 구했다. 교통사고를 당했을 때 신속한 응급처치로 인명을 구할 수 있는 것도 현대의학의 자랑이다. 또한 필요한 부위를 수술해서 기능을 되찾게 해주는 것이 현대의학이 아니면 감당하기 어려운 것임은 자명하다.

다시 말해 현대의학의 외과적 수술, 의료기기에 의한 진단, 전염성 질병, 응급처치 부분에서 눈부신 발전을 가져왔다. 한편, 퇴행성 질병에 대한 한의학적 치료는 양방에서 감히 넘볼 수 없는 부분이다. 인체는 자동차 같은 기계가 아니기 때문에 기(氣)를 중심으로 에너지를 조절, 보완하는 한방의 치료 기술은 21세기에서 단연코 각광받을 치료법으로 인식된다.

암 치료에서 양의학, 한의학, 대체 의학 비교

구분	양의학	한의학	대체의학
원인	화학물질, 중금속 방사선, 기생충 바이러스, 세균 등	육음, 칠정, 과로 음식부조, 기타	화학물질, 중금속, 기생충, 바이러스, 세균 등 최소 33개
진단	엑스레이, CT 스캔 MRI, 조직검사, 암식 별표	망진(望診), 문진(問診) 절진(切診), 팔강변증	QX-10, QRS, AK 진단, 홍채 진단, 생혈액 검사, 기타
치료	수술, 화학요법 방사선치료, 영양요법, 기타	변증논치, 약초, 침구, 기공. 명상	인체해독, 기생충, 신장청소, 간 청소 약초·영양 식이요법
부작용	장기의 영구적 손상 면역기능 저하, 기타	거의 없음	거의 없음
치료율	74~87년, 5년 생존율 변화 없음	공식 집계 없음	매우 높음
치료철학	인체를 전쟁터로 삼는 암과의 전쟁	인체의 음양조화에 역점을 둠	해독과 면역기능 증강에 역점을 둠
비고	원인과 치료의 불일치, 치료의 비합리성	양의학과의 합방치료로 인한 순수 한방부재	치료목적을 위해 어떤 형태의 치료방법도 사용

13. 서양 의학과 대체 의학의 공조

1992년에 대두된 대체의학의 치료는 암, 알레르기 등 오랫동안 서양의학의 치료를 받으면 결국 파탄에 이르게 되는 질병에서 효과를 거두는 경우가 많다. 그 이유는 이런 질병들이 모두 만성화된 질병이기 때문이다. 만성화된다는 것은 자율신경, 면역계통, 순환계통, 소화기계통 등 생체 전체의 균형이 깨진다는 의미다. 그래서 몸 자체를 바탕으로 이런 균형을 정비하는 대체의학이 도움이 된다. 그러므로 서양의학으로 치유되지 않을 때는 빨리 대체의학을 시험해보기 바란다.

대체의학의 본질은 전체적인 모습을 파악하고 질병과 맞선다. 대체로 서양의학을 분석의학, 동양의학을 통합의학이라고 부르는데, 동양의학은 몸을 전체적으로 포착하는 능력을 갖춘 것이다.

동양의학 자체에도 약점이 있다. 동양의학은 몸 전체를 파악하는 반면에 분석 연구가 진전되지 못했다. 이 두 의학이 공존하기까지는 어렵다 해도 대립만은 피하면서 함께 손을 잡고 건강에 공헌하는 것은 가능하다고 생각한다. 특히 우리 사회는 과거 100여 년 동안에 걸쳐 서양적 사고와 동양적 사고를 모두 수용하면서 발전해왔다. 의료 현장에서도 충분히 상대를 이해하고, 대체의학을 도입하면서 서양의학의 장점을 살려나가는 방향을 찾아낼 수 있을 것으로 본다.

14. 대체 의학의 전망

대체의학의 앞날은 매우 밝고 희망적이다.

미국 암연구소 기관지의 편집장을 지낸 바 있고 현재 미국 학술원 종신회원이며, 하버드대 의과대학 교수인 존 베일러(John Bailor) 박사와 시카고 의과대학의 고르닉(Gornik)교수는 "이제는 획기적인 치료법 개발보다 암의 예방에 주력해야 할 때"라는 결론을 내렸다.

불과 2년 전만해도 암과의 전쟁에서 마치 승기를 잡은 듯한 기사들이 잡지를 채웠던 것을 생각할 때 이것은 충격적이 아닐 수 없다. 1971년 닉슨 대통령에 의해 선포되어 3백억 달러의 연구비가 투입되면서 세상에서 가장 진보된 의료 장비와 석학들을 동원해 시작했던 암과의 전쟁은 과학문명을 등에 업은 인간의 실패로 끝난다. 이것으로 미국인들이 현대의학보다는 대체의학으로 눈을 돌리는 이유가 다소 설명되었을 것이다.

대체의학이 대번영의 시기를 맞게 되자 생존에 위협을 느끼는 기존 의학계는 절대권력을 휘둘러 대체요법 말살 정책을 펴게 된다. 현대의학의 열화와 같은 반대는 대체의학 대학의 폐쇄와 정혈요법 의사의 축출 등으로 나타났고, 이 위협적인 탄압으로 대체요법은 갈등의 첫 라운드에서 참패를 당하고 만다.

그리고 이제 두 번째 라운드는 1990년대 시작되었다. 대체요법은 이제 미국 정부 산하 대체의학부와 수 많은 환자들의 지지를 받기 시작했다. 그러나 누구나 동의하듯이 의술을 가지고 "싸움"을 한다는 것이 부질없고 어리석은 일이다. 인술을 베풀어 병든 사람을 고치는데 동서양의 집단이 뭐가 그리 중요한가? 의사에게는 오직 치료라는 하나의 목적이 있을 뿐이다.

그리하여 여러 가지 치료방법을 동원해 환자들에게 좀 더 종합적이고 효과적인 혜택을 주는 것이 궁극적인 목표인 것이다. 머지않아 세계 의료인들이 너나 없이 이 단순하고도 명료한 히포크라테스의 정신을 깨닫게 되는 날이 올 것이다.

또한 그런 필요성을 느끼는 일반환자들의 요구와 미국 정부의 행정적인 지원을 받게 된 마당에 대체의학이 넘지 못할 산이 어디 있겠는가. 그래서인지 1997년 미국인들이 대체의학에 지출한 비용은 270억 달러로 집계되었다. 그리고 35세 이상의 미국인 중 70%가 대체의학을 이용한 경험이 있으며, 저소득자보다는 고소득자, 흑인보다는 백인, 여성보다는 남성이 더 많이 애용하는 것으로 조사되었다. 현재는 늘었으면 늘었지 줄지는 않았을 것이다.

병이 났을 때 "현대의학과 대체의학 치료를 동시에 받는 게 더 효과적이다"라고 생각한다는 설문조사 결과가 나왔다.

15. 대체 의학의 치료 원칙

대체의학의 중요 역할은 각종 스트레스를 해결하는 데 있다. 그 스트레스가 병을 유발하기 때문이다.

인체에 대한 스트레스의 종류를 열거하자면 유전적인 독소, 정서장애, 부정적인 생각과 습관, 상처받은 마음과 잠재의식, 체내 대사 물질의 축적, 중금속이나 화학 용해 물질 같은 환경 공해물질, 약물 독소, 기생충, 박테리아, 곰팡이, 지자기, 전자파, 방사성 물질, 심지어는 영적인 문제에 이르기까지 수없이 많다.

인체의 면역성을 떨어뜨리는 이 모든 독성 장애를 근본적으로 해결해야 한다는 것이 대체의학의 근본정신이다.

대체의학은 원인치료에 무게를 두고 있다. 즉 현대의학적이든 동양의학적이든 아니면 민간요법이든지 치료효과가 있다면 어느 것이라고 사용하겠다는 것이다. 확실한 메커니즘을 가지고 치료에 임하는 것을 원칙으로 많은 자금을 투자하고 있다. 그런 점에서 대체의학의 치료원리는 단순하면서 매우 합리적이다.

서양 의학과 대체 의학의 비교

서양 의학	대체 의학
*병원체가 존재, 외부로부터 침입(바이러스 등) 혈액세포와 체세포간의 벽이 있다. *음식물은 영양으로 체세포를 키우는 종속관계(연료), 음식물과 혈구는 별개이다. *이상(異相)이 된 세포내의 virus 등이 몸 밖에서 들어와 발병한다. 체세포가 증식하여 분열되고 증식한다.(전염병) *병원체론: 병원체가 체내로 침입하여 발병 *육식 권장론 *생물과 무생물을 절대적으로 구분 *인간과 자연의 생명을 일시적으로 살림 *항암제 투여는 종양은 물론 신체 모든 기관들을 파괴하고 후유증도 일으킴 *화학약품은 설사를 멈추게 해(지사제 사용), 이는 대장을 병들게 함	*병원체가 존재하지 않는다. - 체세포가 다른 생명체를 만든다. - 혈액세포와 체세포 간에 벽이 없다는 개념 *음식과 몸은 하나다(음식물→ 혈액 → 체세포는 완전 하나의 선이다.) *Virus등이 외부침입이 아니고 000된 체세포에서 자연발생. 혈액에 염증이 생기면 원인이 혈액 이상에 의한 것이고 그 소재가 되는 음식에 이상(異相) (전염병이 아님) *체질론(자연치유력) 만성병은 체질상태에 따라 자연발생, 따라서 자연의식으로 체질 개선 *육식 무용론 *동양사상은 생물, 무생물을 우주공동체의 부분으로 생각 *암, 종양까지도 생명공동체로 인정, 종양 스스로가 체외로 물러나게 하거나 정상세포로 돌아가게 한다. *무생물(화학요법)이 아닌 생물에 의해 완벽하게 건강한 생명체로 만든다 *동양의학은 상한 음식이 대장 내에 들어왔기 때문에 사람의 신체는 설사를 계속하게 해 부패 찌꺼기가 신체 밖으로 나감(독소는 자연적으로 체외로 빠져 나가게 하고 부황, 침구, 지압, 한약, 식이요법, 운동 등으로 대장기능을 한 단계 올림

16. 대체 의학의 확산 일로의 대체의학

서양의학에서 대체의학을 선호하지 않는 원인은 대체의학 치료법으로 효과를 본 환자가 일정한 법칙에 따라 증명된 기존의 서양의학 치료법을 무시하지 않을까 하는 우려에 있다고 생각할 수 있다. 이런 이유 때문에 어떤 의사들은 치료법 전체를 부정하기보다는 '전통에 따르는 치료(conventional)'와 '전통에 따르지 않는 자유스러운(unconventional)치료'를 포괄하는 의미인 '보충의약(complementary medicine)'이라는 용어를 더욱 선호하고 사용하기를 좋아한다. 또 의사들은 소문에 근거한 행동을 해서는 안되고, 사실로 판명된 측면만 고려하도록 훈련 받았다.

그러나 대다수의 대체 의학이 아주 엄밀하고 과학적인 검사와 고도의 의학적 기준에 부합하지 않는다.

하지만, 전통에 따르는 치료와 전통에 따르지 않는 자유스러운 치료간의 격차는 최근에 와서 점점 좁혀지고 있으며, 많은 의사들과 환자들이 대체의학을 더 이상 묵살해버리지 않는다. 따라서 대체 의학에 대한 합리적이고 전도유망한 접근들이 공정하고 과학적으로도 증명되고 평가되어야만 한다.

대체의학은 이제 사람들의 입에 오르내리기 시작했다. 대체의학을 싸고 있던 Brown paper 포장지는 뜯겨졌고 속이 노출되고 있다. 대체의학이 비로소 제대로 인식되기 시작한 것이다. 암, 특히 불치의 병을 앓고 있는 사람들을 병으로 인한 고통을 줄이기 방법으로 최면요법이나 침술을 시도하고 있으며, 명상을 하고 정신치료를 받거나 특정한 식이요법을 시도하고 있다.

등쪽에 대한 만성적인 진통을 호소하는 사람이 병원을 찾으면, 척추 지압사(카이로프랙티스트)나 침술사를 찾아가게 하거나 이완요법, 바디웍스(Bodyworks) 치료법 등을 권하는 의사도 나타나고 있다.

의학제도를 구체화시킨 국민건강기구조차 몇 가지 대체 의학에 관심을 보이고 있다. 이 기구는 대체의학 연구실을 만들었으며, 여러 다른 정부 기관들역시 약 중독 치료를 위한 침술 요법이나 식물 화합물에서 HIV 항생제를 찾아내는 것, 척추 지압요법(카이로프랙틱)의 효과 등을 평가하는 데 매년2,300만 달러를 지출하고 있다.

대학의 교육에서도 대체의학에 관한 부정적인 태도가 전보다는 훨씬 유화적으로 바뀌었다.

Richard와 Hind Rosenthal은 콜롬비아 의과대학에 대체의학 연구센터를설립했으며, 학생들에게 선택과목을 제공할 뿐만 아니라 헬스케어 전문직을위한 세미나를 개최하고 있다. 많은 의학 대학들은 콜롬비아 의과대학이 실시한 체계와 유사한 시스템을 구축하고 있다.

'효과 있고, 효과 없음'을 절대적으로 구분하는 의학 진료를 볼 때, 대체의학을 체계화 된 의술(모두가 이렇게 생각하는 것은 아니다. 여전히 이것을 인정하지 않는사람들도 많다.)의 하나라고 보았다는 것 자체만으로도 의미 있는 일이다.

기존의 의사들은 대체의학의 효과를 증명할 만한 증거를 요구하고 있지만, 이런 의사들 역시 그들의 분야가 아닌 다른 영역의 대체의학을 주시하는것은 현실이다.

17. 대체 의학의 전체론(Holism)

대체의학을 논할 때 빼놓을 수 없는 "Holism(전체론)"의 개념에 대해서 생각해보자.

"Holistic" 치료사들은 자신들이 다음과 같은 면에서 기존의 전통적인 의사들과 다르다고 말한다.

- Holistic 치료사들은 몸과 마음의 본질은 하나라고 여긴다.
- Holistic 치료사들이 말하는 건강의 진정한 의미는 단순히 질병이 없는 상태가 아니라, 건강을 유지하기 위해 노력하는 것이다. 치료가 아닌 예방이 우선이다.
- Holistic 치료사들은 환자의 신체기관이나 조직 중의 한 부분만을 보는 것이 아니라 몸 전체를 본다.
- Holistic 치료사들은 전체 신체기관들을 둘러싼 주위 환경과 환자들이 먹는 음식, 환자가 담배를 피우는지의 여부, 얼마나 술을 마시며, 어느 정도의 운동을 하는가, 살면서 얼마나 행복감을 느끼는가 등의 요소를 더 중요하게 여기며 이것에 대하여 깊이 연구한다.

이상의 내용들은 전일주의(Holism)에게만 해당되는 것은 아니다. 기존의 많은 의사들 역시 동일한 믿음을 가지고 있다.

의학의 아버지인 히포크라테스는 "병을 앓고 있는 환자를 잘 아는 것이 환자가 앓고 있는 병을 아는 것보다 더 중요하다."고 말했다.

후일, 유명한 생물학자라기 보다는 남아프리카의 수상으로 잘 알려진Jan Christian Smuts는 전술한 바 있는 마음가짐을 "Holistic"이라고 표현했다. 그는 히포크라테스처럼, 전체가 각각의 부분을 합친 것보다 더 중요하다고 강조하고 있는 것이다.

"Holistic" 이라고 자신들을 부르는 치료사들이 기존의 의사와 다른 점은, Holistic 치료사들은 질병을 치료하는데 있어서 논쟁의 여지가 개입될 수 있는 최면요법과 허브요법, 비타민 요법, 면역 치료법, 동종 요법(Homeopathy), 생리요법(Reflexology), 자연요법 등을 사용한다는 것이다.

우리에게 필요한 것은 양약이 아니라 몸 전체를 위한 보약 같은 것이 필요하다는 것이다.

제2장

현대의학의
문제점

1. 양의사에 대한 믿음

다음은 로버트 S. 멘델죤의 말이다.

"병에 대한 자각 증상이 없다면 굳이 건강 검진을 받을 필요가 없다. 설사 자각 증상이 있다 하더라도 건강 검진은 가급적 피하는 것이 좋다. 왜냐하면 건강 검진이란 진찰실에 들어서는 순간부터 처방전이나 전문의에게 의뢰하는 소개장을 받아 진찰실을 나올 때까지, 그 모든 것이 정해진 순서대로 이루어지는 하나의 '의식(儀式)'에 지나지 않기 때문이다."

의사에게 몸을 맡긴 채 의사의 지시에 따르는 것은, 그 나름대로는 좋은 일이다. 검사를 받으면 받을수록, 그 검사가 철저하면 철저할수록 몸은 좋아질 테니 말이다. 대다수의 사람들은 그렇게 믿고 있다. 하지만 그것은 잘못된 생각이다. 의사의 진찰은 절대적으로 신뢰할 만한 것이 못 되기 때문에 한 번쯤 의심을 가져봐야 한다.

진찰에 사용되는 도구는 그 자체에 이미 위험이 내포되어 있다. 예를 들면, 청진기는 의사가 성직자 흉내를 내기에 좋은 소도구에 지나지 않는다.

정말 심각한 병이라면 청진기를 사용하지 안고 육안으로도 충분히 판단할 수 있다. 청진기로 들을 수 있는 것은 환자의 가슴에 귀를 대면 다 들을 수 있다. 청진기를 사용하는 것은 좀더 그럴듯하게 보이려는 제스쳐일 뿐이다. 모든 건강 검진에는 환자가 의사에게 이용당할 위험이 항시 도사리고 있다.

건강검진의 또 다른 목적은 환자를 확보하기 위해서이다. 가령 '의식'을 지탱하지 못하면 의사는 고가 기기의 차용료를 지불할 수 없게 되어 일을 계속할 수 없게 된다. 의사에게 있어 환자를 안정적으로 확보하는 길은 건강 검진을 하는 것외에는 없다.

원래 건강검진은 공장 노동자나 매춘부 같은 몸을 버리기 쉬운 직업을 가진 사람들에게만 권해졌다. 하지만 오늘날에는 미국 국민 전원이 적어도 연 1회는 정기적으로 건강 검진을 받도록 장려되고 있다. 환자는 의사에게 너무나도 많은 것을 맡긴다. 병원에 가는 것도 실은 자신의 몸 상태를 스스로 파악하지 않고 의사가 가르쳐주기를 원하기 때문이다.

자기 결정권이라는 소중한 권리를 스스로 포기하는 것이다. 의사가 병이라고 말하면 병, 정상이라고 말하면 정상 – 이런 식으로 의사가 정상과 비정상을 구분지어 주길 바라고 있다. 환자는 의사가 마음대로 정한 기준에 쉽사리 자신의 몸을 맡기고 있는 것이다.

그러나 의사의 판단을 전적으로 신뢰해서는 안 된다. 원래 건강에 대해 가장 무지한 게 바로 의사이다. 의사가 받아온 교육은 건강이 무엇인지를 이해하는 것이 아니라 단지 병을 판단하는 것이기 때문이다.

약의 조절은 의사의 처방 여하에 달려 있다. 이 방법을 사용하면, 환자의 주치의가 의도하는 대로 얼마든지 조작이 가능하다. 의사가 권하는 것은 마치 상품을 강매하는 것과 같으므로 무조건 신뢰해서는 안된다.

병에 대해서 잘 알고 있으면서 상담 상대로 어울리는 사람은 같은 병을 앓았던 사람들이다. 또 친구나 주변사람, 가족의 말에도 더욱 귀를 기울여야 한다. 의사는 '잘 알지도 못하는 사람들의 말은 믿지 말라'고 말한다. 하지만 그것은 잘못된 것이다. 의사는 자신의 권위를 지키려고 그렇게 말하는 것뿐이다. 병이라고 여겨지면, 바로 친구나 친척, 주변의 신뢰할 수 있는 사람들과 신중히 대화를 나누는 것이 중요하다. 그렇게 하면, 의사가 없어도 건강하게 지낼 수 있다는 것을 알게 될 것이다.

2. 현대 의학의 근본적 치유에 대한 무능

지금까지 현대 의학은 특정병인설을 토대로 질병에 대처해왔다. 특정병인설이란 특정한 원인이 특정한 질병을 일으킨다는 것으로, 그 원인을 찾아내 제거해야 병이 낫는다는 이론이다. 100여 년 전에 대두된 특정병인론은 자연스럽게 '특효요법'이라는 개념을 낳았다. 해당 질병을 일으키는 특정 원인을 제거하거나 교정하는 데 특별한 효과가 있는 치료법이 따로 있다는 것이다. 그런 효과를 가진 약을 당시에는 '마법의 탄환(항생제)'이라고 불렀다.

특정병인론은 어느 면에서는 설득력이 있지만, 현대인의 만성질환에는 근본적인 해답을 내놓지 못하고 있다. 발병의 원인이 불확실하거나 복합적이기 때문이다. 병원균처럼 눈으로 확인해서 죽일 수 있는 병이 아닌 비병원성 만성병에 현대 의학은 속수무책이다. 발병의 근본적인 원인이 명확하지 않고 복합적이기 때문에 증상 완화에만 매달리고 있다

코넬대학교 의과대학 교수이자 내과 의사인 에릭 카셀은 "항생제를 제외하고는 어떠한 환상적인 치료법도 질병의 원인에 직접 작용하지 않는다."고 말한다. 현대 의학의 치료법이 근본적인 치유와는 거리가 멀다는 말이다. 더불어 병원균이 문제가 되는 경우라고 해도, 그 병원균의 존재가 발병의 모든 원인이 아님을 이렇게 설명한다.

"결핵균을 결핵의 원인으로 보는 것은 소박한 해석에 지나지 않는다. 결핵의 발병에서 결핵균은 하나의 기여 요인 일뿐이라는 지적이다. 대부분의 질병은 발병의 원인을 모두 명쾌하게 설명할 수 없다는 말이다.

똑같은 음식을 먹어도 식중독에 걸리는 사람이 있고 아무렇지 않은 사람도 있듯이, 현대의학이 발병의 원인으로 보는 병원균보다는 인체의 면역력에

더 관심을 기울이는 자연의학의 질병관과 일맥상통하는 말일 것이다.

현대의학은 발병의 원인을 정확히 밝힐 수 없기에 근본적인 치료법이 아닌 증상을 가라앉히는데 주력한다. 병의 원인을 찾아내 바로잡는 근본 치료를 하는 것이 진정한 의술임에도 불구하고, 가시적인 증상만 억누르는 대증요법(對症療法, 병의 원인을 찾기 힘든 경우, 겉으로 나타난 병의 증상에 대응하여 처치를 하는 치료법)이 중심이 되고 있다. 그러다 보니 아무리 오래 치료를 해도 완치되지 않는 병이 많다.

당뇨병을 예로 들어보자.

현대 의학은 당뇨병이 대개 췌장이 인슐린을 충분히 분비하지 못해서 생기는 병이라는 사실은 밝혀냈다. 그러나 췌장이 왜 인슐린을 분비하지 못하는지는 명확하게 알지 못한다. 때문에 밖에서 인슐린을 투입할 수는 있지만, 췌장의 기능을 정상화시키는 근본적인 치료는 하지 못한다. 말하자면 그때그때 임시 방편적인 치료를 계속할 수밖에 없는 것이다.

그러다 보니 투입하는 인슐린의 양을 점차 늘려야 하고, 그나마 부분적으로 기능하던 췌장을 완전히 퇴화시키는 결과를 낳기도 한다. 병의 원일을 찾아 바로잡는 '완치요법'이 아니라 증상을 다소 억누르는 '대증요법'의 또 다른 폐해인 것이다. 증상 완화에만 급급한 현대의학의 근시안적인 치료는 이렇듯 새로운 문제를 낳고 있다.

3. 현대 의사의 약 처방의 문제

항생제는 만병통치제가 아니다. 페니실린이 효과를 나타낼 수 있는 것은 세균성 감염증에 한해서이며, 감기나 인플루엔자와 같은 바이러스성 감염증에 투여를 하는 것은 별 효과가 없다.

페니실린을 비롯한 항생제에는 다음과 같은 특징이 있다.

- 감기나 인플루엔자의 회복 기간을 단축할 수 없다.
- 합병증을 예방할 수 없다.
- 코나 목 안에 존재하는 균의 수를 감소시킬 수 없다.

항생제에 경고가 써 있으나 대부분 의사들은 설명서에 눈길을 주는 일이 드물고, 의사들의 과잉 투약 습성을 고치는 일은 어렵다.

세균은 적응력이 강한 미생물로서, 약제에 접하면 접할수록 그 이후 세대의 세균은 그 약에 대하여 내성을 갖추게 된다. 일찍이 임질의 치료는 소량의 페니실린으로 충분했으나, 지금은 다량의 항생제 주사를 두 번이나 맞지 않으면 낫지 않게 되었다. 경우에 따라서는 별도의 약품을 병용하지 않으면 치료가 안 되는 경우도 있다.

예전에 의사는 '치료의 대리인'이었으나, 지금에 와서는 '병의 대리인'으로 전락해버렸다.

현대 의학은 경증 환자에게까지 안이하게 과잉 치료를 행함으로써 오히려 중증 환자의 치료에 유효한 치료법을 무력화시켜버리는 실로 어처구니없는 결과를 초래하고 말았다.

대부분의 의사가 일찍이 자랑으로 여기고 있던 기적의 의료가, 이제는 다량의 약제를 함부로 투여하여 환자에게 해를 입히는 의료로 전락한 것이다.

약이 의학이라는 과학의 순수한 산물이라면, 그 사용은 마땅히 건전한 판단에 근거한 과학적이고도 합리적인 행위가 되어야 할 것이다. 그러나 현실에서의 의학은 순수한 과학이라고 말할 수 없으며, 따라서 약도 과학의 순수한 산물이라고 말하기 어렵다. 게다가 그 사용은 불건전하고 비과학적이며, 비합리적인 행위로까지 전락하고 말았다. 약이라고 하는 것은 현대 의학이라는 종교의 신앙의 대상일 뿐 아무것도 아니다.

1998년 4월 15일자 미국의사회 잡지(JAMA)에 충격적인 글이 실렸다. 그것은 약물에 따른 부작용 때문에 사망한 미국인들의 수에 대한 기사였다. 이 글은 지난 32년 동안의 연구 결과여서 독자들을 더욱 긴장시켰는데, 병원에 입원한 환자의 사망원인이 질병 자체보다 병원에서 주는 약물의 부작용 때문이라는 것이다. 따라서 약물 부작용은 심장병, 암, 뇌졸중에 이어 사망 원인 4위를 차지하게 되었다.

미국정부는 독성과 부작용이 없는 자연 치료약의 사용과 계발에 무척 게으른 것 같다. 반면 투표권을 가지고 정치력을 행사하는 이익 단체를 옹호하는 편의주의로 나가고 있으며, 제약 회사들과 타협해 이익만을 추구하는 이기주의로 나가고 있다는 느낌을 지울 수가 없다.

※ 註 : 위의 글은 멘델존의 글에서 발췌

4. 약물요법과 부작용

현대 의학에서 쓰이는 화학합성 의약품이 등장한 것은 19세기부터이다. 그 전까지는 가공하지 않은 생약 자체를 약으로 쓰다가 과학이 발달하면서 특정한 유효 성분만을 추출해 약을 만들게 되었다.

이후 현대 의약은 발전을 거듭해 왔고, 약의 종류도 무수히 많아졌다. 현재

국내에서 유통되는 의약품은 대략 2만 8000여종(2006년 기준)이다. 세계보건기구(WHO)가 간행한 필수 의약품 목록에 실려있는 효능 물질의 종류가 수백종인데 비해, 엄청나게 많은 약이 유통되고 있는 셈이다.

약은 '양날의 칼'처럼 유용성과 위험성을 동시에 갖고 있다. '질병을 치유하는' 본래 역할대로 약이 인류에게 준 가장 큰 혜택은 전염병의 공포에서 어느 정도 벗어나게 해 준 것이다. 약의 발전에 힘입어 현대 의학은 세균이 인체에 침입해 일으키는 감염성 질환에서 큰 성과를 낳았다. 현대 의학의 발달사에서 약이 차지하는 역할이 커지면서 '병은 약으로 고친다'는 정형화된 의료 패턴이 뿌리내리게 되었다.

그러나 역설적으로 이 고정관념이 오늘날 질병의 치료를 방해하고 '약으로 오히려 병을 얻는' 약원병(藥原病)을 부추기고 있다. 약에 대한 의존도가 높아지면서 인간의 자연 치유력은 약화되었고, 약물 남용의 결과 공포의 내성 균이 등장해 생명을 위협하는 등 갖가지 심각한 부작용을 낳고 있다. 병원균을 죽이는 항생제가 등장하면서 인류는 세균성 질병을 쉽게 치료할 수 있게 되었다. 단시간에 수많은 인명을 앗아가는 전염병을 제압하는 현대 의약사에 가장 빛나는 성과를 낳았다.

최초의 항생제인 페니실린의 효과는 실로 기적에 가까웠다. 페니실린은 전쟁부터 부상당한 사람들에게 우선적으로 공급되었는데, 개발 당시 마치 만병통치약처럼 쓰였다. 상처가 썩어서 죽어 가던 병사들, 폐렴에 걸린 수많은 아이들이 페니실린 덕분에 기적처럼 목숨을 구했고, 그 외에도 세균으로 인한 질병에 두루 효과가 있었다.

페니실린 이후 연쇄상구균, 폐렴구균, 임균, 매독균, 결핵균 등에 쓰이는 여러 항생제가 화학적으로 합성돼 개발되었다. 전염병에 대한 백신과 아울러 항생제는 약품 천국의 신화를 낳는 일등 공신이 되었다. 인류는 세균과의 싸움에서 승리를 예상했고, 병원균의 공포에서 완전히 벗어날 수 있을 것이라고 낙관했다.

그러나 확신에 찬 그 기대는 빗나갔다. 세균이 내성, 즉 항생제에 견디는 힘을 갖고 더 강해지면서 새로운 문제를 낳았다. 1941년, 환자에게 처음 페니실린을 투여한 이듬해부터 페니실린에 내성을 보이는 세균이 등장했다. 이들 세균은 포도상구균으로 밝혀졌으며, 그 후 단순히 내성을 보이는 수준을 넘어 병원에서 자주 검출되었고, 환자와 병원 직원이 감염되기 시작했다.

1946년에는 페니실린에 내성을 가진 임질균이 출현해 빠르게 번지기 시작했고, 이를 막기 위해 1960년 영국에서는 이전 용량의 50배에 달하는 항생제를 투여하기도 했다. 1980년대에 이르러서는 인체가 감당하기 힘든 고농도의 항생제 용량에도 효과가 없는 내성균이 등장했다.

1994년 미국과 영국에서는 항생물질을 먹고 증식하는 슈퍼 바이러스까지 발견되었다. 당시 해당균이 크게 번식하지 않아 다행히 큰 문제는 없었지만, 항생제에 의존하는 우리 사회의 미래가 얼마나 위험한지를 경고한 것이다.

5. 제약회사와 의사의 유착

네 명의 노벨상 수상자를 포함한 저명한 과학자들로 구성된 위원회가 약에 관한 문제를 연구한 결과, 다음 두 가지 점이 판명되었다.

1) 모든 악의 근원은 임상 실험을 행하고 있는 의사와 연구자들에게 있다.

2) 신약의 임상 실험은 엉터리다.

미국 식품의학청은 임상 실험을 행하고 있는 의사를 무작위로 추출하여, 그 실험의 진행을 조사하는 느닷없는 검사를 시행하였다. 그 결과가『미국 의사협회지(JAMA)(1975년 11월 3일)』에 보고되었다.

1) 전체의 약 20퍼센트가 부정확한 분량을 사용하거나 데이터를 변조하는 등 온갖 부정행위를 행하고 있다.
2) 전체의 약 30퍼센트가 실제로는 임상 실험을 행하고 있지 않다.
3) 전체의 약 30퍼센트가 진찰 기록과 다른 데이터를 사용하고 있다.
4) 전체의 약 30퍼센트만이 임상실험 결과의 과학성을 인정받는다.

제약회사와 의사의 유착이 부패와 약물 피해의 원인이 되고 있다는 것은 명확하다. 그렇다고 하더라도 제약회사와 그 영업사원, 정부의 단속 기구, 약을 달라고 조르는 환자에게까지 문제가 있다고는 생각되지 않는다. 왜냐하면 문제의 대부분은 의사에게 있기 때문이다.

의사는 의약품 정보를 보다 면밀히 검토해야 할 입장에 있으며, 임상 실험에서 중대한 부작용이 있다는 사실이 판명되면 약물 투여에 신중을 기해야 함을 본인들이 잘 알고 있다. 그럼에도 불구하고, 여전히 절제 없는 투약을 계속하고 있는 것이다. 의사는 여전히 정신적으로 자신들이 우월하다는 입장으로 환자를 대하며 성스러운 힘을 휘두르고 있는 것이다.

제약회사는 기업이기 때문에 그 목적은 엄연히 이윤추구에 있다. 따라서 자신들의 제품을 가능한 한 높은 가격으로 많이 팔려고 하는 것은 어찌 보면 당연한 일이다. 그러다 보니 제약회사가 임상실험, 인가, 유통 등의 과정에서 적당히 일을 처리하는 경향이 있는 것 또한 사실이다. 그러나 일단 시판하려면, 부작용과 금기(약을 투여해서는 안 되는 상황)에 관한 정보를 반드시 의사에게 알려 주어야만 한다.

제약회사는 약의 부작용과 금기에 대해 언급할 것을 요구 받지만, 굳이 직접 나서서 반대할 필요조차 없다. 왜냐하면 그런 일은 미국 의사협회가 완벽하게 대행해주고 있기 때문이다. 의사는 환자와의 신뢰관계가 손상되면 안된다는 명목으로, 환자에게 부작용을 지나치게 소극적인 표현으로 전달하든지, 혹은 완전히 숨겨버린다.

※ 註 : 로버트 멘델존글에서 발췌

6. 왜 의사는 약에 연연하나?

"나는 환자의 건강과 생명을 첫째로 생각하겠노라."라고 한 히포크라테스 선서를 의사가 따르려면, 환자의 맹신에 의존해서는 안될 것이다. 약의 부작용과 효능을 저울질할 때, 의사가 우선으로 고려하지 않으면 안 되는 것은 환자의 건강이다. 그러나 히포크라테스 선서는 현대의학의 부패와 윤리 규범에 의하여 일그러지고, 본래 의도와는 다른 다음과 같은 철칙으로 바뀌었다.

"나는 '환자'가 아니라 '치료'를 첫째로 생각하겠노라."

이 새로운 철칙에는 약물요법이든 뭐든 간에 의사가 '치료'를 행하지 않으면, 환자가 해를 입는다는 기묘한 논리가 숨어 있다. 환자에게 해를 끼칠지 어떨지는 아무래도 상관없는 것이다.

치료를 받은 환자가 고통을 호소하면 의사는 이렇게 말할 것이다.

"병과 잘 싸우세요."

대개 의사가 약물요법에 의지하는 것은 경제적 효율성을 추구하기 때문이라고 생각되고 있다. 진찰하는 도중에 영양 상태, 근래의 운동 상황, 직업 정신까지 일일이 질문하고 있으면 받을 수 있는 환자의 수가 확실하게 한정되어진다. 그에 비해 약물요법은 어떤가? 처방 하나로 손쉽게 진찰을 소화해낼 수가 있다. 그리고 가능한 한 고가의 약을 선호하는 이유는 투약에 의한 '즉석요법'이 의사 자신에게도 돈을 벌게 해주고, 약제사의 주머니도 두둑하게 만들어주며, 제약회사의 이윤도 높여 준다는 사실, 즉 의료 관계자들에게 '즉효성'이 높다는 데에 있다.

의사가 약에 의존하는 데는 이런 영리주의뿐만이 아닌, 더 근본적인 원인이 있다고 멘델죤 박사는 생각한다. 역사를 통해서 보면 의사들은 병의 치료에 관해서 늘상 완고하여 사리를 분간하지 못할 정도로 잘못된 생각을 품어온 것처럼 보이기 때문이다.

서양 의학의 경우. 음식은 약물과도 같다. 그러나 통풍(痛風)이나 당뇨병, 고혈압 등의 치료에 사용되는, 임상영양학에 기초한 저염분, 저콜레스테롤 '식사요법'은 아직 확실히 체계화되어 있지 않으며 불완전한 상태이다.

미국의 의사는 식생활의 중요성을 처음부터 무시하며, 이것에 관심을 기울이는 의사는 이상한 사람이나 돌팔이 의사로 매도하고 만다. 한편 동양 의학에서는 음식이 인체에 미치는 영향을 생각하여, 일찍부터 그 지혜를 건강을 위해 활용해 왔다.

7. 약의 부작용

약은 유용성과 위험성을 동시에 갖고 있다. 1928년 '트로트라스트'라는 방사선 조영제가 장이나 비장, 림프절의 방사선 촬영에 처음으로 사용되었다. 이 약물은 19년 후에 적은 양으로도 암을 일으킨다는 사실이 밝혀져 세상을 놀라게 했다. 1937년 항생제 '설파닐아마이드'는 부작용으로 신부전증을 일으켜 100명 이상의 사망자를 냈고, 1950년대 항생제 '클로람페니콜'은 재생불량성 빈혈을 일으켜 많은 피해자를 낳았다. 또 1962년 고지혈증 치료제 '트리파라놀'은 백내장을 비롯한 갖가지 부작용을 일으켰다.

1957년 독일에서 개발되어 임산부의 입덧 진정제로 사용된 '탈리도마이드'는 1950~60년대 세계 48개국에서 1만여 명의 기형아를 출산시키면서 인류 역사상 가장 악명을 떨친 약물이다.

그동안 알려진 약의 대표적인 부작용 사례는 항생제의 시초인 페니실린 과민 반응으로 인한 쇼크사, 테라마이신이 함유된 테트라사이클린계 항생제에 의한 치아변색, 여성 호르몬제에 의한 암, 스테로이드제에 의한 부신 기능 저하와 쿠신증후군, 항히스타민제에 의한 졸음과 운동신경 둔화, 항생제에 의한 강력한 내성균의 등장, 진통제에 의한 위장 자극과 혈액순환 장애, 위산 분비 억제제에 의한 노화촉진, 혈압약에 의한 성기능 장애, 당뇨약에 의한 지질 축적과 동맥경화, 항암제에 의한 면역기능 저하와 발암, 신경안정제에 의한 심각한 약물 중독, 심장 관상동맥 확장제에 의한 간 이상과 백혈구 증대, 교감신경 억제제의 일종인 레셀핀계 강압제에 의한 유방암, 심부전 치료약인 디기탈리스 배당체에 의한 시각장애, 혈전 용해제 헤파린에 의한 혈액응고 장애, 마취제 할로탄과 결핵약 아이소나이아지드에 의한 간 이상, 갑상선 질환제와 철분제에 의한 위장장애, 간질치료제에 의한 기억력 감퇴, 고지혈증 치료에 의한 근육약과, 기관지 확장제에 의한 기관지 염증과 폐렴 등 이루 헤아릴 수 없이 많다.

오늘날 꿈의 신약이라 불리며 등장한 첨단 신약 역시 부작용 피해를 낳고 있다. 2004년 머크사의 관절염 치료제 '바이옥스'를 복용한 2만 7000여 명이 심장질환을 일으켜 일부가 사망한 것으로 추정된다고 미국 식품의약국(FDA)은 발표했다.

1997년 시판된 워너 램버트사의 당뇨병 치료제 '레줄린'은 당뇨 치료사를 새롭게 쓸 획기적인 신약으로 세계적인 관심을 모았지만, 간과 심장에 치명적인 손상을 입히는 부작용이 드러났고, 58명의 사망자를 내면서 2000년 퇴출되었다. 1997년 시판된 바이엘사의 콜레스테롤 저하제 '베이콜(스타틴 제제)'은 근육 약화로 항문근 융해증을 일으켜 1000여 명의 부작용피해자와 50명이상의 사망자를 내면서 2001년 시장에서 사라졌다.

또한 고혈압 치료제 '포시코르'는 심장 기능을 저하시키는 심각한 부작용을 낳았으며 1998년 퇴출되었고, 진통제 '듀랙트'는 간 손상으로 사망자를 내면서 1999년에, 과민성대장증후군 치료제 '로트로넥스'는 대장을 괴사시키는 심각한 부작용으로 2000년에, 속 쓰림에 쓰는 위장약 '프레팔시드'는 유아의 위산 역류로 인한 구토증에 사용되어 300명 이상의 사망자를 낸 후 2000년 시장에서 사라졌다.

전세계적인 관심을 모았던 발기부전 치료제 비아그라도 심장이 약한 사람의 경우 사망에까지 이르게 할 수 있는 부작용이 있다는 사실이 뒤늦게 밝혀졌으며, 시판 7개월 만에 미국에서 130명의 사망자를 내는 피해를 낳았다.

제약회사들은 임상시험을 거치고 관련 기관에 승인을 받은 후 신약을 시판한다. 그런데도 시판 후에 다양한 부작용이 드러나는 것은 임상 시험의 한계 때문이다. 신약의 임상시험은 건강한 사람이나 해당 질병 외에는 전혀 문제가 없는 비교적 건강한 사람을 대상으로 한다. 그러나 실제 약을 복용하는 이들은 임상시험에 참가한 이들보다 건강하지 못한 경우가 대부분이다. 그로 인해 약이 시판된 후에 어린이나 노인, 임산부, 여러 질병을 갖고 있는 만성 질환자들에게 치명적인 부작용이 나타나는 것이다.

다음 신약의 평가 기간이 충분하지 않다는 것도 문제이다. 새로운 약을 주로 개발하는 다국적 제약사들이 신약의 승인을 신청하는 미국식품의약국의 경우 임상시험 등의 평가기간이 2개월에서 7년 정도이며, 평균 23개월 정도가 소요된다. 그러나 1992년 '전문 의약품 허가 신청자 비용 부담법(PDUFA)'이 통과되면서 초스피드로 신약이 승인되고 있다. 암이나 에이즈처럼 생명을 위협하는 질병의 경우 신약의 평가기간이 길어서 그 혜택을 받지 못하는 환자들이 있다는 여론과 제약사들의 끈질긴 로비로 인해 미국 의회는 이 법안을 통과시켰고, 신속하게 신약을 평가하기 위해 필요한 인력과 재원을 제약회사가 부담하는 '신청자 비용'을 청구할 수 있게 했다.

1992년 이후 미국 식품의약국은 유례없는 속도로 약품을 승인하고 있으며, 생명을 위협하는 질병에 대한 '긴급승인요청'의 경우 전체 승인 시간이 평균 12개월에서 6개월로 줄었다.

우리가 복용한 약은 간에서 대사 과정을 거쳐 혈관을 통해 온 몸으로 이동하고, 목표물에 가서 약효를 낸 후 남은 찌꺼기는 배출된다. 그러나 약 성분이 100% 몸 밖으로 배출되는 것은 아니다. 아무리 안전한 약이라고 해도 장기간 또는 과다 복용하면 체내에 쌓이게 되고, 시간이 흐르면서 예기치 못한 부작용이 나타날 수 있다.

약물의 장기 복용은 특히 간을 훼손시킨다.

오늘날 병원에서는 약을 처방할 때 여러 가지 약을 함께 사용하는 '다제 병용 요법'을 주로 쓴다. 단순한 고혈압의 경우에도 몇 가지 약을 같이 쓴다. 치료 효과를 보강하기 위한 이유도 있고, 처방하는 약으로 생길 수 있는 부작용을 막기 위해 또 다른 약을 쓰기도 한다.

8. 부작용 없는 약은 없다

우리들의 몸을 지키기 위해서는, 현대의학이나 의사를 맹신하지 말아야 한다. '의사가 처방한 약은 위험하다' '안전한 약 따위는 없다'라는 생각을 가지고 진료를 받는 것이 자신의 몸을 위한 최선의 방법인 것이다. 세계 유수의 제약회사 '이라이 리리'의 창업자 이라이 리리 자신이 "독성이 없는 약은 이미 약이 아니다"라고 언급하고 있다.

특히 임산부에게 있어서 약의 복용은 태아까지 위험에 노출시키기 때문에 이중의 의미로 위험한 것이다. 임산부는 약과는 일체 인연을 끊지 않으면 안 된다. 자신에게 피해가 없는 것처럼 보여도 태아에게는 치명적인 경우가 많다.

해열 진통제인 아스피린에 관해서도 마찬가지라고 말할 수 있다. 이 약은 그 약리 작용의 전부가 해명되지도 않은 상태에서 시판되었다. 그러나 이제는 너무 오랫동안 가정용 상비약으로 복용되어 왔기 때문에, 아스피린이 부작용이 있는 위험한 약이라는 주장이 이해가 되지 않을 정도다. 위의 내출혈이라는 비교적 자주 일어나는 부작용을 비롯하여, 출산 전 72시간 이내에 임산부가 이 약을 복용하면 신생아의 두피 내부에 출혈이 일어날 위험성조차 있다. 환자는 처방된 약을 복용하기 전에 그 약에 관해서 의사보다도 상세히 알아두어야 한다.

9. 신약 선택과 장기 복용의 문제

신약을 이용할 때는 약효와 부작용의 위험성을 신중하게 고려해야 한다. 당장 약효가 있다고 해도 나중에 어떤 부작용이 나타날지 모른다. 주목을 받으며 등장한 첨단 신약이 뒤늦게 부작용 폐해가 알려져 시장에서 퇴출된 사례는 무수히 많다.

병원에서 신약을 처방받을 때는, 미리 의사에게 그 약이 기존의 약과 비교해 어떤 장단점이 있는지 구체적으로 물어보자. 생명이 위급한 상황이 아니라면, 부작용이 비교적 자세히 알려진 기존 약품을 이용하는 것이 현명하다.

그리고 약을 장기간 먹어야 한다면, 약에 의지하지 않고 치유할 좀 더 안전한 방법을 찾는 것이 현명하다. 어떤 약도 장기간 먹는 것은 위험하다. 약물의 장기 복용은 체내 약물대사를 주관하는 간과 신장을 약화시키고 면역력을 저하시켜 더 큰 병을 부르게 된다.

병원에서 평생 약을 먹어야 한다는 처방이 나오면, 약보다 생활습관을 바로잡아 치유할 수 있는 길을 적극적으로 찾아보자.

오늘날 문제가 되는 대부분의 만성병은 잘못된 생활습관을 바로잡으면 나을 수 있는 생활 습관병이므로 생활 교정을 하는 것이 근본적인 치유법이다.

10. 항생제 남용으로 내성균 출현

세균이 항생제에 내성을 갖게 되면서 더욱 강력한 항생제가 개발되었고, 또다시 그보다 더 막강한 세균이 등장하는 악순환은 계속되었다. 모든 생명체와 마찬가지로 세균도 진화를 하면서 주변환경에 적응한다. 세균에게 약은 갑작스런 진화의 계기가 되었고, 세대가 짧기 때문에 새로운 약물에 속속

적응하면서 단기간에 진화, 즉 내성을 가질 수 있었던 것이다.

현대 의학이 이룩한 가장 극적인 업적인 항생제는 이제 역설적으로 현대 의학의 문제점을 가장 잘 보여주는 사례가 되었다.

병원균을 제압하기는커녕 중이염, 비염, 기관지염, 폐렴 등 비교적 가벼운 질환에조차 계속 강력한 내성균이 등장하면서, 오늘날 감염증은 꾸준히 늘고 있다. 이전까지는 치료가 가능한 것으로 여겨졌던 가벼운 감염성 질환으로 사망에 이르는 이들이 생기면서 인류는 새로운 전염병 시대를 맞고 있다.

항생제의 남용은 인체에 이로운 균까지 없애 몸의 균형을 깨는 부작용도 낳았다. 우리 몸에는 해로운 병원균만 있는 것이 아니라, 장내 균이나 피부 상재균 등 인체에 유익한 세균이 함께 기생한다. 이를테면 피부에 있는 이로운 상재균은 병원균이 침입하지 못하도록 막아주는 역할을 한다. 그러나 병원균을 죽이는 항생제가 이로운 상재균마저 없애서 결국 몸의 면역력은 저하된다. 또한 이로운 상재균이 적어지면 병원균의 침입이 쉬워지므로 여러 가지 병에 걸릴 가능성도 높아진다.

인간은 아득히 오랜 세월 동안 병원균을 포함해 수많은 미생물과 함께 살아왔다. 그러나 공존의 원리를 무시하고, 투쟁의 원리로 펼친 공격적인 치료가 항생제 내성균을 등장시켰다. 황색포도상구균을 예로 들어보자. 황색포도상구균은 오랜 세월 인간과 공생해 온 생물이다. 그러나 항생제의 남용으로 사라져 갔고, 일부가 유전자를 바꾸어 살아남는 데 성공했다.

내성을 갖고 살아남은 황색포도상구균은 처음과는 달리 엄청나게 위협적인 존재가 되었다. 자연상태에서 다른 균과 공생하는 동안에는 대량으로 번식하는 것이 불가능했고, 인간에게 미치는 피해도 미미했다. 그러나 항생제와의 사투에서 살아남은 균은 강한 독성과 번식력을 갖게 되었고, 그 결과 우리를 죽음으로 내몰기도 하는 무서운 대상이 된 것이다. 다른 생명체와의 공전을 거부한 공격적인 약물 치료는 결구 우리에게 그 피해가 고스란히 되돌아오는 비극을 낳았다.

우리나라는 약품 공해의 현실을 단적으로 보여주는 항생제 내성도가 세계에서 가장 높다. 건강보험심사평가원의 2005년 조사 결과에 세균을 대상으로 하는 항생제는 바이러스로 감염되는 감기에는 효과가 없는데도, 단순 감기에도 항생제를 과다 처방해 사회적 문제가 되기도 했다. 약을 맹신하고 남용하는 국민성을 잘 말해주는 사례인 셈이다. 항생제 남용의 심각성을 뒤늦게 깨달은 우리의 보건 당국은 전국 의료기관의 항생제 처방을 공개하고 나섰고, 다행히 그 사용량이 줄고 있다.

약을 군이 먹지 않아도 나을 병에도 약부터 찾는 사람들에 의해 우리 몸의 치유력은 점점 약해지고 있다. 치유력은 활동할 기회를 주지 않으면 약화된다. 쓸데없이 남용하는 약으로 인해 면역계를 교란시키고, 결국 치유력을 완전히 무력하게 만든다.

약을 자주 복용하는 이들이 그렇지 않은 이들보다 각종 질병에 쉽게 걸린다는 사실은 많은 연구 결과를 통해서도 밝혀지고 있다. 우리 몸의 자연치유력을 무시하고 사소한 병에도 약에 의지하다 보면 치유력이 점점 약해져, 나중에는 중병에 속수무책으로 노출되는 결과를 낳는다.

현대 의학의 아버지라 불리는 히포크라테스도 "진정한 의사는 내 몸 안에 있다. 몸 안의 의사가 고치지 못하는 병은 어떤 명의도 고칠 수 없다"는 말로 면역력을 강조했다.

11. 노인의 연명(延命) 치료

현대 의학은 사람을 치유하는 것이 아니라 죽음으로 몰아가고 있다. 거추
장스러운 존재로 낙인찍힌 노인들에게는 죽음이 허용되어 있을 뿐만 아니라
격려되기까지 한다. 요양원에 들어간 노인들은 그 전형적인 예이다. 요양원
은 아름다운 화원처럼 장식되어 있으나, 노인들은 세상에 방해가 되지 않도
록 격리되어 죽을 때까지 거기에서 감시 받고 있을 뿐이다. 노인들 스스로도
그것을 잘 알고 있다. 의사는 병에 걸린 노인들을 방해가 되지 않는 장소에
집어넣어 죽어가도록 격려하고 있다. 그것은 길고 완만한 죽음의 판결을 내
리는 것과 다르지 않다. "병과 잘 사귀세요" "나이를 먹었기 때문에 생기는 병
에 대해서는 다른 방법이 없어요" 라는 의사의 말은 나이가 들어 몸에 문제가
생기는 것은 숙명이라고 말하는 것과 같다. 노인들도 그것을 당연한 일로 받
아들이고, 그들의 주문에 의해 결국 그대로 되어간다.

나이가 들면서 몸에 나타나는 문제는 사전에 얼마든지 대비할 수 있고 또
개선할 수도 있는 것이다. 의사는 그것을 인정하지 않고, 완화처치라는 명목
하에 치명적인 부작용이 있는 진통제를 다량으로 투여한다.

현대 의학의 악영향을 받지 않는 문화권에서는, 사람들은 나이를 먹어도
생활 능력을 유지하고 당당히 생명을 구가하고 있다.

현대 의학은 누운 채로 꼼짝 못하는 노인들을 만들어내고, 연명(延命) 치료
라기보다, 오히려 연병(延病) 치료라고 불러야 마땅할 처치에 의해 사람의 죽
음을 연장하고, 죽음을 더욱 괴로운 것으로 만들고 있을 뿐이다.

12. 환자의 권리 장전

1973년, 미국 병원협회(AHA)는 '환자의 권리장전'을 채택했다. 그 중에 명기되어 있는 환자의 열 두 가지 권리를 요약하면 다음과 같다.

- 헤아림과 경의에 기초한 보살핌을 받을 권리
- 의사로부터 자신의 건강상태와 징후 등에 대해 설명 받을 권리 (긴급 상황 이외에)
- 법적으로 허용된 범위에서 치료를 거부할 권리
- 자신이 받을 치료 내용을 공개하지 말라고 요구할 권리
- 치료에 관한 기록을 공개하지 말라고 요구할 권리
- 자신이 요구하는 서비스에 병원이 정당하게 대응해 줄 것을 요구할 권리
- 자신의 치료에 대한 내용이 보건 시설이나 교육 기관에 전달되는지 안 되는지를 알 권리
- 법적으로 허용된 범위에서 자신의 진료 기록을 열람할 수 있는 권리
- 자신이 인체 실험에 사용되는지 여부를 알 권리와 거부할 권리
- 진료 청구서를 점검하여, 설명을 받을 수 있는 권리
- 입원 중인 병원에서 더 이상의 치료가 불가능할 경우 다른 의료기관에서 계속 치료받을 수 있는 권리
- 자신의 행동에 관한 병원의 규제를 알 권리

미국 병원협회는 '환자의 권리장전'의 정식 채택과 동시에, 협회에 가입되어 있는 국내 약 5000개의 병원에 이를 통지했다. 그러나 그 내용을 환자에게 알린 병원은 거의 없었다.

현대 의학이 이러한 개혁을 실행한다는 것은 도저히 생각할 수도 없는 일이다. 왜냐하면 환자에게 어떠한 권리가 있다는 생각은 입원 제도를 유지하려고 하는 현대 의학의 방침과 양립할 수 없기 때문이다. 혹시 환자의 권리가 정말로 100% 지켜질 수 있다면, 병원은 내일이라도 폐쇄해야 될 지경에 처하

고 말 것이다.

13. 히포크라테스 선서(Oath of Hippocrates)

의성(醫聖)으로 불리는 그리스 의사 '히포크라테스'에 의해서 기원전 6세기에서 기원 후 1세기에 걸쳐 쓰여졌을 것으로 보이는 이 선서는 가장 오래되고 대표적인 의학 윤리 문서 중의 하나다. 오늘날은 원문보다 이를 조금씩 수정한 약식 선서가 많이 읽히고 있다. 우리나라에서 의과대학 졸업시에 쓰이는 다음의 선서문도, 사실은 원문을 크게 변형한 '제네바' 선언문이다.

이제 의업에 종사할 허락을 받음에 나의 생애를 인류 봉사에 바칠 것을 엄숙히 서약하노라.

- 나의 은사에게 대하여 존경과 감사를 드리겠노라.
- 나의 양심과 품위를 가지고 의술을 베풀겠노라.
- 나의 환자의 건강과 생명을 첫째로 생각하겠노라.
- 나의 환자가 나에게 알려준 모든 것에 대하여 비밀을 지키겠노라.
- 나의 의업의 고귀한 전통과 명예를 유지하겠노라.
- 나의 동업자의 고귀한 전통과 명예를 유지하겠노라.
- 나는 인종, 종교, 국적, 정당 관계 또는 사회적 지위 여하를 초월하여 오직 환자에 대한 나의 의무를 지키겠노라.
- 나는 인간의 생명을 그 수태된 때로부터 더 없이 존중하겠노라
- 나는 비롯 위협을 당할지라도 나의 지식을 인도에 어긋나게 쓰지 않겠노라.
- 나는 자유 의사로서 나의 명예를 걸고 의의 서약을 하노라.

14. 대체 의학 효능 검증

국립보건원(NIH) 소속의 전국 대체의학센터(NCCAM)는 민간 요법이나 대

체 의학 효능을 검증하기 위해 1998년에 기구 발족 이후 연방정부 예산의 14억 달러를 사용했다. 이는 년간 1억 달러 이상을 사용한 것이다. 이를 비판하는 목소리도 높다. 그러나 NCCAM 브리그 원장은 NCCAM에 할당된 연간 예산 1억 2800만 달러는 NIH전체 예산의 0.5%에도 못 미치는 액수라는 점을 상기시켰다.

학계 내부의 반발이 거세지자 NCCAM은 지난 연말 전략적 계획을 채택하고 건강보조 식품(supplements)과 다른 천연성분 상품들의 연구에 초점을 맞추는 한편 요가, 마사지, 침의 통증 완화 효과를 과학적으로 검증하는데 주력하기로 의견을 모았다.

NCCAM는 예산을 감독하는 연방 의회 소관 상임위 소위원회 위원 탐 하킨 상원의원의 '입김'이 만들어낸 기구다.

하킨 상원의원은 1998년 행한 한 예산관련 연설에서 갑상선암 말기단계의 남동생이 침과 지압 치료를 받은 후 현저한 통증완화 효과를 보았을 뿐만 아니라 격렬한 딸꾹질도 멈췄다고 소개했다.

세 명의 형제를 암에 빼앗긴 하킨 의원은 "침과 지압의 효과를 내 눈으로 직접 확인했다"며 "그 때부터 왜 이들에 대한 공식적인 연구가 이루어지지 않는지 의문을 갖게 됐다"고 말했다.

하킨 의원의 이 같은 발언이 나오자 수개월 후 NIH는 "대체치료법을 연구하고 기존 치료방식과의 통합을 모색한다"는 취지를 내걸고 NCCAM을 출범시켰다.

대체치료에 대한 미국 내 수요는 만만치 않다. 미질병통제예방센터(CDC) 통계에 따르면 현재 미국인 10명 가운데 4명이 어떤 식으로건 대체치료를 받고 있다. 건강 보조식품을 복용하거나 심호흡 운동을 하고, 척추교정을 위해 카이로프랙터나 정골사를 찾는다. 명상과 마사지 수요 역시 빠른 속도로 증가하고 있다. 이를 위해 미국인들이 자신의 호주머니에서 직접 지급하는 액수는 연 430억 달러에 이른다.

버지니아 의대 학장이자 NCCAM의 자문위원회 위원인 스티븐 데코스키 박사는 "대체치료가 정말 효과가 있는지에 대한 연구는 충분히 실행할 가치가 있다"며 NCCAM 이외에 이 일을 담당할 기구는 달리 존재하지 않는다"고 덧붙였다.

그러나 골수 비판론자들은 "대중적 인기가 높은 대체치료의 효과를 과학적으로 검증하기 위한 연구비 지원은 그런대로 납득이 가지만 이미 반복적인 실험을 거쳐 위약효과(placebo)밖에 없는 것으로 나타난 침 치료 연구에 NCCAM이 계속 막대한 지원비를 쏟아 붓는 처사는 이해하기 힘들다"고 말했다.

NCCAM의 자금지원을 받아 이뤄진 이제까지의 연구결과에 따르면 통증 완화와 피로 해소 효과를 보았다는 반응이 거의 비슷하게 나왔다. 이는 침 시술의 위약효과를 시사하는 대목이다.

하지만 많은 일선 의료인들은 부작용 없이 통증을 치료할 수 있는 새로운 수단은 무엇이건 환영한다는 견해를 밝혔다. 설사 그것이 위약 효과에 지나지 않는다 해도 환자의 통증 완화에 실질적인 도움이 된다면 상관이 없다는 입장이다.

NCCAM 자문위원이자 시애틀의 대체 의학 연구원인 다미엘 처킨은 "전통적인 치료방식으로 효과를 얻지 못한 사람들이 수두룩하다며 위약효과를 지넀다는 이유만으로 대체치료에 대한 이들의 접근을 차단하는 것은 어리석은 일"이라고 강조했다.

제3장

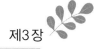

식사와 건강

1. 성인병은 자연식 요법으로

　미국 뉴욕대학 교수인 알론조 클라크 박사는 "우리들이 쓰는 치료약은 모두가 독이며 따라서 한 번 먹을 때마다 환자의 활력을 떨어뜨린다. 병을 낫게 하려는 의사들의 열성이 도리어 심한 해를 입히고 있다. 자연에 맡기면 저절로 회복될 것으로 믿어지는 많은 사람들을 서둘러 묘지로 보내고 있다"라고 분개했다.

　런던 성 마리아 병원의 패트릭 피에트로니 박사는 현대 의학의 암 치료법에 관해 "의사들의 암 치료법은 마치 유리창에 앉은 파리를 쇠망치로 때려잡는 것과 마찬가지다. 파리를 잡는 일에는 성공할지 모르지만 유리창은 어떻게 되겠는가"라고 비유를 들어 설명하면서 자연의 섭리에 따를 것을 주장했다.

　영양문제위원회가 문제시한 것은, 왜 의료비가 다른 분야보다 증가일로에 있는가 하는 문제도 문제려니와, 그 이상으로 이와 같은 거액의 의료비를 들여도 국민의 건강이 나아지지 않고 있다는 점이다.

　의료비를 증액해서 그만큼 국민건강이 향상된다면 납득이 가겠지만, 아무리 투자하고 또 투자해도 아무런 효과가 없을 때에는 누구든지 생각을 달리하게 마련이다.

　영양문제위원회에서 쿠퍼 박사는 "지금 문제가 되는 성인병은 현대 의학으로는 직접적으로 손을 쓸 방법이 없는 것들뿐이다. 현대 의학은 세균성 질환에는 강력하게 대처하고 있지만 성인병에는 속수무책이다"라고 했다.

　세균성질환은 세균만 퇴치하면 되지만 성인병은 대부분 우리의 몸 자체가 변질되어 일어나는 병이다. 암종양은 생각해 보면 그것도 우리 몸의 한 부분인 것이다. 동맥경화도 혈관내벽에 콜레스테롤 등이 침적하여 일어나는 것이므로 그 물질들을 청소하듯 깨끗이 쓸어낼 수는 없다. 그것들은 세균과는 달리 우리들의 몸과 완전히 다른 별개의 외물이 아니기 때문이다. 당뇨병 역시 난제로 되어 있는 성인병이지만, 또한 대사질환으로서 몸의 영양상태의 부조화에서 일어나는 것인만큼 이러한 부조화는 세균을 대처하는 방법으로는 처리할 수 없다. 우리의 몸 자체를 세균처럼 모두 죽여버릴 수는 없기 때문이다.

심장 발작을 일으키는 사람의 심장을 근본적으로 고치는 것은 고도로 진보된 현대의술로도 불가능한 일이며 다만 일정기간 수명을 늘리는 데 그칠 따름이다.

퍼시 의원은 파키스탄의 "푼자지방 등 장수촌에는 암이나 심장병이 없다. 또 오늘날 미국에 흔한 질병들도 없다"고 말했다. 퍼시 의원은 그 원인을 그들이 먹는 음식물과 미국인이 먹는 음식물과의 차이에서 발견하였고, 그 자신도 오래 전부터 식생활을 바꾸었으며, 또한 그것을 동료의원들에게 자랑하고 있다. "10년 전부터 식생활을 바꾸었더니 몸도 항상 상쾌하고 체중도 10년 전과 같다. 미국의 의료조직은 죽음을 막는 것에만 역점을 두어온 반면 건강을 유지하고 증진시키는 일은 등한히 해왔는데 이것은 매우 잘못된 것이다.

한국도 다를 바 없다. 이것은 미국의 의료조직뿐만 아니라 현대의학 그 자체의 모순인 것이다. 암에 대해서 항암제나 방사선으로 목숨을 연장시키려 한다든지, 당뇨병 환자에게는 인슐린 주사를 주어 근근히 생명을 이어가게 한다든지, 심장병에는 때로 심장이식이라는 곡예를 부린다든지 하는 바로 이런 것들이 죽음을 막는 데만 중점을 둔 낡은 의학이다.

영양문제위원회에 출석한 많은 전문가들은 "현대의학으로는 성인병을 고칠 수 없다. 즉 약이나 수술과 같은 방법으로는 어떻게 할 수가 없다"고 들 한다.

폐암에 걸리면 고칠 수는 없으나 담배를 피우지 않으면 어느 정도 방지할 수는 있다. 영양문제위원회의 추계에 따르면 전 미국인들이 담배를 끊으면 1년 후에는 폐암으로 인한 사망자 수가 8만명 쯤은 감소될 거라고 한다.

여기서 현대의학의 신봉자가 어떻게 암 대책을 평가하는가 보기로 하자. 미국 필라델피아의 감리교병원 원장인 안토니 사틸라로 박사는 골암, 고환암, 전립선암 이라는 진단을 받고 사경을 헤매다가 우연히 자연식 요법을 알게 되어 3년 여를 투병한 결과 완치된 의학자이다.

그는 완치 후 투병기『되찾은 생명』에서 "과학은 수술요법, 약물요법, 방사선요법, 코발트 요법 등으로 일부 암 환자의 평균 예상수명을 간신히 연장시켜 놓았다. 암을 앓아 본 사람으로서 말하건대, 생명이 조금 연장되었다는 것은 전혀 자랑할 만한 것이 못 된다. 어느 한 사람의 환자가 암을 이기고 살아남을 가능성은 1950년대와 조금도 다를 바 없다. 여전히 3분의 1의 확률뿐이다."

어떤 식사가 심장병이나 암을 방지하는가? 이 방면에 관한 연구를 현대 의학은 소홀히 해왔다. 퍼시 의원이 "죽음을 막는 것에만 열중하여 건강의 유지나 증진에 대한 연구는 등한시해 왔다"고 말한 것은 이런 의미에서였다. 그래서 성인병은 오늘날의 의학으로는 어쩔 수 없는 과제인데도, 이러한 현실을 직시하지 못하는 의사나 일반사람들은 진실을 깨닫지 못한 채 지금에 이르렀다. 그렇기 때문에 세균성 질환에 만능인 것처럼 보였던 현대 의학은 성인병에도 시간만 문제지 결과는 좋을 것이라고 착각해 왔던 것이다.

성인병은 푼자지방과 같은 훌륭한 식생활에 의해 예방할 수 밖에 없는 병이고, 또 그와 같은 자연식을 하면 확실히 예방될 수 있는 병이다. 그러나 일단 발병하면 지금의 의학기술로는 도저히 고쳐지지 않는 병인데도 이런 사실을 의사나 환자나 도외시하고 있기 때문에 의료비는 불어나도 건강 수준은 떨어지는 구렁텅이"로 들어가게 된다는 것이다. 환자나 의사가 다 같이 모르기 때문에 곤란을 겪는 가장 전형적인 병은 저혈당증이다. 이 병의 증상은 다른 병으로 착각하기 쉽기 때문에 의사는 전혀 엉뚱한 처방을 하게 된다. 병의 근원이 음식물의 섭취에 있기 때문에 식생활의 개선 없이는 무슨 수를 써도 낫지 않으며 계속해서 투약량만 불어나서 증상을 악화시키고 의료비만 늘어난다.

영양문제위원회에서의 각 분야 권위자들의 증언을 종합해 보면 다음과 같다.

- 식생활 개선만으로 미국의 심장병을 30% 정도 줄일 수 있다.
- 지나친 알코올을 삼가면 식도암을 반으로 줄일 수 있다.
- 섬유질의 섭취가 많으면 첫째, 당뇨병을 고칠 수 있으며 둘째, 심장병이나 암도 줄일 수 있다.
- 식생활 개선으로 고혈압이나 콜레스테롤 수치를 간단하게 내린다.
- 식생활 개선으로 심장병 발작을 일으킨 사람도 훨씬 오래 살 수 있고 건강한 생활을 즐길 수 있다.

이제 의사가 건강을 지켜주는 시대는 끝났다. 이제 건강은 자기 스스로가 지켜야 하는 시대가 왔다라는 것이 이 나라의 인식이다. 성인병에 걸리면 의사는 손을 들지 모르지만 식생활 개선으로 얼마든지 예방할 수 있기 때문에 예방은 제각기 일상의 식생활에 의존하는 수밖에 없다.

2. 암의 원인은 식사와 화학물질

미국의 영양문제위원회의 보고서의 대부분이 「죽음을 초래하는 질병과 식생활과의 관계」라는 제목으로 되어 있다.

항상 건강하고 질병을 모르는 사람이 있는가 하면 늘 질병에 시달리고 있다는 사람도 있다. 이런 경우 우리들은 체질의 차이라고 말한다. "저 사람은 약한 체질이기 때문에 병골이다"라고 들한다. 그러나 이것은 틀린 생각이다. 영양문제위원회에 출석한 각 분야의 권위자들은 한결같이 똑같은 증언을 하였다. 윈더 박사는 "암의 90%는 식사와 몸 속에 들어가는 화학물질이 원인이다"라고 말했으며, 또 어떤 권위자는 "인간은 음식물로 만들어진다. 즉 음식물이 인간을 만들고 있다"는 속담을 인용해서 그것에 현대적인 조명을 가함으로써 그 의미를 강조하였다. 따라서 이들 권위자들의 주장은 결국 성인병이란 식사가 원인인 식원병이라는 것이다.

3. 식생활과 성인병과의 관계

같은 내용의 식생활을 하고 있으면 질병의 유형도 식사내용에 따라 비슷해지고 있음을 보았다. 굳이 이민을 하지 않더라도 동일지역에서 구미화된 식생활 방식을 견지하면 자연히 질병도 구미화된다는 것이다. 요는 무엇을 먹느냐에 달려 있다.

노르웨이에 이주한 에스키모인에 대한 조사결과가 식생활의 영향을 단적으로 나타내는 흥미로운 예가 되겠다.

에스키모인은 고기를 많이 먹는 민족인데 노르웨이에 이주하고부터 심장병이 갑자기 증가했다. 그리 크게 식생활을 바꾼 것도 아니었기 때문에 이상해서 조사해 본 결과 이주한 에스키모인은 대구의 내장을 먹지 않았다. 반면 에스키모 원주민은 옛날과 같이 내장을 먹고 있었다는 차이를 알게 되었다. 조사결과 더욱 놀란 것은 대구 내장의 기름에는 콜레스테롤을 저하시키는 강력한 효과가 있는 물질이 들어 있어 에스키모 원주민들은 이것을 먹기 때문에 혈중 콜레스테롤 수치가 낮은 수준에 있었고 따라서 심장병에 걸리지 않았던 것이다.

내장을 먹느냐 안 먹느냐의 차이가 심장병이 되느냐 안 되느냐에 열쇠가 되었던 것이다. 이는 식생활의 영향이 얼마나 큰 것인가를 단적으로 나타내는 좋은 예이다.

북극에 사는 에스키모인들이 생선이나 바다동물의 기름에서 얻는 콜레스테롤 수치를 낮춰주는 신비의 물질은 과연 무엇인가? 요즘 각광을 받고 있는 고도의 불포화지방산인 에이코사펜타엔산(EPA)이란 영양물질이 바로 그것이다.

1980년 영국에서 발행되는 세계적으로 권위 있는 의학잡지 『란세트』에 게재된 EPA의 역학조사보고는 서구사회에 커다란 충격을 안겨주기에 충분했다. "좀더 고기를! 좀더 많은 동물성 단백질을!"하고 외치던 낡은 영양학의 코가 납작해졌던 것이다.

1982년 1월 18일자 『메디컬 월드 뉴스』지에는 오리건위생대학 의학부 교수이며 임상영양학부문과 지질동맥경화연구소 소장인 윌리엄 코너 박사의 연구논문이 발췌·소개되었다. 그 논문의 줄거리는 "EPA와 DHA를 포함하는 바다동물이나 등 푸른 바다 물고기의 기름에는 혈중 콜레스테롤과 중성지방을 줄이는 효과가 있으며, 특히 LDL형 콜레스테롤을 줄이고 HDL형 콜레스테롤을 늘리는 동시에 혈소판의 응집으로 인한 혈전을 억제하는 효과가 있다"라는 것이었다.

스탬러 박사 등 많은 성인병의 권위자는 영양문제위원회에서 "미국인이 식생활에 관심을 가지게 된 것은 바람직한 일이다"라고 하였다. 왜냐하면 성인병이 식원병이라면 식사가 성인병을 일으키기 쉬운 것으로 되어 있으면 성인병이 당연히 불어날 것이기 때문이다. 이제까지 식사에 무관심했던 미국인도 성인병의 급증을 보고는 싫든 좋든 식사에 관심을 가지지 않으면 안 되게끔 된 것이다.

시대의 변천에 따라 각 나라와 각 민족의 식생활 내용에 커다란 차이가 생긴다는 사실은 모든 사람을 놀라게 했다.

그러므로 어떤 나라나 민족도, 그리고 어떤 시대에도 그저 우리네들이 지금 먹고 있는 것과 같은 식사를 하고 있으리라고 그 나름대로 생각하고 있다.

식원병시대인 오늘날 우리들은 죽음을 초래하는 질병과 식생활과의 관계를 소상히 알 필요가 있다. 미국의 10대 사망요인 중 6대 사인이 식생활과 관련이 있다는 것이 영양문제위원회의 결론이다.

4. 비만과 각종 병과의 관계

비만은 당뇨병의 최대의 원인이 되고 있다. 그리고 비만도가 높을수록 당뇨병에 걸리는 비율도 높아진다. 다음의 통계치는 밀워키의 체중감량클럽 회원 7만 3천 명에 대해 조사한 통계이다.

비만도가 제일 낮은 그룹은 50~59세라도 100명 중에 당뇨병 환자에게도 많은 참고가 될 것으로 생각되어 그 내용을 간추려 보겠다.

1) 현재 섭취하고 있는 총칼로리 중 전분질의 양을 46% 수준에서 55~60%까지 높여라.

2) 현재 섭취하고 있는 총칼로리 중 지방의 양을 40% 수준에서 30%로 낮추어라.

3) 동물성 지방과 식물성 지방은 둘 다 감소시켜야 하는데, 전자는 총 칼로리의 10%, 후자는 총 칼로리의 20%가 되게끔, 즉 1 : 2 비율로 하라.

4) 콜레스테롤은 하루 300mg 으로 감소시켜라

5) 설탕소비는 40% 감소시켜 총 칼로리의 15%까지 만으로 해라

6) 소금의 섭취도 50~80% 감소시켜 3g만 섭취하라.

이상을 6대 목표로 하고 이 목표를 달성하기 위해서 7가지 부수적인 구호를 제시했다. 즉 과일, 야채, 곡물은 가급적 완전곡물 – 쌀이면 백미보다 현미 – 을 섭취하라는 것 등이 바로 그것이다. 스웨덴 등 북유럽의 3개국 의학 조사회의도 비슷한 것을 발표하고 있는데 그 내용은 다음과 같다.

1) 녹황색야채와 두류를 현재의 2배로 늘려라

2) 과일은 5% 증가시켜라.

3) 감자류는 25% 증가시켜라.

4) 근채류도 2배로 증가시켜라.

5) 지방류는 25% 감소시켜라.

6) 설탕(설탕이 함유된 청량음료, 과자 등)은 25% 감소시켜라.

7) 고기는 가급적 붉은 부분을 먹어라

여기서 우리들이 유의할 점은 이것들은 모두 서양사람들의 현재의 식생활

방식과 경제사회적 여건 등을 종합적으로 평가해서 나온 결론이므로 그대로 우리의 실정에 맞는다고 생각해서는 안 된다는 사실이다. 영양문제위원회도 이것을 제시하면서 이것만이 최선의 것이라고는 하지 않았다.

식생활이나 식습관은 하루아침에 변경시킬 수 없기 때문에 이와 같은 지시는 가급적 그 내용과 비슷하게, 각자의 실정에 맞게 응용해서 실행하라는 뜻으로 해석하는 것이 좋다.

세계 모든 나라의 식생활과 건강과의 관련을 조사한 결론으로써 영양문제위원회는 "높은 수준의 전분식을 하는 국민이 건강하더라"고 하고 있는 만큼 이 수준으로 접근하라는 뜻이다. 높은 수준이라 함은 총칼로리의 65~80%를 전분식으로 섭취하는 국민을 말한다.

미국 보스턴 조슬린연구소 카힐 박사는 영양문제위원회에서 다음과 같이 통계자료를 인용하여 증언하였다. 즉 이상체중보다 30% 이상 체중이 초과한 사람은 당뇨병에 있어서는 남녀 다 같이 4배 가까이나 걸리기 쉬우며(남자 3.83배, 여자 3.72배), 담석증에 있어서는 남자 2.06배, 여자 2.84배나 걸리기 쉽다. 그리고 심장병·신장병은 남자 1.49배, 여자 1.77배가 더 걸리기 쉽다는 것이다.

이상에서 보듯이 살이 찐다는 것은 사람에게 아무런 좋은 점이 없으며 비만의 정도가 높아질수록 그에 따라 생명의 위험도도 역시 높아진다. 밀워키에 있는 체중감량클럽 회원 7만 3천 명의 비만자들을 대상으로 한 조사에서는 25~34세까지의 여성으로 비만도가 약 5%에 이르는 사람에게는 담석증 발작의 경험자가 6%이고, 비만도가 50%인 사람은 담석증 발작의 경험자가 12%였고, 비만도가 50% 이상인 사람에게는 18%로 나타났다. 그리고 어느 연령층의 사람이라도 남녀 구별 없이 비만도의 상승과 담석률의 상승은 완전히 일치한다. 그래서 옛날부터 담석증은 부자병이라고 했으며, 생활이 가난해져 소박한 식사로 돌아가면 자연히 낫는 수가 있다.

5. 채식주의

영양문제위원회는 채식주의협회로부터도 증언이나 자료를 수집했는데, 그 중에서 채식주의식 보급협회장인 하샤프트 박사는 "단지 동물성 식품을 지금보다 적게 섭취하라는 등의 소극적인 권장이어서는 안 된다. 단계적으로 전폐하고 완전 채식주의로 하는 것을 최종 목표로 삼아야 한다"고 증언했다. 그 증언의 요점은 다음과 같다.

1) 유방암, 결장암뿐만 아니라 대부분의 암은 동물성 식품과 관련된다.
2) 통풍, 골조송증 등의 병은 채식주의자에게는 거의 없다.
3) 채식하는 편이 건강하고 장수한다는 동물실험이 많다.
4) 제1차 세계대전 중 덴마크는 부득이 육류 수입을 금지했더니, 사망률이 인구 1,000명당 12.5명에서 10.4명으로 저하되었다.

또한 그는 하버드대학과 로마린다대학에서 공동으로 조사한 각종 통계치를 제시하면서 채식주의 식사가 우수하다고 설명하고 있다.

독자들이 채식을 하고자 할 때에는 흰콩, 참깨 등과 미역, 다시마 등 해조류를 적극적으로 섭취하는 일을 잊어서는 안 된다.

하샤프트 박사도 곡물, 야채, 과일, 두류 등의 밸런스를 강조하고 있다. 요는 동물성단백질 대신 대두단백질을 보충하라는 뜻이다. 우리 민족은 예부터 된장, 고추장, 두부, 콩나물, 콩비지 등 좋은 대두식품을 애용해 왔다.

그러면 결론적으로 어떤 식사가 좋을까? 이론적인 것은 고사하고 완전채식주의에 관해서는 실증적인 통계가 별로 없으나 그것을 「장수를 위한 식사처방」으로 참고하는 게 좋을 것이다.

6. 채식요법

학창시절 폭음과 고기를 즐기는 생활습관 때문에 몸 무게가 90kg까지 나가던 사람이 채식으로 2주 만에 7~8kg을 감량하고 건강이 좋아진 사람이 있다. 또한 채식치료를 받고 3개월 만에 혈압과 당뇨수치가 정상으로 돌아왔다. 그 식단은 다음과 같다.

> 아침 : 현미밥 + 미역국 + 감자양념구이 + 두릅나물 + 아마씨 가루
> 점심 : 야채김밥 + 콩햄샌드위치 + 콩두유 + 김치 + 과일 + 견과파이 + 호박씨
> 저녁 : 파프리카카레덮밥 + 버섯말이 양상추 샐러드 + 과일

채식을 권장하는 대상은 고혈압 · 고지혈증 · 당뇨병 · 심장질환 등 만성병을 앓는 사람들이다. 에덴요양병원 박종기 원장(가정의학과 전문의)은 "솔직히 약을 처방하면 의사든 환자든 편하긴 하다. 하지만 약물치료는 위험 요인을 없애고 증상을 가라앉히는 것일 뿐 근본 해결책은 아니다"고 말했다. 채식이야말로 혈관을 튼튼히 해 독성물질을 밖으로 신속하게 배출하고, 내분비계 호르몬을 원활이 분비토록 해 근본치료를 한다는 것이다.

채식의 장점은 크게 네 가지다. 우선 콜레스테롤을 낮춘다. 채소에는 콜레스테롤이 없을 뿐 아니라 섬유질이 소장에서 머무르는 콜레스테롤을 포획해 배출한다. 혈압도 낮춘다. 섬유소가 혈관의 기름때를 서서히 녹여 혈관을 넓

힌다.

골다공증 위험도 줄인다. 육류·어류의 단백질은 분해되면서 질소·유황 화합물 같은 산성 물질을 생성해 뼈에서 칼슘을 빼앗아간다. 반면 채식, 특히 현미와 같은 통곡물은 칼슘과 마그네슘이 같이 들어 있어 골다공증 예방에 최적이다.

채소로 칼슘을 섭취하는 게 골다공증 예방에 효과적이다. 암 발생 위험도 줄인다. 채소는 육류보다 장에서 배출되는 시간이 4배 이상 짧아 발암물질이 장에 머무르는 시간이 짧다.

채식이 좋다는 건 알고 있지만 실천은 어렵다. '채식을 하면 배가 고플 것이 다', '영양소가 결핍돼 문제가 생길 것'이라고 생각한다. 하지만 걱정하지 않아도 된다. 이미 유명한 의학잡지인『란셋』이나『미국영양학회지』등에선 육식 없는 채식만으로도 완전한 영양공급이 가능하며, 오히려 건강에 더 유익하다는 사실이 보고되고 있다.

보통 육류에는 아미노산(단백질) 20가지가 모두 들어있는데 채소에는 한 두 가지가 없다. 하지만 여러 가지(곡류, 콩류, 잎류, 씨앗류, 견과류)를 섞어 먹으면 단백질 결핍은 절대 일어나지 않는다. 채식을 할 때 비타민B12가 모자라지만 청국장·된장과 같이 B12가 많이 들어있는 발효식품, 공복시 불포화지방산이 풍부한 아몬드나 호두를 아침·저녁으로 10알 정도 먹으면 배고픔이 사라진다. 채식은 보통 2주일 정도 하면 적응된다.

채식 재료는 항산화 성분이 풍부한 제철 음식, 그리고 지역 생산물이 좋다. 유기농을 고집하지 않아도 된다. 채소에 농약성분이 있다고 해도 물에 담가두었다 흐르는 물로 헹구면 모두 씻겨나간다.

7. 장수와 식사

곤도 박사의 연구조사 중에서 일본의 장수촌과 단명촌의 상황을 구체적으로 살펴보면, 일본의 장수촌은 거의 다 해변가에 있거나 오키나와와 같이 육지와 멀리 떨어진 섬에 집중되어 있다는 것이다.

이것은 아마 최근 장수식품으로 각광을 받고 있는 미역, 다시마 등 해조류를 많이 먹고 있기 때문이라고 볼 수 있다. 앞면이 바다이고 뒷면이 산간지대인 곳에서는, 바다에서 생산되는 생선이나 해조류를 먹고 밭이나 야산에서 나는 잡곡류, 야채류, 산채류 등을 먹으므로 자연히 균형 있는 식생활을 할 수 있다는 게 장수촌의 공통적인 특색이다.

이와는 반대로 단명촌은 균형이 맞지 않는 식생활을 하고 있는 곳이다. 즉 어떤 고장에선 주로 쌀밥을, 어떤 섬에서는 주로 생선만을 섭취하게 되므로 균형이 맞지 않는 식생활이 생명을 단축시키고 있다고 본다.

식사 내용이 건강과 얼마나 밀접한 관계를 가지고 있는가를 명백히 했다는 점에서 곤도 박사의 조사는 대단히 의의가 있다는 평을 받는다.

그의 조사에서 한 예를 보면 장수촌에서의 장수자율(그 마을 인구 중에 70세 이상의 사람이 몇%나 있느냐를 나타내는 수치)은 5%에서 높은 곳은 16%인데 비해, 단명촌에서는 불과 1~2% 정도이고 심한 곳은 0.8~0.9% 인 곳도 있었다. 그리고 단명촌은 흰쌀밥, 물고기 등을 많이 먹는 반면에 야채나 잡곡류는 적고 야채는 먹어도 한두 종류밖에 없는 식생활이었다.

어떤 장수촌은 쌀은 있어도 귀하기 때문에 주로 보리와 감자를 주식으로 했으며 상품가치가 높은 생선들은 팔아야 했기 때문에 마음껏 먹을 수 없는 형편이었다. 밭에서는 콩이나 야채를 얻었고, 해조류는 1년 내내 먹고 있었으며, 참깨도 많이 재배되고 있었다. 특히 오키나와의 다케도미섬은 인근 부락보다 특출하게 장수자율이 높은 섬으로 80~90세 노인들이 밭에서 일할 정도로 건강했는데, 주식은 조, 피, 감자 등이었다. 섬인데도 생선에만 의존하지 않고 야채와 메주콩을 비롯한 여러 가지 콩 종류가 많아서 두부나 된장 등을 항상 먹고 있었다.

반면에 이키다현의 어느 마을은 쌀 주산지로 유명한데 대부분이 논이고 밭이 거의 없어 쌀밥만을 주로 하는 단명촌이었고, 북해도의 어느 섬은 100년 전쯤에 개척된 곳인데 원래 경작지가 협소한데다 정어리 어업의 중심지가 되다 보니 생선과 쌀밥 중심의 식생활이 되어 심장병으로 일찍 죽는 단명촌이 되어 있었다.

이상에서 우리는 쌀밥 편중, 야채 부족으로 생선만을 반찬으로 먹은 곳은 단명촌이고, 생선과 콩을 약간씩 먹으면서 야채류와 해조류를 충분히 먹은 곳은 장수촌임을 쉽게 알 수 있다. 따라서 단명과 장수의 요체는 식생활의 균형임을 알 수 있다. 그 기준은 아래의 5가지이다.

1) 동물성 단백질이나 식물성 단백질이나 골고루 필요한 양을 취한다.
2) 동물성 식품이 과잉되는 소위 사치스런 식사는 심장병을 일으키기 쉽고 일찍 죽는다.
3) 감자 종류에서 취하는 전분질의 양은 다른 곡물에서 취하는 전분질의 양보다 적게 취해도 곧 배부른 느낌을 주게 되므로 칼로리의 과잉 섭취를 방지하는 의미에서 권장할 만한 식품이다.
4) 야채는 여러 종류를 많이 먹어야 한다.
5) 곡류는 쌀에만 의존하지 말고 종류가 많을수록 좋다.

동물성 단백질의 과잉은 심장병 등의 원인이 되고 또 칼로리의 과잉현상을 나타내므로 좋지 않으니 단백질 섭취는 가급적 식물성인 대두류에서 취하는 것이 바람직하다.

대두류는 성장기의 어린이들에게 키를 크게 하는 효과가 별로 없다는 약점이 있지만 다른 면에서는 동물성 단백질과 충분히 대치할 수 있다고 한다. 그래서 성장기 어린이들은 어느 정도 동물성 단백질을 취해야 하지만 성인이 된 후에는 감소시키는 방향으로 노력해야 할 것이다. 특히 채식주의자들에게는 대두류로 단백질의 부족을 보충해야 하므로 콩을 많이 먹지 않으면 위험하다고 충고하고 있다. 세계의 장수촌임을 자랑하는 푼자지방, 남미의 비르카밤바, 코카서스의 그루지아 공화국 등에서는 모두 여러 가지 곡물을 섞어 먹는다.

'식사는 균형만 잘 잡혀 있으면 무엇을 먹어도 좋다'고 말하고 있다. 이것도 안 되고 저것도 안 된다는 식의 주문을 요즘 많이 듣게 되는데, 이는 식사와 건강 문제를 전혀 이해하지 못하고 있는 발상이라 생각된다.

8. 금식은 신체 조직의 청소요법

인체는 약 40조~100조에 달하는 생명의 기본단위인 세포로 구성되어 있다. 이들 세포는 하나하나가 세포호흡과 영양대사를 하는 살아 있는 하나의 완전한 생명체이기도 하다.

따라서 세포의 건강이 곧 신체의 건강을 좌우하게 된다. 세포 하나하나가 건강하면 몸 전체도 건강하고, 세포가 젊고 싱싱하면 몸도 젊고 싱싱하게 될 것은 당연한 이치이다.

병이 들었다거나 늙었다는 것은 결국 세포 내의 영양대사활동이 제대로 안된다는 것으로, 이것은 곧 조직세포에 노폐물이 축적되고 세포의 영양흡수와 산소 결합능력이 나빠지면 효소의 활성이 떨어져 전반적으로 영양대사의 수준이 낮아진다는 것과 밀접한 관계가 있다. 말하자면 세포의 신진대사가 정체되고 조직의 노화가 시작되며 병에 대한 저항력이 떨어져 여러 가지 병이 생긴다는 것이다.

신체를 구성하는 각종 세포들에는 활력이 왕성한 상태에 있는 젊은 세포와 갓 태어나 활발히 성장하고 있는 것, 그리고 쇠약해져서 노화의 길을 걸으며 새로운 세포와 교체될 날을 기다리고 있는 세포 그리고 병든 세포 등이 있을 수 있다.

여기서 중요한 것은 낡고 시들어져 소멸될 운명에 있는 세포들이 될 수 있는 한 신속하고 효율성 있게 분해되어 조직으로부터 빨리 소멸되고 새로운 싱싱한 세포로 대체되는 것이다. 그것은 곧 세포의 자기 갱신을 의미한다.

금식은 이러한 세포의 신·구 교체를 촉진시키고 낡은 세포나 병든 세포의 자기 융해를 자극하며, 세포의 영양 흡수 및 산소 결합능력, 노폐물의 배출 등 대사 활동을 극대화시킨다. 그러면 아무런 영양이 공급되지 않는 단식기간 중에는 신체가 어떻게 살아가는가를 알아보자.

자동차의 경우는 가솔린을 계속하여 주입시켜 주지 않으면 가동이 불가능하지만, 사람의 경우는 이와 다르다. 왜냐하면 사람은 체내에 이미 수십 일에서 100여 일 이상을 지탱할 수 있는 영양분을 저장하고 있기 때문이다. 단식을 하는 동안에는 이 체내 축적되어 있는 영양물질로 살아간다. 필요한 영양이 공급되지 않으면 신체는 자신의 조직기관이나 조직세포의 일부를 자가 융해시켜 거기에서 얻어지는 영양물질로 생명을 유지하고 또 새로운 세포를 만들어 가는 것이다.

세계적으로 유명한 단식요법의 권위자인 오토 부킹거 박사에 의하면 단식에 의한 '자가융해'가 진행되는 동안에 신체 내의 '쓰레기 청소'와 '찌꺼기 처리'가 완성된다는 것이다.

단식기간 중에는 폐·간·콩팥·피부 등 배설기관의 배설능력이나 정화능력이 오히려 증대되고 축적된 노폐물과 독성물질은 신속하게 제거된다. 예를 들면 단식기간 중에 소변의 독소는 보통 때보다 10배나 더 높은 농도가 된다는 것이다. 단식요법은 곧 신체내의 전조직과 체액을 생물학적으로 정화하는 청소요법이라고도 할 수 있다.

9. 금식의 역할과 성격

치료요법으로서의 금식의 역할과 성격을 허버트 셸톤 박사는 이렇게 말하고 있다.

- 금식은 위장을 축소시키지 않는다.
- 금식은 위벽을 확장시키지 않는다.
- 금식은 위의 소화액 분비를 유발시키지 않으며 위를 손상시키지 않는다.
- 금식은 장의 기능을 마비시키지 않는다.
- 금식은 혈액을 감소시키거나 빈혈을 야기시키지 않는다.
- 금식은 산 과다증을 유발시키지 않는다.
- 금식은 심장을 약화시키거나 심장에 지장을 초래하지 않는다.
- 금식은 영양 결핍으로 인한 부종(浮腫)을 일으키지 않는다.
- 금식은 결핵을 유발시키거나 결핵이 심화되도록 방치하지 않는다.
- 금식은 질병에 대한 저항력을 감퇴시키지 않는다

- 금식은 치아에 손상을 끼치지 않는다.
- 금식은 신경조직에 손상을 끼치지 않는다.
- 금식은 어떠한 생명기관에 손상을 끼치지 않는다.
- 금식은 체내 각 선(腺; 예를 들면 임파선 등등)에 지장을 초래하지 않는다.
- 금식은 비정상적인 심적 상태를 유발시키지 않는다.

이제는 금식의 긍정적인 면에 관해 살펴보면 금식은 다음과 같은 장점을 가지고 있다.

1) 금식은 각 생명기관에게 완전한 휴식을 제공한다.
2) 금식은 음식물이 장내에서 부패되고 인체를 중독시키는 것을 저지시킨다.
3) 금식은 장을 비게 하여 부패 박테리아를 제거 한다.
4) 금식은 배출기관들에게 적절하게 일할 수 있는 기회를 제공하며 배출을 촉진시킨다.
5) 금식은 생리적 기능과 분비작용을 정상적으로 회복시킨다.
6) 금식은 각종 분비물 · 저장물질 · 질병조직 · 비정상적인 성장물의 제거와 흡수를 촉진시킨다.
7) 금식은 세포와 조직들을 생기 있는 상태로 회복시키며 인체를 회생시킨다.
8) 금식은 에너지의 보존과 운반 체계를 강화되도록 한다.
9) 금식은 소화력과 동화력을 증강시킨다.
10) 금식은 마음을 맑게 하며 정신력을 강화시킨다.
11) 금식은 전반적인 인체 기능을 향상시킨다.

10. 금식은 자연 치유력을 극대화

보통 세끼를 규칙적으로 먹는 것이 건강의 비결이다. 그러나 심신의 상태가 비정상적인 경우에는 사정이 다르다. 몸이 아프고 식욕이 없을 때는 안 먹는 것이 상책이다. 정신적 충격을 받았을 때 식음을 전폐하는 것도 일종의 인체 보호 본능에서 비롯된 것이다.

사람은 병이 났을 때나 위기에 처했을 때 평소보다 더 잘 먹어야 한다고 생각하는 것 같다. 성인병의 70%가 잘 먹어서 생기는 식원병(食原病) 임은 아이러니가 아닐 수 없다. 먹어야 병을 고칠 수 있다고 생각해서 식욕 부진이라면 무조건 보약이나 보신식품을 과량으로 상용하고 있음은 참으로 유감스러운 일이다. 먹어서 생긴 병은 먹지 않음으로 회복된다는 원리는 결코 논리의 비약이 아니다.

인체는 자체조절기능을 가진 유기적 시스템이다. 인체는 내부적 상황을 여러 가지 방법으로 표현하고 때로는 강력한 경고를 발한다. 다만 말이 없을 뿐 증상으로 표시한다.

식욕이 없다는 것은 대부분의 경우 현재의 비상사태에서 음식물이 필요하지 않다는 것을 의미한다. 즉 음식을 소화흡수하기 위해 위장 관계로 보낼 혈액을 위급한 다른 곳에 보내 혈액순환을 원활히 함으로 신체를 정상화하겠다는 의사 표시인 것이다. 이런 상황에선 먹는 것의 우선 순위가 낮아지는 것은 당연한 일이다.

음식물의 섭취를 중단하는 것은 인류의 가장 오래된 치료법중의 하나이다. 히포크라테스나 갈렌 등 저명한 의사들이 질병치료를 위해 단식처방을 했으며 수많은 종교가 철학자들이 정식적 도덕적 수련을 위해 금식을 해왔다. 세계의 장수국가 중 하나인 스웨덴 국민은 금식에 관한 한 3백 년의 전통을 가지고 있으며 유럽과 일본의 최고급 건강관리센터에서도 건강 및 미용을 위해 금식을 활용하고 있다.

금식은 타성에 빠진 신체를 활성화시키는 충격요법이다. 이른바 인체는 자극을 받으면 정상으로 돌아가려는 작용이 나타나는데 이런 정상화 작용이 인체에 유익한 방향으로 극대화되는 것이 금식의 효과이다. 즉 음식물이 들어오지 않은 상태에서 정상기능을 유지하기 위해 인체는 비상사태를 선포하게 되고 각종 호르몬의 분비가 활성화된다. 이러한 정상화 작용에 의해 인체의 저항력은 강화되고 자연치유력은 극대화된다.

금식으로 오랜 세월에 걸쳐 축적되어 온 노폐물은 배출되고 잉여물질은 에너지의 공급을 위해 처리된다. 특히 위장관과 혈관등에 있던 불순물이 제거되므로 소화기 및 순환기 질환에 드라마틱한 효과가 있으며 각종 성인병의 예방과 치료에 좋은 영향을 미친다. 특히 난치병을 금식으로 고쳤다는 많은 사례가 사실로 입증되고 있다. 이런 의미에서 금식은 무분별한 식생활과 환경공해, 운동부족 등 열악한 조건에서 생존해야 하는 현대인의 심신을 새롭게 하기 위해 숨겨둔 카드가 아닐까?

무분별한 금식은 오히려 건강을 해치는 경우가 있으므로 전문가에게 자문한 후 자신의 상태에 맞게 금식기간과 금식의 방법을 결정해야 한다. 금식 중에는 신체의 활성화를 촉진하기 위해 생수를 계속 마시는 것이 바람직하며 특히 회복식의 기간에는 금식기간 못지 않게 절제가 필요하다. 그리고 금식이 모든 병을 고칠 수 있는 것이 아니며 금식을 오래한다고 더 효과가 있는 것도 아니다.

인간은 자연의 법칙에 지배를 받을 수밖에 없다. 자연은 나름의 자정력을 가지고 있다. 따라서 인간도 인간 나름의 자정력을 갖는다는 것을 전제로 해야 할 것이다. 바로 이것이 자연 요법의 핵심이다.

아무리 현대 의학이 발달되어 인간의 수명을 연장시킨다고 하지만 현대 의학은 자연적인 치유력을 도와 주는 보조 수단이 되어야지 그것만에 의존하여서는 건강하고 정상적인 삶을 살 수 없음이 자명하다. 현대 의학에 의존하는 인공 요법은 부작용으로 다른 병을 유발시키기도 하고, 단기간에는 효력을 본다 하더라도 약을 먹지 않거나 치료를 받지 않으면 다시 재발하여 평생을 여기에 의존하며 살게 한다. 또한 점점 약에 대한 질병의 저항력이 강해져서 약의 양을 계속적으로 증가시키는 중독에 빠지게 된다.

인간은 모든 자연의 섭리와 같이 약을 안 먹어도 자연히 병이 낫는 생리 기능이 있다. 이 생리 기능은 자연의 모든 구성원에게 적용되는 본능적인 치유력이므로 동물의 경우를 잠깐 살펴보자.

집에서 기르는 가축이 병에 걸렸을 때를 관찰해 보면 가축은 병에 걸리면 아무리 평소에 좋아하던 음식이라도 거들떠 보지 않고 며칠이고 병이 나을 때까지 굶는다. 즉 동물들은 굶는 것이 치료법인 것이다. 이것은 누가 가르쳐 준 것이 아닌 본능적인 생리기능인 것이다.

인간도 마찬가지다. 인간의 병을 고치고 건강해지기 위해서는 지금까지 인간 몸에서 독을 퍼뜨렸던 나쁜 음식과 술, 담배, 약 등의 독성을 씻어내야 한다. 그런데 이 독성을 없애기 위해 인공적으로 만든 약을 복용한다면 잘못 복용할 경우 약의 부작용으로 독이 더 증대할 것이다. 따라서 부작용 없이 완전하게 치료할 수 있는 자연치유력이 바로 금식이다. 그리고 어느 정도 금식으로 몸 속이 깨끗해진 후에 체질에 맞는 생식위주의 자연식을 하면 완전한 건강을 회복할 수 있는 것이다.

이 금식 치료법은 우리가 몸을 깨끗하게 하기 위해서 목욕이나 세수를 하는 것과 같은 원리이다. 즉 얼굴을 청결하고 건강하게 유지시키기 위해 매일 세수를 하는 것과 마찬가지로 우리가 병을 예방하고 병을 치료하기 위해서는 하루 한끼 정도는 단식을 해서 몸 속의 노폐물을 배출하고 장기의 기능을 활성화시킬 필요가 있는 것이다.

우리 몸의 내부를 깨끗하게 유지시키기 위해서는 하수도관 속을 청소하는 원리가 적용되는데 하수도관을 청소하기 위해서는 우선 위로부터 더 이상 하수가 내려오지 않도록 막은 후에 청소해야 효과가 있는 것처럼 인간의 몸도 단식을 함으로써 내부를 비운 후에 청소를 하는 원리가 적용되는 것이다.

또한 인간은 금식을 하면 위의 소화 기능과 소장의 영양분 흡수 기능도 쉬게 되나 생활하는 데 필요한 에너지는 공급되어야 한다. 이런 에너지를 인간은 몸 속의 불필요한 지방분을 태우고, 내장벽이나 혈관벽에 붙어 있는 숙변이나 노폐물을 태워 공급하므로 체내의 노폐물을 완전 제거시켜 체질을 근본적으로 치유시키는 것이다.

오늘날의 대부분 병의 근원은 잘못된 식습관·과식·나쁜 음식으로부터 온다. 특히 요즘은 비만에서 오는 합병증이 매우 심각한 질병의 주종을 이룬다.

따라서 자연의 치유력에 맡기는 금식요법은 지금까지 인위적인 현대 의학에만 의존해 온 현대인에게 매우 새롭지만 효과적인 치유법인 것이다.

11. 금식의 생리적인 반응

금식을 시작하면 위가 영향을 받음은 물론이다 그런데 금식을 했다고 해서 몇 시간이 지나면 위가 깨끗이 비는 것은 아니다. 음식물이 들어가고 몇 시간이 흐르면 위는 텅 빈다고 잘못 생각하는 수가 많다. 사실 음식물이 위에 여러 시간 남아 있을 때가 많다. 특히 환자의 경우는 소화작용의 부족으로 24~48시간이나 남아 있는 경우도 있다. 이런 때는 위의 휴식이 필요하며 철저한 세척이 필요하다.

음식이 섭취되지 않으면 소화액은 분비되지 않으며 극히 소량일 뿐이고 음식을 먹어야 다시 나오기 시작한다. 그러므로 아무리 오랫동안 위를 비워둔다 해도 금식기간 동안 위에 해를 끼칠 근거는 전혀 없다.

금식 동안에 위는 세척되고 휴식을 취해서 위벽을 강화한다. 위의 분비물의 질도 좋아지며 위는 새로운 활기를 띤다. 이는 금식 후 식욕이 몹시 왕성해지는 것을 보면 알 수 있다. 금식을 경험한 자는 누구나 위가 약해지는 것이 아니고 좋아진다는 것을 알았을 것이다.

금식이 진행됨에 따라 폐에 있던 모든 오염물이 빠르게 제거 된다.

금식하는 동안 간장과 신장은 원래 그것들이 처리하도록 된 독소와 불순물의 과중한 짐을 급속히 제거하고 새로운 활력을 낳는다. 창자는 점차 고형물질과 가스가 없어지고 휴식을 충분히 취하게 한다. 관장제를 쓰지 않고도 자연활동에 의해 염증을 일으킬 물질이 제거된다. 창자 계통 전체가 세척되고 활력을 되찾을 것이다.

심장 역시 금식에 의해 도움되는 점이 많다. 이전의 심장을 자극하는 독소들은 몸에서 제거되고 지방조직도 없어진다. 따라서 혈액이 정화되며 자극이 줄어들고 감수해 오던 일의 양이 적어지므로 심장이 받는 긴장도 감소된다.

성적 에너지는 금식 기간 동안 점차로 감소하는데 아마 이것은 활력이 제거작용에 사용되기 때문일 것이다.

금식 동안 분비물은 크게 줄어든다. 침과 위액과 창자액이 훨씬 적게 나온다. 감각은 더욱 예리해지며 눈은 밝아지고 청각은 훨씬 예민해진다. 신경 계통이 민감해지고 반작용이 줄어든다. 금식 초기에 나타나는 신경과민은 금식이 계속되면서 사라진다.

금식 중에 신체에서 일어나는 화학변화는 아주 다양하며 흥미롭다. 신체의 유기성분이 상당히 감소하는 반면에(지방·단백질 등) 무기물질은 소중하게 보존된다. 신체는 자신에게 소중한 물질들은 뛰어나게 통제하고 보존한다.

치료학적 금식의 결과로 눈에 띄게 젊음을 회복하는 수가 있다. 정말로 불로주를 마신 것처럼 보인다. 그러므로 만일, 당신이 아름다움과 젊음을 유지하고 싶다면 금식을 단행하고 그 결과를 보라. 피부에 젊음을 되찾게 되고 주름·부스럼· 뾰루지· 기미가 깨끗이 사라지며 피부의 색깔과 결이 좋아질 것이다. 정신적으로나 육체적으로 회춘생활이 시작 될 것이다.

몸 전체의 맥박은 당연히 심장의 활동과 일치한다. 그래서 오랜 옛날부터 진단 방법으로 이용되어 왔다. 어른의 평균 맥박은 정상적 상태에서 1초당 1회를 조금 넘는다. 하지만 정신적·감정적 자극 등으로 맥박에는 많은 변화가 있다. 식이요법도 역시 맥박수에 영향을 끼친다. 대부분 금식 상태에서 맥박은 아주 정상적인 속도를 유지한다. 흔히 말하는 〈약한 심장〉은 금식에 의해 영구히 강화되고 박자도 눈에 띄게 향상된다.

12. 영양불균형과 질병

과도한 영양 섭취와 운동 부족으로 인한 질병인 비만, 이상지혈증, 당뇨병 등을 앓는 사람이 지난 10년 간 크게 증가한 것으로 나타났다. 나아가 국민들 중에 고도 비만 환자가 차지하는 비중도 10년 사이 2.3%에서 4.1배로 2배 가까이 뛰어 전체 비만 환자의 증가율보다 높았다. 이는 영양의 불균형, 나아가 지방과 당분 등의 섭취로 인한 비만이 심각해졌다는 의미이다.

비만은 영양과잉이 불러오는 현상이기도 하지만 동시에 영양 결핍이 원인 이기도 하다. 최신의 연구 보고에 의하면 고도 비만은 그저 많이 먹어서만이 아니라, 칼로리를 발생시키는 영양소는 지나치게 섭취한 반면 연소 작용을 돕는 영양소가 부족하기 때문이라고 한다. 다시 말해 영양대사에 필요한 비타민, 미네랄 등 미량 영양소가 부족한 영양 결핍의 식사 때문에 남는 칼로리를 잘 태워버리지 못하기 때문이다.

현대인의 심각한 미네랄 결핍 요인은

- 화학 비료와 연작으로 토양의 미네랄이 고갈되었기 때문
- 곡식의 정제과정이 미네랄을 유실시켰기 때문
- 인스턴트식품을 많이 먹기 때문
- 세계 유니세프 영양보고서에 의하면 전 세계 인구의 1/3 이상이 미네랄 부족 현상

이를 막는 방법은 '태우는 영양소'를 충분히 공급하여 남는 칼로리가 지방 세포에 쌓이는 것을 막는 것이다. 즉 남는 칼로리를 제거하려면 칼로리가 체내에서 긴요하게 쓰이고 에너지로 전환될 수 있도록 돕고 노폐물이 순조롭게 배설되게끔 비타민과 미네랄을 충분히 섭취해야 한다.

그런가 하면 우리를 공포에 떨게 하는 다양한 현대병과 만성병들도 바로 이 영양의 불균형과 관련이 있다.

한 예로 미국의 영양문제위원회는 "아무도 깨닫지 못하고 있는 사이에 현대인의 식생활 양식이 비자연적인 것으로 전락하였으며, 암·당뇨병·심근경색 등등의 현대 병은 물론 정신분열증까지도 잘못된 식생활에 기인하는 식원병이다"라고 발표하며 우리가 앓고 있는 질병의 70% 이상이 영양 불균형으로 인해 발생한다고 강조했다.

미국의 영양문제위원회에서 밝힌 질병과 영양 불균형 사이의 관계를 보자.

- 저 혈당증 : 설탕과 지방의 과다섭취
- 당뇨병 : 섬유질 없는 과당으로 인한 크롬, 아연, 칼슘, 칼륨의 부족
- 암 : 90%는 식사의 불균형과 몸 속에 들어가는 화학물질로 인함
- 어린이 과행동증 : 40%가 첨가물 등 화학물질이 직접적인 원인

13. 영양 요법으로 신진대사 촉진

'생명의 사슬' 이론을 창안한 로저 윌리엄스 박사는 사람이 건강하게 살아가려면 일상적인 식사를 통해 8가지 필수아미노산, 16가지 필수미네랄, 20가지 비타민 등 모두 44가지의 필수 영양소를 공급받아야 한다고 강조한다.

그리고 만일 불균형한 식사로 말미암아 이들 가운데서 단 한가지만이라도 필요 수준 이하로 떨어지면 생명의 사슬이 망가지고 마침내 질병에 걸리게 된다는 것이다.

다시 말해 이 44가지 영양소들은 마치 진주목걸이와 같아서 그 중에 한 알만 빠져도 산산히 흩어져 버리고 마는 것이다.

즉 영양 요법은 이런 측면을 고려해 우리 몸에 필요한 성분들을 빠지지 않

고 골고루 섭취해서 인체의 방어 시스템을 튼튼하게 쌓고 자연 치유력을 높이는 데 그 목적이 있다.

최근 들어 우리는 다이어트, 인스턴트 식품, 스트레스, 불규칙한 생활습관, 흡연 등으로 우리 몸의 영양 불균형을 재촉하고 있다. 풍요로운 음식문화 속에서 정작 영양 불균형 병에 걸렸다는 사실을 인식하지 못하고 있는 것이다.

실제로 암 연구 권위자이 윌리엄 리진스키 박사는 "대부분의 암은 30~40년 전에 먹은 음식이 원인"이라고 말한 바 있다.

이렇게 음식으로 인한 영양 균형이 무너질 때 가장 먼저 벌어지는 일은 면역기능의 저하, 나아가 소화효소의 과다와 결핍으로 인해 세포가 질병을 일으키게 되고 이것이 곧 질병으로 이어지게 된다는 것이다.

예를 들어 혈압과 동맥의 문제라고 여겨지는 협심증을 보자. 협심증은 심장에 영양소를 보급하는 관상동맥에 지방 찌꺼기가 쌓여서 생기는 병이다. 그 원인은 단순히 혈압이나 동맥에 있는 것이 아니라 영양의 흐름이 원활하지 않아 생기는 질병이다.

이때 현대 의학에서는 수술이나 약물 요법을 실시하지만 영양 요법은 신진대사의 흐름이 약해졌다는 점에 주목하고 그 원인이 되는 음식을 조절하는 방향으로 대처한다. 또한 육류의 섭취를 줄이는 반면 신진대사를 촉진하고 세포를 재생시켜 지방의 과도한 축적을 막는 음식물과 영양소를 활용하는 것이다.

14. 균형잡힌 식사

땅에서 나와 가공되지 않은 천연 그대로의 살아있는 음식을 섭취하면, 소화에 필요한 에너지 이상을 음식으로부터 얻게 된다.

- 야생동물처럼 자연에서 직접 난 것을 섭취한다. 야생동물은 음식의 형태를 바꾸지 않기 때문에 건강하다. 이는 몸에 독소를 형성하는 모든 가공음식과 정크푸드는 먹어서는 안 된다는 뜻이다.

- 혈당을 급격하게 올리거나 떨어뜨리는 음식을 삼간다. 빵, 파스타, 토르티야 칩, 페이스트리 같은 정제한 모든 곡물제품을 피한다.

- 적절하게 음식을 섞어 먹으면 소화과정이 확실히 원활해진다. 하지만 단백질, 곡류, 전분은 함께 먹지 않아야 한다. 이런 음식들은 각각 소화에 관여하는 효소들이 상반되는 소화 pH 매개물을 채택해 소화 속도를 느리게 하고, 발효하게 되기 때문이다. 과일은 식사 30분 전이나 식사 1~2시간 후에 먹어야 한다. 야채와 함께 발아곡류를 섭취한다.

- 우리 모두 같은 음식을 계속 먹는 경향이 있다. 종류를 다양화하지 않으면 필요한 영양소를 얻을 수 없다.

- 음식이 유동체가 될 때까지 씹어라. 그러면 필요한 에너지와 영양소가 우리 몸에 쉽게 공급된다. 그리고 식사와 함께 물을 마셔야 한다면, 양질의 균형잡힌 상온의 물을 소량 섭취한다.

- 경화유를 피한다. 생 기름이 아니면 사지도, 요리하지도 말라. 적은 양의 물과 허브에 음식을 살짝 담갔다 꺼낸 후 생 기름을 넣는다. 꼭 필요한 경우에만 생 야자유나 최상품에서 첫 번째로 저온 압착한 생 올리브유를 사용해 살짝 구워주기만 하면 된다.

- 식탁용 정제 소금을 금한다. 균형잡힌 고품질 비정제 바다소금, 또는 비정제 균형 미네랄과 허브 소금만이 무난하다.

- 주머니 사정이 허락하거나 현지 사정이 허락한다면 유기농 채소, 과일 주스, 성장 촉진용 호르몬이 없는 육류를 구매한다. 여의치 않다면 가까운 수퍼마켓에서

천연 스프레이를 구입해 제초제와 살충제를 씻어낸다.
- 식사 후 디저트를 삼가고, 특히 단백질 섭취 후 단 것은 먹지 않는다.
- 전자레인지를 버린다. 나는 이것으로 인해 많은 사람들이 불편해할 것 이라는 것을 알지만, 전자레인지에서 꺼내도 요리가 계속 진행되고 있다고 생각한다. 왜냐하면 음식물이 높은 온도를 유지하기 때문에 음식에 들어있는 영양소들이 파괴된다.

15. 식품 배합

식품 배합이란 한 끼 식사를 만드는 데 먹기에 가장 좋은 배합을 말한다. 예를 들면 과일 · 너트류 · 곡식 혹은 감자와 같은 전분 식품 및 비전분 야채류 등과 같은 많은 종류의 식품이 있다

잘 소화시키고 건강을 가장 잘 유지시키기 위하여 과일은 다른 식품과 함께 배합해서는 안된다. 또한 너트류 혹은 씨앗류를 전분 식품과 함께 먹어도 안 된다.

그러면 식품을 배합해야 할 이유는 아주 간단 명료하다. 즉, 서로 성격이 다른 식품을 소화하는 데는 인체의 서로 종류가 다른 효소들과 위의 조건들을 필요로 한다. 예를 들면 단백질 식품인 너트류와 씨앗류는 위 속의 산성 조건하에 소화가 되는 반면 전분 식품을 소화하는 데는 위의 알칼리성 조건이 이루어져야 한다. 위는 물론 동시에 산성과 알칼리성을 함께 지닐 수는 없다. 따라서 이런 경우는 간격을 두고 먹어야 한다.

우리가 해야 할 일은 서로 잘 맞는 식품을 먹기만 하면 소화가 빨리 되고 찌꺼기가 위 속에 남지 않는다. 예를 들면 과일 속의 당분은 별로 소화가 필요치 않으며 신속히 위를 통과하여 흡수될 수 있도록 소장으로 내려간다. 그러

나 이런 식품을 단백질 혹은 전분과 같이 소화가 느린 식품과 함께 먹게 되면 위 속에 머물러 있게 되어 발효를 하는 것이다. 뿐만 아니라 발효로 인하여 발생하는 알코올 및 다른 유독한 부산물들은 함께 먹은 다른 식품들의 소화까지도 방해하게 된다.

또 하나의 예로써 단백질과 전분의 배합을 들 수 있다. 이런 경우에는 단백질의 소화를 위하여 배출된 위산과 전분의 소화를 위하여 배출된 알칼리성 물질이 서로 중화되어 버림으로 2가지 식품이 모두 소화되지 않는다. 그렇기 때문에 사람들이 흔히 많은 양의 식사를 하고도 체중이 늘지 않는다. 즉 식품이 사용되지 않은 셈이다. 보다 적게 먹고도 보다 많은 효과를 낼 수 있으므로 올바른 식품의 배합은 식비 절약도 된다.

16. 영양과 면역 체계

발열은 눈에 보이지 않는 우리 몸의 면역 체계가 그 바이러스와 대항해 치열하게 싸우고 있음을 의미한다. 일종의 염증 반응처럼 우리 몸의 항체들이 바이러스와 싸우면서 열이 발생하는 것이다.

그런데 이럴 때 무작정 항생제를 먹으면 항생제는 우리 몸의 나쁜 바이러스뿐만 아니라 이 항체까지 제거한다. 따라서 우리 몸의 자가 면역 체계는 급속도로 약화되고 이후 비슷한 바이러스가 들어왔을 때 제대로 대처할 힘을 잃게 된다.

다시 말해 정말 건강하게 감기를 이겨내고 싶다면 급속도로 효과를 보이는 약보다는, 우리 몸의 바이러스 항원을 북돋아 줄 수 있는 영양을 섭취하는 쪽이 훨씬 현명할 것이다.

우리 주위에는 항상 여러 종의 바이러스와 세균들이 존재한다. 이런 바이러스와 세균은 우리 체내에 침입한 뒤 번식이 용이할 경우 갖가지 질병을 일으킨다. 이는 바이러스들이 세포에 달라붙어 영양을 빼앗아가며 번식하기 때문이다.

그러나 이런 바이러스가 들어와도 모두가 병에 걸리는 것은 아니다. 또한 암이나 당뇨, 알레르기, 아토피 등도 마찬가지로 그 원인물질이 몸 안에 생성된다고 해서 무조건 병으로 진행되는 것도 아니다. 이는 우리 체내의 면역력이 나날이 전쟁을 치르며 이들을 억제하고 있기 때문이다.

미국의 영양면역학자인 자우페이 첸 박사에 의하면 우리 인간의 질병 원인 중 99% 이상은 면역 체계의 기능저하에 기인한다고 한다. 면역 체계가 정상적으로 운영될 때 인체는 거의 모든 질병으로부터 안전할 수가 있다.

실제로 건강한 사람은 질병에 대해 매우 빠르고 효과적인 반응을 보인다. 그러나 영양이 부족하거나 만성질병의 경우 면역 체계가 힘을 잃어 쉽게 질병에 걸리게 된다.

영양 중 열량섭취가 과다해 비만이 되어도 면역 기관의 감소가 나타나고, 특히 T-세포가 담당하는 세포 매개성 면역 반응이 감소하게 된다.

고지질 섭취시에 면역 능력이 감소한다는 것은 이미 보고된 사실이다. 특히, 불포화 지방산을 과잉 섭취하면 흉선과 비장의 무게가 감소하고, 림프구의 증식 능력이 떨어져 지연성 피부반응이 나타난다고 한다.

비타민 A가 결핍되면 세포 매개성 체액성 면역 반응이 감소하여 감염에 대한 저항력이 약화된다. 비타민E는 항산화작용으로 세포막의 안전성을 유지시키므로 면역 능력과 관련 있다.

비타민 C는 감염 예방에 효과적이라고 알려져 있으나 확실한 기작이 밝혀지지는 않았다. 그러나 섭취량이 증가할수록 식균 세포의 반응성은 증가한다고 한다..

무기질 중 철분 부족으로 빈혈에 걸리면 저항력의 약화로 감염되기 쉬운데, 그 증상은 면역 기관의 무게 감소와 T- 세포수의 감소로 나타난다. 그러나 철분을 너무 과잉 섭취해도 면역능력이 저하되므로 적당량의 섭취가 필요하다.

그 외에 아연, 세라늄, 마그네슘 등의 무기질이 결핍되거나, 카드뮴, 크롬, 납 등의 중금속에 중독되면 면역 능력이 저하된다.

영양 면역요법이란 영양과 면역 체계와의 상관 관계를 연구하여 우리의 면역 체계에 이로운 영양이 무엇인지를 설명하고 자가 면역을 높여 질병 치료를 도모하는 이론으로, 현대인의 불균형한 식생활이 면역체계를 약화시키고 질병을 키운다는 문제의식에서 시작되었다. 영양학적으로 우수한 음식의 섭취와 운동이 암 환자의 30%, 심장병 환자의 80%, 당뇨병 환자의 90%를 예방해 준다는 보고도 있다.

다시 말해 우리 몸의 질병의 근원을 단순한 몇 가지 요인으로 해석하기보다는 전반적인 우리 몸의 영양 상태, 나아가 생활습관 전체가 불러오는 면역 체계의 문제로 인식하고 그 대처법 또한 생활 속에서 이루어져야 한다.

17. 영양과 건강

1) 지방의 섭취

건강을 위한 지방 섭취에 관한 정리를 보자.

- 총 지방 섭취량을 줄인다. 완전히 튀긴 음식을 삼가고, 감자튀김, 견과류, 아보카도, 버터, 치즈와 기타 고지방 식품의 섭취를 제한하고, 가장 좋아하는 음식에서 지방을 줄일 수 있는 조리법을 배운다. 상품 구입시 식품에 붙어있는 상표를 잘 읽고 지방의 함량을 기억해서, 지방의 섭취를 하루 총 열량의 20~30% 사이로 유지하도록 노력한다.
- 식사에서 포화지방을 줄이기 위해 각별히 노력한다. 특히 육류, 껍질을 벗기지 않은 가금류(닭고기, 오리고기 따위), 버터, 마가린, 열대 기름을 이용한 모든 제품과 부분적으로 수소 처리된 기름을 줄인다.
- 식사에서 불포화도가 높은 식물성 기름을 제거한다. 잇꽃, 해바라기, 옥수수, 콩, 땅콩, 목화씨 기름과 이것들로 만든 모든 제품을 삼간다.
- 지방의 주 공급원으로 올리브유를 이용한다. 향이 풍부한 엑스트라버진 제품이 가장 좋다.
- 위험한 변형 지방산의 모든 공급원을 확인해서 사용을 피한다. 마가린, 고형 식물성 쇼트닝, 종류에 관계없이 부분적으로 수소처리된 기름으로 만든 모든 제품을 피한다.
- 오메가-3 지방산의 섭취를 늘린다. 이 지방산이 들어있는 생선, 대마 혹은 아마 기름, 아마 가루를 규칙적으로 섭취한다.

2) 단백질 원

새로운 조직을 만들고, 자라게 하고, 조직을 유지하고 보수하기 위해 우리에게는 단백질이 필요하다. 단백질은 여러 종류의 아미노산으로 구성되어 있는 복잡한 분자로서, 그 중 일부는 우리 몸이 만들어 낼 수 없기에 식사를 통해 공급해 주어야만 하는 필수 영양소이다. 단백질이 부족하면 성장에 장애가 오고 치유력에 치명적인 손상이 생긴다. 그러나 미국에서 단백질 결핍이라는 문제는 존재하지 않는다. 오히려 단백질을 지나치게 섭취하여, 그로 인해 건강에 문제가 생기며, 또 많은 사람들이 근원이 '수상한' 단백질을 섭취하고 있다.

대부분의 사람들은 고기, 가금류, 생선, 우유, 유제품 등과 같은 동물성 식품에서 단백질을 얻는다. 단백질을 얻을 수 있는 식물성 식품은 콩류와 곡류, 견과류이다. 동물성 단백질원과 식물성 단백질원 사이의 중요한 차이는, 식물성 단백질원이 훨씬 덜 농축되어 있다는 것이다. 예를 들자면, 콩류에 들어 있는 단백질은 녹말과 소화가 안 되는 섬유질에 의해 희석되어 있어서, 동물성 식품에서 얻는 양과 동일한 양의 식물성 단백질을 얻으려면 아주 많은 양의 식물성 식품을 섭취해야 한다.

단백질의 주성분인 아미노산은 사람의 감정을 조절하는 호르몬인 세로토닌을 구성하는 중요한 성분이다. 단백질을 많이 섭취하면 세로토닌 분비가 활성돼 감정 조절을 원활히 할 수 있다. 육류보다는 오메가3 지방산 같은 불포화지방산이 많은 생선을 섭취한다. 두부, 두유 등 콩 식품에 들어 있는 식물성 단백질은 영양은 물론이고 마음 건강을 위해서 좋다.

3) 장의 영양

"위장은 건강생활을 유지하는 대장간의 사무실이다. (세르반테스)"

"잘 소화되지 않으면 아무것도 얻을 수 없다. (볼따이래)"

무엇보다 먼저 지키지 않으면 안 되는 것은 현재 어떤 식품을 먹을 것인가가 아니라 어떻게 소화하느냐이다.

좋은 음식을 많이 먹을지라도 불건전하게 발효 부패하면 몸을 보양 하기는커녕 중독시키는 것이다. 분명한 것은 소화란 음식을 섭취하여 변화시키는 것이며 발효균에 의해 조혈작용을 하는 것이다.

위와 장이 비정상적으로 뜨거워지면 내부의 열이 점차 기복을 가지므로 모든 질병으로의 특징을 지니게 된다. 즉 식품의 부패를 지원하고 기관에서 볼 수 없는 필요한 물질과 바꿔져서 혈액은 썩은 물질과 쓸모 없는 유해한 것으로 되어 모든 질환인 영양불량과 중독으로 점차 불안정을 가져온다.

자극적인 염증의 진행으로 위와 장의 점액에 충혈을 일으키는 것은 사람이 모유로부터 이유되면서 부적당한 식품을 공급하므로 소화력을 약화시킨 결과 조금씩 발전하여 전체적으로 내부열의 본질과 근원을 만들어낸 것이다.

부자연한 식품은 특별히 그 정제에 크고 작은 힘이 요구되며 그로 인해 충혈로 나타나고 이 충혈은 매일 반복하는 과정에서 유년기와 청년기인 청춘시절에 위장의 벽과 점액의 조직을 만성적으로 퇴폐화시킨다.

나이가 들어감에 따라서 개개인이 느끼는 자신의 신체가 오염된 증후가 감지되는 정황은 저마다 생활의 양식에 의하여 다르게 나타난다. 신경의 교란, 심장병, 시력, 간장병과 신장병은 전문적으로 설명하면 지독한 "세균"의 활동으로 위장에 비정상적인 열이 존재 하면 소화에 난맥이 오고 내부열로써 부패를 부추김으로써 이를 방지하기 위해서는 자연식품인 야채와 생과일을 섭취하여야 한다.

장의 부패는 의학적으로는 세균이 부여하고 이는 뱃속에 비정상적인 열을 야기시켜 불건전한 발효 결과에서 이다. 소화가 난맥을 이루면 모든 통증을 지원하고 치유되는 치료는 내부열을 저항하고 소화를 정상화로 이끌지 않으면 안 된다. 내부를 청량케 하기 위해서는 찬물의 국부 세척과 진흙찜질을 하며 찬물을 적용하여 반동작용을 얻어내는데 내부열을 피부로 유도하고 태양

또는 증기로 발한작용을 함께 하는 것이 좋으며 이것을 자체 세혈법이라고
한다.

사람은 소화 기구가 잘 작동하면 쉽게 병으로 죽지 않는다. 그러므로 위장
열을 받지 않도록 하는 것이 중요하다.

4) 짜고 맵고 단음식

소금 섭취가 모자라면 근육의 경련과 발작이 일어나며, 이것을 과도히 섭
취하면 자연히 소변으로 내보내기 위해서 생리적으로 혈압을 올리게 되어 이
것이 도를 넘으면 고혈압 환자가 되고 만다.

현재 우리나라의 1인당 하루의 소금 섭취량은 10~25g 이라 하며, 도시와
농촌에 차이가 있는데 농촌에서는 30g까지 섭취하는 것으로 나타나고 있다.
세계보건기구(WHO)에서는 하루에 10g 이하를 권장량으로 내놓고 있지만 이
것도 너무 많다는 의견이 있다. 이와 같은 기준과 비교하면 우리 나라의 소금
섭취량은 놀랄만한 수치이다.

그 나라의 식사 구조가 어떻게 되어 있는가에 따라서 소금 섭취량이 달라
진다. 과거 우리 나라는 조리 음식 자체가 소금을 너무 많이 먹게 되어 있다.
그런데 현재 도시의 식생활은 옛날의 식물성 위주에서 우유 · 계란 · 육류 ·
생선류 등 동물성 식품을 많이 섭취하는 방향으로 큰 변화가 일어나고 있다.
그러면 소금 섭취량도 따라서 줄어야 할 것인데 옛날부터 짠 것을 먹어왔던
식습관에 의하여 우리는 여전히 짜고 맵게 먹고 있는 실정이다. 앞으로 이것
을 개선하는 것은 국민 보건을 위한 중요한 과제이다.

매운 것은 소화 계통을 자극하여 식욕을 돋구고 소화액의 분비를 촉진시켜

소화를 도와주는 일도 하지만 이것을 많이 먹으면 위산 분비를 너무 촉진시켜 위장 장애를 일으키며 또 미각을 마비시켜 식품의 본래의 맛을 잘 모르게 하고 과식으로 끌고 가는 결과를 가져오게 한다. 이런 점으로 보아 매운 것도 너무 많이 먹지 않도록 하여 건강을 위하고, 소비 절약으로 가계에도 도움을 주는 것이 좋을 것이다. 처음에는 짜고 맵게 느껴졌다가도 이것을 계속 먹으면 맛의 느낌이 무디어지게 되므로 점점 더 자극성 있는 것을 원하게 된다.

이러한 습관을 개선하려면 우선 많은 밥을 적은 양의 부식으로 먹으려 하지 말고 적은 양의 밥을 많은 양의 부식으로 먹어야 한다. 부식을 싱겁게 많이 만들어 짜고 매운 맛보다는 음식 자체가 지니고 있는 본래의 맛을 살려가며 이것으로 주식을 같이 먹게 하는 방법이다.

사람들은 기분이 나쁠 때 설탕이나 초콜릿 등 당분이 많은 음식을 찾는다. 신경을 안정시키는 역할을 하기 때문이다. 하지만 이런 효과는 일시적일 뿐이다. 1~2시간이 지나면 오히려 피곤과 우울함이 증가돼 짜증을 증가시킬 확률이 높다. 잠깐 구미가 당기더라도 단 음식은 멀리하자. 당분을 섭취하기보다는 운동을 하거나 비타민이 가득한 과일을 먹는 편이 낫다.

5) 아침을 황제처럼 저녁은 거지처럼.

하루를 시작하는 아침에는 황제처럼 잘 먹어야 한다. 활동 중에는 너무 많이 먹으면 몸이 무거우므로 점심은 적당히 먹어야 한다. 저녁에 자기 전에는 더 이상 활동을 하지 않으므로 거지처럼 조금만 먹거나 죽을 먹는 것이 좋다.

그리고 아침을 먹는 것이 좋은지 안 먹는 것이 좋은지에 대한 의견이 분분하다. 어떤 사람은 아침을 안 먹어야 몸이 가볍다 하고 또 다른 사람은 아침을 먹어야 든든하다고 한다. 그런데 아침을 안 먹어야 몸이 가볍다고 하는 사람은 대부분 저녁에 음식을 지나치게 먹는 습관을 가진 경우가 많다. 저녁에 과식을 하거나 밤늦게 간식을 많이 먹으니까 다음날 아침이 되어도 뱃속이 비지 않는 것이다.

저녁을 많이 먹으면 미처 음식이 소화되지 못한 채 노폐물이 되어 체내에 쌓인다. 노폐물은 인체의 피를 탁하게 만들어 각종 질병의 원인이 될 수 있다. 더구나 저녁에 과식하는 습관은 불규칙한 생활로 이어지기 쉽고 밤과 낮이라는 자연의 운행 법칙에도 맞지 않다. 그래서 병에 걸리기 쉽다.

6) 배를 따뜻하게

배가 따뜻하면 만병이 침범하지 못하지만 반대로 배가 차면 만병이 침범하게 된다. 배를 따뜻하게 하기 위해서는 너무 찬 음식을 함부로 먹지 않는 것이 좋다. 그리고 배가 드러나는 옷을 입어서도 안되며, 밤에 잘 때 다른 부위는 모두 드러내더라도 배는 꼭 이불을 덮고 자도록 해야 한다.

식생활에서도 마찬가지이다. 가령 냉장고에서 막 꺼낸 차가운 음식과 음료수를 그대로 먹거나 마셔서는 안 된다. 모든 동물은 차면 움츠리고 따뜻하면 활발하고 더우면 늘어진다. 몸 속에 있는 오장육부가 제 기능을 다하기 위해서는 적당한 온도가 필요하다. 찬물을 지나치게 많이 마시면 위장과 대장이 차가워져 굳어지고 기능을 다하지 못하게 된다. 냉장고에서 꺼낸 음식은 그냥 먹지 말고 따뜻하게 데워 먹거나 실온에 두었다가 먹는 습관을 길러야 한다.

7) 동물의 수명

일벌	3~6개월	돌고래	30년
두더지	2년	박쥐	30년
쥐	4년	불곰	47년
여왕벌	5~20년	침팬지	50년
지렁이	6년	타조	62년
개	18년	악어	66년
식용 달팽이	18년	부엉이	68년
고양이	20년	코끼리	70년
야생사자	10년	독수리	80년
동물원 사자	20년	강(江)진주조개	100년
야생 북극곰	20년	인간	130년
동물원 북극곰	40년	거북	150년

제4장

자연 치유

1. 자연 치유란

인류 역사의 시작과 더불어 시작되었다고 할 수 있는 이 자연치유요법은 "우리 몸에는 스스로 낫게 하는 항상성 에너지가 존재하기 때문에 자연의 힘을 빌려 이 자연 치유력을 활성화시킨다"는 이론이다.

서양의학의 아버지인 히포크라테스도 자연치유요법을 사용하였다. 그는 소수의 생약, 신선한 공기, 햇빛, 운동 그리고 마사지를 이용했다.

자연치유요법에서는 인간의 병을 부분적으로 보지 않고 전체적으로 보면서 각 실체가 하나의 부분임과 동시에 하나 속의 전체라는 개념으로 파악한다. 이것은 조화와 균형을 이루도록 정신과 신체기능을 보강해주고 천연산물을 이용하여 부작용 없이 치유하는 의학이다.

이러한 자연치유는 질병의 상태가 좋아져서 스스로 건강을 회복하게 한다. 자연치유는 자연적으로 치유하는 것을 의미하는데 이를 '자연복구력' 또는 '항상성(homeostasis)'이라고 한다.

그리고 치유에는 질병이 걸리기 이전 상태로 신체가 완전히 회복되는 완전 치유와 질병이 치유되기는 하였으나 상태가 더 악화되지 않고 후유증을 남기게 되는 불완전 치유가 있다.

자연치유는 병을 치료하는데 있어서 단순히 질병의 기전만을 생각할 것이 아니라, 그 사람의 생활환경, 식생활 습관, 유전요인, 생활태도, 정서의 감정, 내면의 갈등, 스트레스 요인, 대인관계, 영양조건, 가정환경, 직업적 여건과 생활 정도 등 다양한 면을 면밀히 파악하여 이에 따르는 전인적 치유를 할 수 있게 한다.

자연치유요법에서는 사람의 질병에 영향을 미치는 요소로 두 가지를 강조하고 있다. 하나는 병인(병을 일으키는 요인)의 독성이 얼마나 강하냐는 것이고, 또 하나는 우리 몸의 병에 대한 저항력이 얼마나 강하냐이다. 방어력이 튼튼할수록 우리 몸의 조화를 깨뜨리려고 침투하는 병인을 막아내는 힘이 강해질 것이다.

따라서 건강을 유지하고 증진한다는 것은 곧 "침투자의 독성을 약화시키고 몸의 저항력은 높여주는 것"을 뜻한다. 자연치유요법이 보는 질병에 대한 관점은 '모든 병은 근본적으로 그 개체의 생명력이 약하기 때문이라는 공통점을 지니고 있다"는 사실이다. 따라서 건강을 되찾기 위해서는 2가지 근본적인 방법을 동원해야 한다.

부족한 부분을 채워주고, 독성이 있는 것은 체외로 빼내준다는 것이다. 즉 몸의 부족한 순수한 음식, 물, 생각, 운동(동작), 마음의 평화 등으로 채워주고 내부 청소작업으로 독으로 꽉 찬 몸을 정화한다.

그리고 명상이나 호흡운동이나 기도나 이완법 등으로 영적조화를 향상시켜야 할 것이다. 성공적인 자연치유요법을 위해서는 인내, 꾸준한 노력, 강한 의지 등을 필요로 한다는 뜻이다. 자연치유요법은 인류에게 가장 오래된 형태의 요법이며, 인간은 앞으로도 가장 친숙한 요법으로 자연치유요법을 영원히 사용하게 될 것이다.

좁은 의미의 자연치유력이란 '천연' 치료제가 자연요법을 이용하여 인체 스스로가 갖고 있는 자연치유력을 회복시켜 질병을 치유하는 자연치유요법을 가리킨다.

나무가 부러지면 나무의 진이 나와서 상처를 보호해주고 병균을 죽이며 다른 균이 침입 못하도록 감싸주므로 스스로 치료되도록 한다.

개나 소가 속병이 나면 햇빛을 쪼이면서 굶음으로써 스스로 속병을 고친 후 음식을 조금씩 먹는다.

"진정한 치료제는 내 몸 안에 있다. 약물은 결코 병의 근원을 치료할 수 없다."

"음식으로 못 고치는 병은 의사도 고칠 수 없다."

2. 건강을 위한 자연 법칙

동물계의 왕이라고 하는 코끼리에서 아주 작은 미생물에 이르기까지 생명의 기원이 정해진 것은 같은 법칙이며 이 법칙을 명명한 이름이 자연법칙이며 이 법칙이 인간의 생활을 또한 지배한다. 이 법칙이 지배하는 것은 건강하게 사는 것이다.

사람들은 이 대자연의 법칙을 알지 못하므로 지속적으로 반항하며 위반하고 있는 것이다. 건강의 미덕은 자연법칙의 표준이다. 그래서 자연법칙에 순응하며 사는 사람은 건강하지만 자연법칙을 위반 함으로써 건강이 나빠지도록 키우고 병에 기울어지고 나빠지도록 방치하는 것이다.

문명한 인간 생활에서 자연법칙의 명령에 무지하고 위반 함으로써 그의 본성이 퇴폐, 타락하고 더욱 자연법칙의 명령에 순응하지 못하며 다른 사람들의 잘못된 것을 모방하여 자기자신이 지각하지 못하는 가운데 변질되어 나가는 것이다.

따라서 여기에 사람마다 어떻게 자신을 교정해 나갈 것인가를 일깨울 필요가 있고 특히 가정에서는 어버이들이 자연법칙의 준수를 위하여 건강과학을 준수해 나가야 할 것이다.

불합리한 자유로운 생활 속에서 끊임없이 자연법칙으로 태어나게 하여 이루어지는 생활은 완전하여 생리학적으로도 정상을 이루고 균형과 건강을 이루게 하는 것이다.

사람이 그의 자유의사에 의해서 계속적으로 자연법칙을 위반하고 남용하게 되면 일생을 질병의 속박으로 보내게 되고 종말에는 아픔을 동반하며 일찍 죽게 되는 것이다.

자연법칙에 오래도록 적응하면 몸은 적응 발달하여 수명을 2~3배로 연장할 수 있다. 사람이 건강하게 살아 가려면 자연법칙을 알아야 하고 또한 이해하는 것이 중요하며 질병으로부터 재생할 수 있다.

건강과학은 경제적 사회적 문제를 해결하는 유능한 요소로서 이성이 부족하고 무능력한 상태에 있는 사람들에게 결정적으로 실현 시켜야 할 생활의 기본요소이다.

병든 사람은 불행한 동기가 되는 사회생활에 둘러 쌓여 있다. 기분전환 한다고 부자연한 것들을 사들여 즐거워하는 행위는 더욱 사회문제를 유발하는 행위이다. 이런 행위는 경제적으로도 불균형을 초래하는 폐습을 야기하는 것들이다. 이를 저지할 필요가 있는 것이다.

사람은 사회를 구성하는 가장 핵심적인 요소다. 건강하지 못한 인적자원은 사회를 어둡게 하고 발전은 커녕 멸망을 가져오며 가공할 결과를 가져오게 되는 것이다. 건강한 사회는 그들 나라에 많은 건강한 자녀들을 두게 되고 사회발전에 균형을 이루고 숙련된 저축과 선견지명으로 노역에 적합하고 노령에도 자신을 안정되게 경영함으로써 사회에 의지하지 않는 건전한 국가의 일원인 것이다.

병든 사람은 일하지 못하므로 그들에게는 보조비가 들어가야 하고 자식이 없거나 가치의 결함을 느끼는 생활은 사회적으로 활력을 잃게 되고 정신적으로 예방적인 저축이 부족하여 자신의 종말이 암울함을 느낌으로 수명이 짧아지고 남겨진 자녀들도 그들을 닮아 범죄가 아니면 열심히 살아가는 노력의 부족에서 무능력한 삶을 초래하게 된다.

건강한 사람은 그의 운명에 만족한다. 왜냐하면 건강은 모든 것을 소유하기 때문이며 그가 자각하고 있는 숙명에서 경쟁적 질투도 없고 알지도 못한다.

병든 사람은 열등감을 느끼고 본능적으로 혐오하는 상태에 빠진다. 따라서 자기자신을 악화시켜 대등한 것일지라도 빈곤한 수준으로 깎아내려 과격주의를 표방하게 되고 슬픈것에 걸맞게 보이는 것이 유일한 낙으로 되어 불행한 사태에 걸 맞는 것과만 서로 나누게 된다.

대체로 인구 밀집지역의 건강 상태는 우리들을 비통하게 하리만큼 퇴폐한 상태로 평소 우리들의 도시가 만성질환이 보편화 되어 사회적으로 경제적으로 무서운 문제들을 이루고 있는 것을 흔히 볼 수가 있다.

장수하는 것은 우리모두의 선망이며 건강을 가진다는 것과 식욕을 일으킨다는 것이 무엇보다도 보물인 것이다.

불행하게도 오늘날 불치의 병이 만연해서 손을 쓸 수 없게 되고 세상을 등지는 일은 너무나도 흔해졌다. 우리들이 자연요법으로 돌아가지 않을 때, 구제의 길이 없다는 것을 깨닫고 누구를 막론하고 공동체의 건강을 회복하는데 매진해야 한다. 잊지 말아야 할 것은 건강은 구입하는 약제나 의사의 진찰에서는 얻을 수 없다

그러므로 이에 상응하는 것은 청춘기에 건강증진 달성에 오직 자연법칙의 수행으로 새로운 지평의 전환에 힘써야 한다.

3. 자연회복

1997년 천연색으로 찍힌 경기도 시화호는 '국내 최악의 공해 호수'로 전락해 푸른 물이 가득 찬 아름다운 호수가 아니라 마치 검은 기름 저장고와 흡사했다. 당연히 생명은 사라지고 죽음만이 호수 위에 짙게 깔려 있었다. 당시 신문은 반월 공단과 시화공단, 안산시 등이 배출한 오염 물질이 원인이었다고 기록하고 있다.

그 후 4년쯤 흐른 2001년 2월, KBS〈환경 스페셜〉에서는 그 시화호가 다시 부활하는 기적과도 같은 모습을 생생하게 담아 보도했다. 물고기와 조개 등은 물론 생태계 자체가 폐허로 변했던 그 시화호에 다시금 생명이 숨쉬기 시작한 것이다. 그 방송을 본 많은 시청자들은 아마 감동으로 눈시울을 적셨을 것이다. 이것이야말로 살아있는 것이 죽을 수 있고, 죽었던 것도 다시 살아날 수 있다는 믿음과 확신을 주는 사건이었다.

자연은 자연스럽게 해줄 때 가장 자연스러운 자연이 된다. 욕심과 무리한 생각으로 가득 찬 인간의 한 생각이 호수를 막아 자연을 죽였지만, 정신을 차린 인간의 또 다른 생각이 호수의 물길을 터주어 자연이 회생하는 기적을 연출했다. 시화호를 두고 사람이 할 수 있었던 일이란 단지 물길을 터서 자연의 숨통을 열어준 것뿐 이었다. 그러자 자연은 자연스럽게 살아났고, 생명이 넘실대기 시작했다. 자연에 순응하는 계획은 항상 결과가 좋을 수 밖에 없고, 자연에 거역하는 정책은 실패할 수 밖에 없다.

시화호의 폐수로 인해 기력을 잃고 숨을 몰아 쉬며 죽어가는 물고기 한 마리가 있다고 가정해 보자. 지금 물고기에게 필요한 것은 공장 폐수로 인해 체내에 축적된 화학물질이나 중금속 같은 오염 물질을 제거해주는 일이다. 독성 오염 물질을 제거해 주기만 하면 오염 정도가 지나치지 않은 한 분명히 소생하게 되어 있다. 자연은 물고기를 배반하지 않기 때문이다. 체내에 축적된 화학 오염 물질들을 제거해주면 우리의 몸은 반드시 소생하게 되어있다. 우리가 몸 속을 정결하게 해주면 참된 소생과 회복은 자연이 알아서 해줄 것이다.

4. 자연과 함께 심신의 건강

아이들은 산에 가는 것을 좋아한다. 아무리 힘들어도 개의치 않는다. 「어린이는 어른의 스승」이라고 하면 이 점에 관한 한 더욱 그렇다. 하나님이 주신 타고난 품성의 발현일까. 아직 문명의 때가 덜 묻은 탓 일까. 하여튼 아이들의 자연에 대한 친화도는 어른보다 훨씬 높다.

인간관계를 제외한다면 현대인이 접촉하는 대상은 오염된 물과 공기, 콘크리트 벽으로 된 아파트와 사무실, TV, 신문, 자동차, 지하철 등이 고작이다. 이러한 대상은 그냥 존재하거나 일방적으로 메시지를 강요할 뿐 상호작용이 불가능하다. 약동하는 생명의 교감이 있을 리 만무하다. 이러한 문명은 인격의 성장이나 도덕심의 고양, 아름다움, 평화, 환희, 풍요로움의 분위기와는 거리가 멀다.

이 시대의 불행은 자연과 접촉함으로써 창의력과 감수성을 풍요롭게 하고 현대문명의 온갖 노폐물을 처리할 수 있는 기회가 없어지고 있다는 점이다. 소위 콘크리트문명에서 파생된 온갖 스트레스와 정신질환은 생명이 약동하는 자연과의 교감을 통해서 치료될 수 있다.

인생의 목적과 의미에 대한 진지한 탐구도 자연의 품 속에서 기존의 모든 관계의 끈을 잠시라도 끊어버릴 때만이 가능한 것이다. 틈나는 대로 자연과

벗삼아 지내는 것 자체가 최고의 정신 활동이자 최상의 건강법이다.

국토의 대부분이 황무지인 이스라엘 땅에서 자연경관이 가장 아름다운 곳은 갈릴리 호반이라고 한다. 마치「진흙 속에 박힌 사파이어」라고 할 수 있을까. 또한 갈릴리 지역은 다른 지역과는 대조적으로 땅도 비옥하여 농사도 잘 되고 호수에는 물고기가 많아 수려한 자연환경과 더불어 여유 있는 생활이 돋보이는 지역이다. 인심과 자연이 무관하지 않음을 고려할 때 이 지역 주민들의 심성이 고운 것은 두말 할 나위가 없을 것이다.

한방에서도 좋은 공기를 최고의 보약으로 친다고 한다. 최근 일본에서는 후지산의 맑은 공기를 시판하고 있으며 인체의 면역기능을 강화시키는 삼림욕의 효능이 과학적으로 입증되고 있다.

그리고 인류역사상 위대한 인물이 각박한 도시문명 속에서 탄생한 적이 없다. 위대한 사상, 위대한 문학, 위대한 예술은 자연과 더불어 잉태되고 성장하게 마련이다. 자연이 위대한 정신의 산실이었다고 하면「자연과의 친화도가 심신의 건강을 좌우한다」는 자연건강법의 논리는 결코 비약이 아닐 것이다.

일본의 한 연구 결과에 따르면, 숲과 도시에서 사는 사람의 스트레스를 비교하는 실험을 했을 때 숲 속에 있을 때가 몸을 긴장시키는 호르몬이 훨씬 덜 나온다. 기분이 울적해 밖에 나가기 싫어도 가끔은 자연으로 여행을 떠나보자. 하루에 10분, 일주일에 3일 등 주기를 정하는 것도 좋은 방법이다.

5. 자연의 리듬대로

자율신경은 항상 변화하고 있다. 이 변화는 자연환경이 만들어내는 것이어서 그 리듬을 거스르면 자연을 거스르는 행위가 된다. 이런 리듬을 무시하고 흐트러진 생활을 하면 반드시 건강에 이상이 생긴다.

낮 동안 몸이 충분하게 활동하지 않으면 밤이 되어도 쉬고 싶은 마음이 들지 않는다. 또 낮 동안의 흥분상태가 계속 이어져 밤에도 활동하면 교감신경과 부교감신경의 리듬이 역전되어버린다. 신체 리듬이 자연 리듬에서 이탈하는 것이다. 약물 중에도 흥분을 지속시켜 불면증을 유발하는 것이 있다. 약물을 장기간에 걸쳐 사용하면 신체의 자연스런 리듬이 깨져버린다.

고기압은 교감신경을 긴장시키고 저기압은 부교감심경을 활성화시키기 때문에, 날씨가 좋을 때는 활동적이고 사교적이고 의욕적이지만 비가 내리는 날에는 혼자 조용한 시간을 보내고 싶은 생각이 드는 것도 자연적인 감각이다. 그런 자연적인 감각을 따라가는 것이 건강하게 살 수 있는 비결이다.

자율신경의 균형은 계절에 의해서도 변하기 때문에 생활이 미묘하게 변하는 것도 당연하다. 겨울에는 추위를 견디기 위해 교감신경이 긴장상태에 놓이기 쉽기 대문에 일에 의욕을 보이게 된다. 반대로 여름에는 저기압의 영향도 있어서 부교감심경이 우위를 차지하기 때문에 여름 휴가에는 반드시 쉬어야 한다.

사람이 충실한 인생을 보내려면 강약조절이 필요하다. 적극성이나 기백이 필요할 때도 있지만 안정적으로 여유 있게 쉬는 시간도 필요하다. 그런 리듬의 가이드라인이 되는 것이 1일 리듬, 기압리듬, 1년 리듬이 아닐까. 흥분과 휴식이 적당히 교체되는 생활방식, 그것은 자연의 리듬을 따라 사는 것이며 몸과 마음의 건강을 유지하는 길이라고 본다.

사람은 자연의 법칙에 따라 순리대로 살아야 하며 그렇게 할 때 비로소 건강하고 장수할 수 있다.

6. 자연에 적응

사람은 살아가기 위해서 밥을 먹고 잠자고 일하고 성생활을 한다. 그런데 자연은 봄·여름·가을·겨울 사계절에 따라 추웠다 더웠다 하면서 사람을 못살게 만들고, 공간에 따라 비나 눈을 내리거나 바람을 날려서 사람을 못살게 만들고, 장소에 따라 물난리나 지진을 일으켜 사람을 못살게 만들고, 방위에 따라 길을 찾지 못해 헤매게 만든다. 그러므로 사람은 자연환경에 적응해야만 살아갈 수 있다.

우리가 자연환경에 적응하며 살기 위해서 맨 먼저 알아야 할 것은 자연의 법칙이다. 자연의 법칙은 자연에 적응하는 사람은 선택하고 적응하지 못하는 사람은 도태시키는 것이다.

자연의 법칙은 우리에게 자연(세상)의 흐름에 순응할 것을 가르치고 있다. 즉 적자생존을 가르치고 있다. 사람은 만물의 영장으로서 각자가 인생을 선택할 수 있다. 사람은 후기 성도(Latter Day Saints)가 말하는 선택의 의지가 있다. 그런데 무엇을 선택할지 알기 위해서는 먼저 세상의 흐름을 알아야 한다.

세상의 흐름을 알고 세상의 흐름에 순응하는 것은 바람을 등 뒤로 맞으면서 앞으로 나가는 것처럼 쉽다. 그러나 세상의 흐름을 몰라서 세상의 흐름에 역행하는 것은 강풍을 가슴으로 맞으면서 앞으로 나가는 것처럼 어렵다.

세상의 흐름이 자신에게 유리하게 흘러가면 살기 쉬운 것이고 불리하게 흘러가면 살기 힘든 것이다. 예를 들어 지구 온난화가 점점 진행되고 있는 것이 아프리카 동물에게는 유리하고 북극이나 남극 동물에게는 불리하다. 마찬가지로 자신이 더위에 강한 체질을 타고났다면 살기가 편해지는 것이고, 더위에 약한 체질을 타고났다면 살기가 어려워지는 것이다.

타고난 체질이나 환경은 어쩔 수 없다. 그러나 만물의 영장인 사람은 세상의 흐름을 깨치고 자신의 껍질을 벗고 운명을 바꿀 수 있게 만들어졌다. 자신의 껍질을 벗기 위해서는 세상의 흐름을 알아야 한다. 자신의 삶을 세상의 흐름에 맞도록 조정해야 한다. 이렇게 사는 것이 건강하게 인생을 사는 것이다. 자연의 법칙에 맞게 생활하면 저절로 몸이 환경에 맞도록 변화한다.

7. 반자연식품

우리의 인체를 가장 강인하게 하는 것은 올바른 영양섭취에서 찾을 수 있다. 현대인들이 즐기는 육류 중심의 식사에다가 백설탕과 화학조미료를 가미한 각종 요리, 식품 첨가물이 가미된 가공식품들은 현대인의 건강을 한층 더 위협하고 있다.

사회에서 인정받고 한창 일할 나이인 40대, 50대들이 성인병(고혈압, 당뇨병, 동맥 경화증, 위장병, 간경화증)으로 쓰러지는 것을 보면 결국 근본적인 원인은 식생활의 잘못 된 습관에서 찾을 수 있다.

그들의 식생활 습관을 살펴보면 자연식품(Natural Food)보다는 반 자연식품을 다량 섭취한 것을 알 수 있다. 반 자연식품은 인체의 면역기능을 약화시키고 신체를 허약하게 하는 일종의 공해산물이다.

인간도 자연에 가까운 음식을 섭취할 때 백세 건강은 보장된다고 할 수 있다. 인간은 원래 초식동물이다. 인간의 내장은 육식보다는 초식을 잘할 수 있도록 발달되어 있다. 제철에 나오는 과일과 채소를 풍부히 섭취하는 것은 어떠한 보약보다도 훌륭한 보약이 된다.

건강을 해치는 반자연적인 환경(살충제, 농약, 각종 세제, 배기가스, 폐기물, 공장폐

수…)을 조금이라고 줄이는 노력이 결국 인간생활을 쾌적하게 만들 것이다. 반 자연적인 환경과 육류 중심의 식사는 인간의 두뇌를 둔하게 만드는 원인이 된다.

인간을 위협하는 각종 공해가 이 지상은 물론 지하수까지 오염시키고 있기 때문에 완벽한 자연식품을 만든다는 것은 힘든 일일 것이다. 그렇다고 자연식을 기대할 수 없는 것은 아니다. 자연식이란 한마디로 우리 몸 안의 자연치유력을 높이는 것이라고도 할 수 있다.

그러면 자연치유력을 높이는 자연식품에는 현미와 통밀, 해조, 콩 제품, 작은 생선들, 각종 식물의 열매, 청국장, 흑설탕, 김치, 제철에 나오는 각종 채소 등이 그것이라고 할 수 있다.

풀 같은 자연채식을 섭취하면 인간이 100세 이상 살지만 쇠고기만을 먹고는 50년도 못 산다고 한다.

우리의 건강한 현대생활을 위해서는 반자연적인 환경을 빨리 개선하지 않으면 안 된다. 자연은 우리에게 건강을 지켜주는 마지막 보루임을 깨달아야 할 것이다.

8. 자연의식 요법

1) 자연의식(醫食) 요법

현미, 채식, 식사 패턴에서 건강강화식품, 약초, 차, 섭취까지 모두 합친 것이 자연의식이고 이것으로 병을 고치거나 건강증진을 도모하는 것이 자연의식 요법이라고 할 수 있다.

만성병에는 간장병, 심장병, 고혈압, 심근경색, 당뇨병, 류머티즘, 신경통,

자율신경 실조 등 수 없이 많은 만성병 질환이 있다.

현대의학은 각기 발생의 구조가 있다는 입장을 취하고 있다. 일시적으로 억제시키는 테크닉은 있지만, 만성병을 더욱 더 고치기 어렵게 만들어 수명을 단축시키는 경우가 많다.

자연의학 측면에서 만성병의 종류는 다양하지만 대체적으로 보면 하나로 통한다. 결론적으로 질병의 원인은 잘못된 음식물 섭취라고 본다.

2) 자연의식요법에서 권하는 면

① 현미식에 팥, 검은콩, 좁쌀 등을 혼합

② 1일 2식

③ 전체식(생명 있는 전체를 먹는다)

④ 조미료는 자연소금, 자연의 간장, 된장, 참기름

⑤ 물은 반드시 미네랄 수 또는 공해 없는 약수, 우물물

⑥ 피해야 할 음식물 : 백미, 백설탕, 화학조미료, 정제된 소금, 화학첨가물이 포함된 음식물, 동물성 단백질 이라고 본다.

9. 자연 친화력 항암제

자연 그대로의 화학구조를 가진 물질은 거의 암을 일으키지 않는다. 본래의 화학구조가 변형, 왜곡되고 뒤틀릴 때 발암물질이 된다. 한마디로 암은 문명이다. 인간 스스로가 일으킨 자연에 대한 반동, 생활의 문명화가 결국 암을 일으키는 주범인 셈이다.

암을 예방하기 위해 모든 암의 원인을 일일이 외울 필요는 없다. 다만 자연

에 가까운 삶을 추구하면 될 뿐이다. 식생활만 해도 그렇다. 인공미각을 멀리하고 자연미각을 길들이면 암은 자동적으로 예방할 수 있다.

아이들의 간식도 인공식품보다는 과일, 옥수수, 감자 등 자연식품으로 대체하는 지혜가 필요하다. 사실상 대자연이 제공하는 자연 그대로의 식품이 최고의 보약이며 천연 항암제이기 때문이다. 산과 바위를 뚫고 나오는 자연 그대로의 「광천수」가 최고의 약수로 각광을 받는 것과 마찬가지다.

비타민 A가 많은 시금치 · 양배추 · 당근 · 복숭아 · 비타민C가 많은 건포도 · 귤 · 케일 · 감잎, 비타민E가 많은 현미 · 참깨 · 들깨 · 상추, 셀레니움이 많은 마늘 · 다시다 · 굴, 섬유질이 많은 콩 · 감자 · 옥수수 · 사과 · 배 등이 모두 항암성분을 가진 식품들이다.

최근 연구에 의하면 우리가 즐겨먹는 취나물, 냉이, 씀바귀 등 산나물에도 강력한 암세포억제 효과가 있다고 한다. 결론적으로 하나님이 주신 자연을 사랑하는 마음과 자연미각이 암을 이기는 최고의 비법인 셈이다.

우리가 환경 공해에 시달리고 온갖 난치병으로 고통 받기 시작한 것은 자연과 멀어지면서부터 이다. 그래서 독일의 문호 괴테(Johann Wolfgan von Goethe)는 "인간이 자연과 멀수록 병은 가까워지고, 자연과 가까울수록 병은 멀어진다"고 했다.

인간이 자연 속에서 자연의 일부로 살았던 시절에는 면역계를 공격하는 유해물질이 요즘처럼 많지 않았다. 이와 같은 사실을 깨달으면서 요즈음 자연과 더불어 사는 자연 지향적인 삶이 강조되고 있고, 자연의 힘을 빌려 병을 치료하는 자연의학이 주목 받고 있다. 문명과 공해로 병든 세상을 이겨 낼 대안은 바로 자연의 곁으로 돌아가는 것이다.

자연의 순리를 역행해서는 건강을 기대할 수 없다. 반자연적인 생활이야 말로 인간의 치유의 힘을 무력하게 만드는 근본적인 원인이다. 공해물질을 펑펑 쏟아내고, 반자연적인 식품을 먹고, 문명의 이기만을 좇으며 자연과의 공존을 거부해서는 결코 건강해질 수 없다. 인간과 자연은 공동운명체이다. 자연 친화적인 생활이 우리의 건강을 지키는 최고의 건강법이다.

깨끗한 햇빛과 맑은 물, 신선한 공기, 울창한 숲과 나무, 살아 있는 흙 등 우리가 삶터에서 밀어낸 자연을 다시 찾아야 한다. 환경 공해로 생존의 위기에 직면한 인류가 풀어야 할 가장 큰 숙제는 바로 자연과 조화롭게 공존하는 세상을 만드는 것이다. 자연 친화적인 환경을 만들 때 비로소 우리의 건강지수도 높아질 것이다. 자연과 어우러져, 자연의 순리를 따르며, 자연스럽게 사는 것이야말로 면역력을 강화하는 지름길이며, 가장 미래 지향적인 생활의 학이 될 것이다.

10. 아침과 노인 사망률

노인들은 특히 이른 아침에 사망하는 경우가 많다. 이는 주로 아침 6~9시 사이에는 심근경색, 심장마비, 뇌졸중의 발병률이 비교적 높기 때문이다.

아침 4시경에는 생명 활동이 최저 상태에 놓이고 몸 안의 모든 기관의 활동도 생명을 겨우 유지할 정도의 기초 수준으로 저하된다. 예를 들면 심장 박동과 호흡 속도가 떨어지고 여러 가지 요소의 활성이 낮아지며 물질대사가 떨어지고 열 생산이 감소되는 현상이 나타난다. 이때가 생명이 가장 취약한 시기에 놓인 때이다. 노인의 경우에는 심장박동과 뇌동맥의 경화가 쉽게 일어나고 동맥 혈관이 좁아지며 내막이 매끈매끈하지 않고 거칠게 되고 동맥

혈관벽이 굳고 취약해지며 탄력이 저하되어 파열되기 쉽다. 이 밖에 노인들의 혈액은 점성이 높기 때문에 응고되기 쉽다.

잠을 잘 때에는 인체내의 모든 생명 기관들이 일종의 〈밤수면〉 상태에 있게 된다. 날이 밝으면 사람은 생물시계의 영향을 받고 잠에서 점차 깨어나게 되며 몸 안의 모든 기관기능도 활약하기 시작하여 호흡과 심장박동이 빨라지고 혈액의 흐름이 빨라지며 혈압이 높아지게 된다.

이렇게 되면 좁아지고 취약해진 동맥은 혈액의 흐름이 빨라지고 그 압력이 증대된 조건에서 파열되며 출혈하기 쉽다. 밤자리에서 일어날 때 생기는 이러한 혈관 파열 현상은 어떤 의미에서는 고혈압 환자와 외동맥경화증 환자들이 정서가 격동되었을 때 쉽게 일어나는 뇌졸중 현상과 같다.

노인들의 경우에 다음의 문제들에 주의를 돌려야 한다.

① 고혈압과 동맥경화증에 걸린 환자들은 제때에 치료를 받아야 한다. 혈압을 낮추어 정상 수준을 유지하며 잠자리에서 일어날 때 혈압이 상승하여 뇌졸중이 일어나지 않도록 해야 한다. 만약 혈액점성이 좋아지는 것 같으면 제때에 의사의 지시에 따라 혈액응고를 막는 약을 적당히 쓰거나 물을 충분히 마셔야 한다.

② 노인들은 잠자리에 눕기 전에 심장박동을 뛰게 하고 깊이 잠들게 하는 수면제를 먹지 말아야 한다.

③ 노인들인 경우에 잠자리에서 천천히 일어나며 잠에서 깨어난 후에 갑자기 일어나서 옷을 입는 행동을 피해야 한다.

11. 면역력의 저하

최근 한평생 건강하게 살아가는 가장 확실한 방법은 면역력을 키우는 것이다. 면역력은 우리 인체에 본래부터 자리잡고 있는 건강의 파수꾼이자 질병과 싸우는 가장 강력한 군대이며, 아프거나 고장 난 곳을 가장 잘 개선하는 최고의 의사라는 것이다. 실제로 이 면역력만 제대로 강화시키고 살아간다면 질병에 대해 너무 큰 걱정을 할 필요가 없다는 것에 많은 의사들이 동의하고 있다.

그런데 문제는 바로 이 면역력에 문제가 생겼을 때이다. 면역력의 핵심은 바로 우리 몸의 세포, 그 안의 미토콘드리아에 존재한다. 우리 몸은 무수한 세포들이 모여 만든 결집체이다.

이때 각각의 세포 내에서 호흡을 하는 것이 바로 이 미토콘드리아인데, 세포 안의 미토콘드리아의 힘이 얼마나 강한가에 따라 신진대사 활력과 병에 대항해 싸우는 힘이 결정되는 것이다.

예를 들어 이 미토콘드리아가 제대로 호흡하고 건강하게 관리된다면 신진대사가 활발해 몸에 활력이 커지고 질병에도 저항력이 생기지만, 그 반대일 경우 작은 바이러스나 꽃가루 하나만 들어와도 우리 몸의 기관이나 조직 세포가 오염되어 세포 내 감염증이 발생하게 되고 생명력이 저하되는 것이다.

예를 들어 감기를 보자. 우리가 사는 공간에는 어쩔 수 없이 여러 가지 바이러스가 존재한다. 다시 말해 무균실에 살지 않는 이상 누구나 일상적으로 바이러스를 마시게 된다.

즉 우리가 감기에 걸리는 것은 바이러스가 많아서가 아니라 몸의 면역체계가 바이러스를 이기지 못하기 때문이다.

우리 몸에는 감기 바이러스와 싸우기 위한 미토콘드리아의 집합체인 림프구가 존재한다. 그런데 영양상태가 좋지 않거나 스트레스를 많이 받거나 잘못된 생활습관을 유지하면 이 림프구의 활동, 즉 면역체계가 손상되고 그 결과 바이러스의 증식을 막지 못해 감기에 걸리게 되는 것이다.

12. 면역 체계의 주요 기능

면역체계의 대표적인 기능은 다음과 같다.

1)방어 : 외부로부터 침입하는 세균, 바이러스, 독성물질로부터 인체를 지켜준다.

2)정화 : 각종 오염물질과 중금속, 면역세포에 의해 퇴치된 죽은 세균과 바이러스 등을 깨끗하게 청소해 인체의 외부로 배출한다.

3)재생 : 훼손된 기관을 재생하여 건강을 회복시켜 준다.

4)기억 : 인체에 침입한 각종 질병인자(항원)을 기억했다가 다시 침입할 시 항체를 만들어 대항 한다.

실제로 면역력 저하로 인한 질병은 아주 흔한 일일뿐더러 단순히 감기뿐만 아니라, 우리가 두려워하는 각종 현대병들 또한 이런 면역력의 저하와 연관이 있다.

현대병이란 현대 사회가 지나치게 복잡화, 다양화, 기능화 되면서 나타나는 각종 공해병 · 직업병 따위를 통틀어 이르는 말이다. 대표적으로 아토피와 고혈압과 신경질환, 당뇨병, 암 등을 들 수 있는데 이 모든 병들의 중심에 바로 면역력 약화가 존재한다.

기본적으로 현대사회는 스트레스와 화학물질 및 쓰레기의 천국이다. 그리고 이런 환경오염은 곧바로 면역기능의 저하와 그에 따라 생겨난 각종 질병을 가져온다. 다시 말해 동서고금을 막론하고 가장 강력하고 확실하게 병을 치유하는 약인 우리 몸의 자연치유력(면역력)이 유해한 환경 때문에 무너지기 일보 직전에 있는 것이다.

서양의 의학자인 히포크라테스는 일찍이 자연이 아니면 우리 몸 안의 질병을 치유할 수 없으며, 음식물로 고치지 못하는 병은 의사도 고칠 수 없다고 말한 바 있다. 다시 말해 21세기 새로운 사망 원인으로 떠오른 현대병은 우리 몸의 자연치유력을 깨닫지 못하고 이를 함부로 다룬 결과라고 볼 수 있다.

13. 면역력과 생활 및 식습관

대체의학이란 현대의학이 외면하고 있는 '우리 몸의 자연치유력을 극대화시키는 건강법'을 말한다.

즉, 우리 체내의 구비된 자연치유력을 증강, 활성화해서 질병과 고통을 지금보다 빠르게 치유하고 억제할 수 있도록 하는 것이다. 그리고 여기에 가장 중요한 개념이 바로 면역력이다.

인체는 스스로를 보호하고 병을 치료하는 힘을 선천적으로 타고나는데, 이 모든 자연치유력과 저항력, 회복력, 생명력 등을 바로 면역력이라고 부른다. 이 면역력은 인류가 지금까지 온갖 질병들과 맞서 싸우면서 오랜 세월 동안 우리 몸에 축적된 생존의 방어시스템이다.

예를 들어 상처가 나거나 감기에 걸릴 때 아무 치료를 하지 않아도 상처가 아물고 감기가 회복되는 것도 이 면역력이 작용한 결과이다. 그러나 문제는 과잉된 치료와 약물 중독으로 많은 현대인들이 이 귀중한 면역력을 잃어간다는 점이다.

같은 음식을 먹어도 어떤 사람은 식중독에 걸리고 어떤 사람은 걸리지 않는 것도 면역력의 차이 때문인데 현대인들 중에 많은 수가 이 면역력을 잃고 쉽게 질병에 걸리는 상태가 되어가고 있는 것이다.

이런 상황에서 대체의학은 우리 몸의 잃어버린 면역력을 회복해서 스스로 질병을 치유할 수 있는 힘을 기르는 데 그 목적이 있다. 다시 말해 균형 잡힌 식단과 운동과 마인드 컨트롤 등으로 몸의 잃어버린 균형을 회복하고 약 없이도 건강하게 회복을 할 수 있도록 돕는다.

실제로 우리 몸의 질병은 결코 갑작스럽게 생겨난 것이 아니다. 대부분의 질병은 그의 생활 속에서 조금씩 생성된 것으로, 자세히 살펴보면 그 밑바닥에는 나쁜 생활습관과 식습관이 깔려있다.

특히 오늘날 큰 문제가 되고 있는 심장병, 뇌졸중, 당뇨병, 고혈압, 아토피, 암 등의 일부 불치병들도 바로 이 해로운 생활습관과 식습관에서 비롯된다.

다시 말해 단순히 약물이나 주사, 수술로 해결되는 것이 아니라 나쁜 생활습관을 바꾸어야 근본적으로 치료가 가능해진다. 건강에는 왕도가 없다. 강한 몸이 쉽고 빠르게 만들어지는 것도, 약이나 병원이 해결해주는 것도 아니다. 의사나 약을 찾기 전에 스스로 자신의 생활을 점검해보고 나아가 생활관리를 중시하는 대체의학에 관심을 가지며 꾸준히 자연치유 시스템의 힘을 기르는 것이다.

14. 면역체계 파괴

면역력 저하의 원인은 크게 세 가지로 볼 수 있다. 첫째는 환경오염, 둘째는 심리적 스트레스, 셋째는 우리의 잘못된 생활습관이다.

첫째, 현대 생활은 필연적으로 유해환경을 동반하고 이것이 면역 체계에 영향을 미치게 된다. 환경오염들이 질병에 대한 저항력까지 떨어뜨려 여러 질환을 불러 온다.

환경오염 즉, 수질오염이나 대기오염 외에도 우리가 일상적으로 겪는 면역력 저하 요인들도 있다.

또한 오염물로 심할 경우 알레르기, 호흡기 질환, 심장병 등의 질환이 나타나기도 하는데, 이는 유독한 화학물질이 우리 몸의 면역체계를 교란시켜 이상물질에 반응하는 민감도를 높이고 장기적으로 면역력을 파괴하기 때문이다.

둘째, 현대인의 생활에서 겪어야 하는 스트레스와 과로 역시 면역력 저하의 주요 요인이다.

스트레스란 흔히 물리적 자극, 화학적 자극, 정신적인 자극을 모두 의미한다는 점에서 앞서 설명한 화학물질의 자극도 일종의 스트레스이다.

그러나 더 큰 문제 중에 하나는 이러한 화학적, 물리적 자극만 해도 버거운 판에 매일매일 커다란 중압감이나 정신적 자극을 겪을 경우 면역 체계의 파괴가 가속화된다는 점이다. 지나친 스트레스가 발생하면 우리 몸은 가장 먼저 호르몬 균형이 무너지게 된다. 부신이 비대해지거나 위와 십이지장에 궤양이 나타나면서 1차적 파괴가 일어나고, 호르몬뿐만 아닌 자율신경조절과 면역까지 담당하는 뇌의 일부가 망가지면서 2차적 파괴가 일어난다.

과로 또한 면역력 파괴의 강력한 주범이다. 본래 인간의 몸은 해가 뜨는 시간에 교감신경 우위상태가 되고, 밤이 되면 부교감신경 우위상태가 되어 잠이 들게 된다.

즉 낮에는 충실했던 면역 시스템도 밤이 되면 휴식을 취한다. 따라서 밤샘 등을 자주 할 경우 자율신경 균형이 무너져 면역 균형상태도 무너지게 된다.

세 번째, 잘못된 식습관이 우리 몸의 면역력을 망가뜨리고 있다. 반면 올바른 식습관만으로도 면역력의 회복이 가능하다.

즐겁고 좋은 생각은 정신을 다스리고, 적당한 운동과 함께 면역체계에 큰 영향을 미친다. 매일매일 우리가 무엇을 먹느냐는 아주 중요한 문제다. 무엇을 어떻게 먹느냐에 따라 우리 몸이 변하기 때문이다.

실제로 음식을 통해 우리 몸에 들어오는 여러 음식물들은 신경과 호르몬의 활동을 돕거나 저하시키고, 나아가 백혈구를 증가시키거나 감소시킨다.

예를 들어 단백질, 특히 필수아미노산이 결핍되면 몸의 면역기관인 흉선이나 림프계를 감소시켜 면역력이 약화된다.

15. 현대 의학과 자연치유 체계

서양인이 많이 먹는 육식은 장에 머무는 시간이 채소에 비해 오래 걸려 장을 통과 시 노폐물, 독소가 채식에 비해 많고 스트레스 해소를 못하기 때문에 동양인보다 만성병이 월등히 많다.

곡류를 동반하지 않은 채소를 먹는 채식은 질병의 원인이 된다. 곡류의 단백질, 염분 섭취를 하지 못하기 때문이다. 단순하게 채식일변도가 자연치유력을 지키지 못하는 이유는 인간 신체구조나 구강구조는 채식과 육식을 함께 해야 하게 되어있기 때문이다.

그래서 육류는 가급적 소량으로, 다양한 곡류, 채소, 해산물 섭취가 필요한 것이다. 인류의 오염과 중독 현상은 더 이상 방치할 수 없을 정도로 심각하다. 남성 정자수가 급격히 감소할 만큼 식품, 공기, 물 등이 오염돼 있고 인류의 생명 보존도 사실상 위기에 있다.

서양의학의 특징인 기계론적 물질 위주의 원리가 재검토되고 있으며 암, 비만, 성인병 등에 대한 처방이 벽에 부딪혀 있다.

평생 건강을 귀의자연하는 실천철학에서 찾는 자연요법은 병의 예방을 위한 예방의학적 섭생술과 양명술(養命術)에 속한다.

따라서 자연요법은 심신일여(心身一如), 신토불이, 불로장생의 테두리에서 찾아야 하고 연구해야 될 것이다.

DNA의 자기 수정에 관해 더 상세한 내용을 잘 모르더라도 지금까지 알려진 사실을 종합해 보면 다음과 같다.

- 치유는 생명체의 타고난 능력이다. DNA 안에는 자신을 보정할 효소의 생산에 필요한 정보가 들어있다.
- 치유체계는 쉼 없이 작용하며, 언제든지 작동할 준비가 되어 있다.
- 치유체계는 자가진단 능력이 있다. 자신이 입은 손상을 인식할 수 있는 것이다.
- 치유체계는 손상된 조직을 제거하고 그 자리에 정상적인 조직을 배치할 수 있다.
- 치유체계는 (박테리아의 SOS반응처럼) 심각한 손상을 중화하는 작용을 할 뿐만 아니라, 매 순간 일상적인 교정을 지도함으로써 정상적인 구조와 기능을 유지하도록 한다.
- 치유는 자연적으로 발생한다. 그것은 DNA의 내적 본질로부터 발생하는 자연스러운 경향이다. 고장의 발생은 자동적으로 수리과정의 작동을 촉발한다.

16. 생활 습관을 고치기

대부분의 질병은 자신의 생활 속에서 조금씩 자라 온 것이다. 스스로 깨닫지 못할 뿐이지 자신의 나쁜 생활 습관이 쌓여 병으로 나타나게 된다.

오늘날 문제가 되고 있는 대부분의 만성병은 생활습관 병의 대표적인 예이다. 심장병, 뇌졸중, 당뇨병, 고혈압, 아토피, 암 등의 공통점은 모두 해로운 생활 양식에서 비롯된 것이다. 따라서 질병을 유발하는 나쁜 생활 습관을 바꾸어야 병을 근본적으로 치유할 수 있다. 그리고 평소 올바른 생활 습관을 갖는 것이 병의 고통으로부터 벗어나는 가장 현명한 길이다.

병을 부추기는 잘못된 생활 습관을 바로잡지 않는 한 근본적인 치유를 기대할 수 없다는 말이다. 불규칙하게 생활하고, 인스턴트식품으로 적당히 끼니를 때우며, 성공에 집착하면서 과로하고, 편안함만을 좇아 반자연적인 생활을 한다. 그러다 건강에 문제가 생기면 병원에서 쉽게 해결하려고 한다. 대부분의 사람들이 자신의 생활을 되돌아보려는 노력은 뒷전으로 미루고, 현대의학에만 의존하려는 경향이 있다.

혈관에 지방이 쌓여 막히는 동맥경화증을 예로 들어보자. 많은 사람들이 약이나 병원만 믿고 육류나 기름진 음식을 마음껏 먹는다. 현재 혈중 콜레스테롤을 감소시키는 약, 관상동맥 우회 수술, 혈관 성형수술 등이 시행되고 있지만, 무사히 수술을 마친다고 해도 이것은 겨우 몇 년 정도 유지되는 일시적인 방법이다. 병을 부르는 생활습관을 바꾸지 않는 한 어떤 탁월한 의학도 병을 완치시킬 수는 없다.

의사나 약을 찾기 전에 먼저 스스로 자신의 생활 전반을 점검해 보고, 현재 병원에 다니고 있더라도 생활 관리를 병행해 나가야 한다.

17. 밤낮 자연의 흐름과 생체리듬

현대인들은 옛날 사람들이 결코 경험하지 못한 화려한 밤 문화를 가지고 있다. 직장은 3교대로 24시간 돌아가고, 이에 따라서 24시간 내내 운영하는 슈퍼마켓이나 야식집이 늘어난다. 국민 경제 차원에서 이런 야간 작업이 오히려 권장되고 있다. 하지만 밤장사가 잘 된다는 것은 밤에 활동하는 사람들이 그만큼 많다는 것이고, 이렇게 밤에 일하는 사람들이 늘어갈수록 국민의 건강은 피해를 보게 된다.

밤을 새워 공부하는 청년기 수험생들은 밤 10시 전후에 나오는 성장호르몬이 방해를 받아 키 크는 데 지장이 많다. 밤에만 나오고 낮에는 분비되지 않는 멜라토닌은 우리의 수면에 큰 역할을 한다. 멜라토닌이 제 시간에 충분히 분비되지 않으면 수면 부족은 물론 노화현상이 빨리 찾아온다. 이 경우 신체적 · 정서적 불균형은 당연한 결과이다.

그런데도 부모들은 책상에만 매달려 있는 자녀들이 대견스럽기만 하다. 좋은 학교에 들어가야만 돈을 많이 벌기 때문에 열심히 공부해야 한다는 것이 보편적인 사고이기 때문이다.

학교를 졸업하고 사회에 발을 내디딘 젊은이들은 직장인이 된다. 그런데 우리나라의 직장인들은 돈을 벌기 위해 돈보다 더 귀한 건강을 쉽게 잃고 있다.

오늘날 인간의 생체리듬을 고려하면서 환자를 치료하는 의사나 병원이 얼마나 될까? 개인 병원은 아침 9시에서 저녁 6시면 문을 닫는다. 병원 응급실은 24시간 열려 있다 해도 생체리듬을 고려한 치료를 위한 것은 아니다. 그리고 의과대학에서도 그것을 가르치거나 강조하지 않는다. 가장 핵심적인 자연치료 방법을 무시하고 그저 돈이 되는 쪽으로만 발전하는 의료현장을 보면 가슴이 아프다. 의료계의 현실이 안타깝기도 하지만, 그보다는 환자들이 더 안돼 보인다.

인간은 자연의 일부이다. 자연법칙을 떠나서는 행복해질 수 없다. 자연법칙에 순응할 때 인간은 가장 자연스러워지고 거기에서 진정한 행복을 맛볼 수 있다. 사람들이 산과 강, 바다를 찾아 생활의 스트레스를 해소하는 것이나, 요즘 유행어처럼 되어있는 환경 친화니 자연 건강이니 하는 말들도 그것을 입증하고 있다.

현대인에게 우리가 어린 시절에 경험했던 낮다운 낮, 밤다운 밤이 없어지는 것 같아 안타깝다. 분명한 것은 건강을 위해서는 우리 몸을 자연의 리듬에 맞추어야 한다는 것이다. 지금부터라도 자연의 리듬 속으로 들어갈 수 있다면 건강은 자연히 찾아올 것이다.

잠깐의 낮잠은 기력을 충전하는 데 중요하다. 낮잠은 비유하자면 서울에서 부산까지 운전을 하고 가는데 중간에 잠시 휴게소에 들러서 쉬고 가는 것과 같다. 잠시의 휴식이 신체와 정신에 활력을 주는 것이다. 낮잠을 자는 것이 인위적인 것이 아니고 자연적인 흐름임을 말해주는 것이다.

18. 건강 유지와 건강 상태

신체 내외부의 열의 균형을 양육하는 상태가 건강의 열쇠이다. 이것을 계속적으로 자연법칙에 따라 날마다 계속 완수해야 함은 앞에서 설명하였다. 많은 사람들이 생각하는 바 전형적으로 건강 하더라도 생명의 흐름을 영구히 잡아 둘 수가 없다고 믿는다. 비정상적인 면을 멀리하는데 결코 주의하지 않으면 안 된다.

건강과 질병의 흐름을 외견상의 증후로 심판하는 것은 잘못된 사실이다. 흔히 건강하고 씩씩한 형태로 보내는 사람은 생리적으로 강력한 근육을 가졌으며 뛰어난 근육조직의 형태를 획득한 것이 젊은 시절에 비상한 체력훈련을 해 냄으로써 체력을 잘 다져서 이다. 그는 스스로의 기관의 상태를 완전하게 소유 한다고 생각하지만 실제로 기관의 불균형이 만들어 지게 되었을 때는 하나의 만성 질환 상태라고 말할 수 있다.

유럽에서 아름다운 근육을 가지고 오랫동안 생리적 에너지와 건강의 모델로 촉망 받았던 사람이 심장 발작으로 생의 반인 52세로 돌연사 한 바 있다. 누구나 비정상적인 소화결과는 우리들 기관의 작동에 문제를 야기시키게 된다. 무엇보다도 확실한 것은 주의 부족에 의해서 스스로의 신체기관을 나쁘게 했기 때문이다.

사람의 신체가 계속적으로 건강을 갖고 있는 특징은 대체로 피부색이 장미빛 이어야 한다. 왜냐하면 좋은 혈액은 붉고 유동성이기 때문이다. 건강한 사람의 피부는 짙고 어둡지 않으며 습윤하고 따뜻하다. 체온이 따뜻함은 지방이 신체에 고루 배본되어 정상상태이고 살이 빠져 마른 사람이라도 생기가 있다. 근육은 탄력성이며 털은 흠이 없고 치열은 강하며 보는 시선은 맑으며 온화하고 귀밥은 두껍고 붉은 색이고 목은 길쭉하고 원통형이며 가슴은 일으켜 세워지고 배는 평면으로 시원스럽고 어깨는 똑바르고 균형이 잡힌 사람이며 가볍게 날렵하게 걸으며 변은 냄새가 거의 없고, 빛은 청동색으로 그을린 것 같이 그 형상은 원통형으로 하루에 1~2회 배변하며 무리하지 않아야 한다. 더욱이 피부호흡과 발한이 정상적이다.

혓바닥이 늘 깨끗한 상태, 발은 항상 따뜻하게 부양하여야 한다. 신체는 건강할 때 차갑거나 뜨거운 것에 반항한다. 알맞은 운동을 하고 작업상 피곤하지 말며 또한 위를 건강하게 하는데 배고프고 목마른 것을 이겨내며 기운을 빼지 말아야 한다.

배고프면 먹고 느긋하게 휴식하며 낙천적으로 원기를 돋운다. 건강한 신체의 특질은 남녀를 불문하고 보기에 생리적인 미가 상징적으로 어울려진다. 결과적으로 건강과 미는 일치하는 것이다. 이와 반대되는 현상은 신체 기관의 비정상적인 결과이다.

건강을 보존하고 아름다움에 필요한 형태는 정상적인 소화에 의하여 혈액이 맑아야 한다. 소화가 정상적으로 이루어 지는 것은 뱃속의 온도가 요구되고, 아침과 점심 식사를 적게 먹고 늘 생 과일을 먹는 것이 좋다. 그 밖에 신체 기관을 경제적으로 관리하며 나쁜 물질을 제거하며 운동과 태양 또는 증기를 통한 발한작용을 매일 실천하고 발을 차갑게 하지 말아야 하며 신선한 공기를 마셔야 하고 저항력을 길러야 한다.

끝으로 밤낮으로 청정한 공기에서 호흡해야 하는 것이 건강의 요체이므로 취침할 때에는 창문을 조금 열어 놓는다. 이것은 얼굴을 아름답게 하는 방법으로서 어떤 방법보다 효과적이다.

사람이 살면서 나체는 더 좋고, 얇게 입거나 덮으며 오직 생식을 하는데 생체가 맑은 공기 속에서 잠을 자며 흙 위에서 벗고 살면 늙어 죽는 것은 대체로 150세에 이를 것이다.

19. 질병은 세균 때문인가

"영양을 공부하는 대신 인체의 중독을 치료하는 공부를 하는 것은 근본적으로 잘못된 길이다. 건강의 성숙된 비결은 정확한 영양으로 독으로부터 자유로워야 한다"(Dr. Arbuthnot Lan.)

"건강"이란 우리들의 기관이 정상 작동하는 것이며 이것이 긍정적인 신체의 현상을 구축하는 것이다.

"질병"은 신체의 작동에 난맥의 표시이며 또한 건강의 부족에서 나타나는 부정적 현상이다. 그러므로 관찰할 때 어느 국소에 질병이 있는 것이 아니라 총체적으로 신체에 난맥이 있는 결과이다.

질병은 건강의 부족으로서 엄격한 생활법칙을 위반한 자연으로부터 부과된 질병이다. 그러므로 우리들의 질병은 책임을 지는 면에서 진로를 바로 잡아야 하며 또한 그것이 위급한 상징일 때는 기관의 방어에 반동을 주어 늘 부자연스런 영양에서 취득한 유해 불순물들을 뽑아내도록 힘써야 한다.

건강한 생활이란 충분한 영양과 적극적인 배설이며 부모로부터 잘못된 유전으로 기관을 중독시킨 상속된 혈액을 정화 재생시켜 혈액의 성분을 정화, 수정하는 것이다.

인간들은 지병으로부터 건강을 회복 시키는데 처방의약으로 접종, 혈청주사, 크고 작은 외과 수술, 라디움, 또는 X레이를 동원한다. 이는 충분한 영양으로 열의 균형을 맞추는 것이어야 하는데 잘못된 것이다.

자유로운 생활이란 자연법칙에 의한 리듬에서 늘 일 하도록 안내하여 주는 것이다. 사람의 신체가 가지는 오염된 것을 본능적으로 바꾸는 데는 개개인이나 집단이거나 유해하고 잘못된 것들을 자연의학과 날마다 분쟁시키는 생활로 이끌어가야 한다.

피부, 폐, 장과 신체의 제거에 결함을 주는 부적격한 영양의 결과에서 나타나는 독성으로 생명을 단축시켜나갈 때 결과적으로 죽음을 가져오게 되는 것이다.

결국 인간의 건강생활에 고뇌를 주는 모든 나쁜 근원은 부자연한 생활인 것이며 또한 그 원인 자체가 사리에 맞지 못한 것들에 이끌려 살아온 것들이 결국 질병으로 작용하였다.

사람들은 질병에 걸리는 것은 세균의 감염에서부터 라는 선입견을 가지고 있다. 이 나쁜 것을 없애기를 희구하는 과정에서 외부로부터 처방의약, 외과수술, 예방주사 등으로 처리를 한다.

병에 걸린 원인을 발굴하여 어떤 이름의 질병이라도 그 병의 약은 각각 위생적인 제도를 찾아 나쁜 생활 제도로부터 바꾸어야 한다.

생명기관이란 휴식을 필요로 하고 영양의 섭취와 배설을 원활히 하도록 정상적으로 작동하는 것이 건강한 것이며, 반대로 모든 질병이 존재하는 것은 일반적인 영양에 크고 작은 소화문제에 변화를 일으켜 불충분한 제거를 동반하는 데서 온다.

우리들의 기관은 내부에서 연소작용을 하며 우리들의 몸은 흡사 자동차 모터와 같아서 잘 작동하면 건강한 상태이고 잘못 작동하면 병적인 상태인 것이다.

모터가 정상작동을 하는 데 마치 기름이나 벤젠처럼 좋은 공기 영양을 가지는 것이 필요하며 더욱이 총체적으로 깨끗하게 하여야 배기관으로 자극적인 찌꺼기 제거를 이루게 되는 것이다. 끝으로 실린더의 과열에서 팽창을 가져오면 파괴를 가져옴으로 이것을 막기 위해서 적정하게 냉각시켜 주는 것이 불가결하다.

인체에서도 이러한 일들이 일어남으로 건강에 좋은 결과는 적당한 식사와 맑은 공기 영양이 필요하며 신장과 장 및 피부의 자극적인 배출로 뱃속을 "청량"하게 하여야 장의 부패로 인하여 일어나는 영양부족과 독성으로 인한 생명력을 허약하게 하고 죽음을 앞당기게 하는 것들을 제거하게 하는 길이다. 따라서 사람이 질병을 이기고 돌아오기를 희망한다면 영양학계통에서는 소화가 요구되는 단순한 식이요법에 의해 각개인의 건강 생활에서 맑은 혈액 순환이 잘되기 위해서는 소화기구의 정상 온도만이 이루어 진다는 것을 잊지 말아야 한다.

환자의 피부를 자극하여 피부 배출을 활성화 함으로써 뱃속을 "청량"케 해 주는 것이 모든 질병과 불가분의 동반자인 장의 부패를 없애는 길이다.

이 원리는 내부의 모터가 열을 받으면 실린더가 팽창하게 되고 마찰을 일으켜서 기계의 작업을 곤란케 하고 파괴를 가져오게 한다. 이와 같은 이치로 내부의 열로 인해 모든 질병은 공통적으로 점차 가변성으로 충혈을 이루고 허약하여 지며 신체 내부기관의 파괴와 동시에 피부와 폐의 중요한 작동을 변질시켜 곤란에 빠뜨린다.

정상적인 영양에서 기관은 기력회복을 요구하지 않는다. 과실과 나무종자 같은 자연식을 먹고 폐와 피부로 맑은 공기를 호흡하면 신열의 변질은 생기지 않는다.

부자연식품은 기관이 일하는 것을 과도하게 요구하여 신열을 불균형화함으로 장의 부패를 촉진시킨다. 결국 혈액을 불순화시켜 종합적으로 영양불량을 이루고 생명에너지를 저하시켜 여러 가지 비정상적인 것을 야기 시켜 여러 가지 병으로 나타날 수 있다.

어떤 질병이든 늘 뱃속의 열이 원인이 되어 크던 작던 영양의 섭취와 배출 작용에 변화를 만든다. 독성과 영양불량으로 생명에너지를 허약화하게 하는 것은 기관의 작동과 난맥상을 일으킨다.

"허약"의 특징을 나타내는 만성질환은 독성이나 영양불량으로 측정되며 확실한 것은 모든 질병은 크던 작던 내부열에서 소화를 변질하여 발효 부패함으로써 영양을 파괴하고 독성물질에 의한 장애현상이 일어난다.

질병에는 "급성과 만성"질환이 있다.

급성질환은 부자연한 생활로 소실 또는 변질된 기관을 정상으로 회복하는 생명에너지의 능동적인 기력이 필요하다. 이러한 구성은 위기를 치유 시키고 속박되지 않도록 도움을 주며 신체를 완전한 건강으로 회복시켜야 한다.

만성질환은 기관 작동의 난맥상에서 온다. 왜냐하면 수술이나 병의 위기에서 치료에 드는 약제인 급성 정화의 진행에서 생명에너지가 빠져 있기 때문이다.

만성질환은 노령에서 지배적이며 개개인의 영양부족에서 오는 허약으로 처방의약의 치료에 의한 독성에서 일반적으로 온다.

자연의학은 기관의 치유를 지원하는 것이며 급성징후의 자극은 생활체의 방어이다. 그와 반대로 처방의학은 징후를 혼동시켜 악화되는 것을 억제하고 작용을 폐지하여 독에 의한 표시로서 생명에너지를 저하시키고 기관의 방어능력을 자극적으로 억제하게 한다.

내부열, 발진, 설사, 화농 등은 질병이고 기관의 방어 현상으로서 죽음의 물질이 존재함을 배설하고 살아있는 신체의 이상 물질을 파괴 제거 할 필요에서 해로운 것들로부터 구제해 내는 것이다.

이 질병물질을 가지게 되면 혈액의 순환과 구성을 변질시킨다. 급성질환은 늘 치료 가능하지만 만성질환으로 변하게 되면 반은 난치이다. 한편 통계학에서는 천연두, 성홍열, 티프스등의 급성질환은 사망률이 점진적으로 낮아짐을 알리고 폐결핵, 당뇨병, 암, 정신질환, 매독, 심장병, 간장병, 신장병과 같은 만성질환은 이병율과 사망률이 날로 증가하는 추세라고 설명하고 있다.

사람은 급성징후가 없더라도 약골은 각별히 병을 많이 가질 수 있다. 이것은 만성적 독성으로 감성이 무디어 병에 시달리게 된다. 이는 별안간 쓰러져 죽지 않으며 결국 노령으로 죽는 것이다.

20. 마음의 병이 질병을

웃음치료는 자연치료라고도 불리는 대체의학과도 깊은 관련이 있다. 대체의학은 기본적으로 동양적인 관점에서 시작한다. 질병에는 우리 신체의 외부요인의 침해에서 오는 감염성 질환과 내부요인의 부조화에서 오는 만성질환 즉 생활습관 병이 있는데, 이를 기준으로 현대사회는 세균이나 바이러스에 의한 감염성 질환은 현저하게 감소하고, 대신 만성퇴행성 질환이 증가하고 있다. 이것은 선진국뿐만 아니라 우리나라와 지구촌 대부분의 국가에서 벌어지고 있는 현상이다.

이 같은 현상은 지난 150년간 약물과 수술요법으로 대변되어 온 대증요법이 주가 되는 근대 일반의학(Allopathy medicine)이 더 이상 탁월한 기능을 발휘할 수 없게 되있음을 보여준다.

웃음치료의 권위자인 노먼 커즌스 역시 이 부분을 지적하고 있다. 그는 정확히 원인이 있는 통증도 있지만, 통증의 90%는 시간이 지나면 저절로 낫는 것들이거나 의학적으로 설명하기 어려운 다양한 생활습관의 악조건, 나아가 마음의 병에서 온다고 말한다.

즉 이 통증을 제거하는 길은 약이나 수술이 아니라 그 원인이 되는 악조건을 제거하는 것이라고 말한다. 동시에 그는 통증에 대한 정확한 지식을 알려 약물과 수술의 오남용을 막아야 한다고도 주장한다. 정확한 병증은 치료하되, 그것이 아닌 대부분은 스트레스 등의 문제일 가능성을 열어두라는 것이다.

우리의 몸은 정신에 종속되어 있다. 당신의 생각이 부정적인 것으로 계속되면 당신의 육체는 어느 날 순식간에 질병과 부패의 늪 속으로 빠지게 된다. 실패라는 것도 결국 부패하고 부정한 생각의 산물에 지나지 않는다.

병든 생각은 병든 육체로 나타난다. 질병에는 여러 가지 복합 요인이 작용하지만 심리적인 갈등이 가장 큰 몫을 차지한다. 근심, 걱정, 시기, 질투, 심술궂은 마음은 육체의 노화를 가속화 시킴과 동시에 온갖 질병을 유발시킨다.

스트레스가 만병의 근원이라는 것은 누구나가 알고 있는 사실이다. 스트레스는 암을 비롯하여 소화성 궤양 · 궤양성 대장염 · 기관지 천식 · 고혈압 · 두통 및 편두통 등의 주 원인이 되는데, 소위 '신경성 질환'에 걸리는 사람의 성격은 비관적이고 내성적인 경우가 대부분이라고 밝혀지고 있다.

영국의 하드필드 박사에 의하면 스스로에게 "넌 틀렸어, 이젠 끝났어!"라고 자괴감에 빠질 경우 우리는 실제 능력의 30%도 발휘하지 못한다고 했다.

그러나 반대로 "넌 할 수 있어! 넌 특별해!"라는 자신감을 가지게 되면 무려 자기 능력의 500%까지 발휘한다고 했다. 그리고 바로 이 자신감과 기쁨, 신바람을 찾아줄 수 있는 가장 큰 원동력이 바로 웃음에 있다.

21. 면역력을 높이는 6가지 생활습관

면역력을 높이기 위해 가장 먼저 해야 할 일은 생활습관을 바로 잡는 것이다. 생활습관이 건강하면 약도 의료기구도 필요 없다.

호흡법과 음식을 씹는 법, 수면 습관을 고치는 등 평소의 사소한 습관만 개선해도 우리 몸의 세포는 순식간에 젊음을 되찾고 건강해진다.

1) 잘 씹어 먹는다

우리가 살아있는 동안에는 호흡과 씹는 동작을 통해서 두개골 전체가 골수 조혈을 한다. 그래서 나이가 들어 잘 씹을 수 없게 되면, 뇌세포가 제대로 호흡을 하지 못하게 되어 치매에 걸릴 수가 있다. 올바른 잘 씹는 습관이 이루어내는 조혈은 우리 신체가 활성화 하는데 매우 중요한 역할을 한다.

2) 위를 보고 똑바로 누워서 잔다

인간이 직립해서 중력에 저항하며 생활하는 동물인 이상, 그로 인해 소비되는 에너지를 보충해야만 하는데 그러기 위해서는 뼈가 휴식을 취해야 한다.

누운 상태로 취하는 휴식과 충분한 수면을 통해 뇌신경의 활동을 작동 정지 상태로 만들어, 부신과 뇌하수체의 기능을 강화하는 것이 뼈 휴식의 기본이다.

입 호흡과 중력의 과잉으로 인해 피로가 쌓이게 되면, 장내 세균으로 인한 감염이 일어나서 부신피질 호르몬이 결핍되고 그로 인해 백혈구의 소화력이 약해진다.

백혈구는 림프구와 그 밖의 유주세포가 모여서 자신의 미토콘드리아의 에너지 대사를 통해서 세균이나 독성물질을 소화한다. 따라서 백혈구의 소화력이 떨어지면 세균에 감염되거나 독성물질에 쉽게 중독될 수 있다.

3) 차가운 음식물을 지나치게 먹거나 마시지 않는다

미토콘드리아에 의한 신진대사에 반드시 필요한 것은 영양, 보온, 산소, 뼈의 휴식, 수면이다. 이와 더불어 특히 중요한 것이 장내 환경을 정비하는 것. 그 이유는 신진대사를 관장하는 에너지원 전체가 장에 의존하고 있기 때문이다.

따라서 면역력을 높이려면 호흡을 바르게 해서 장의 소화와 흡수력을 정상으로 유지하는 것이 무엇보다도 중요하다. 그러기 위해서는 폭음과 폭식을 삼가고, 위장을 차지 않게 하며, 물이나 술을 지나치게 많이 마시지 않는 것이 좋다.

4) 규칙적으로 가벼운 운동을 하고 긴장을 푼다

깊은 호흡과 긴장 이완을 통해 혈액순환을 원활하게 함으로써 자율신경의 하나인 부교감신경을 활성화한다.

자율신경 세포의 신진대사는 골격근의 신경전도가 작동정지 상태여서 심장에 부담이 없는 수면 중이나 뼈가 휴식하는 동안에만 이루어진다.

부교감신경 우위상태가 되기 위해서는 복식호흡이나 좌선, 기공이나 태극권처럼 깊은 호흡을 동반하고 전신을 완만하고 부드럽게 해주는 운동이 좋다.

5) 햇볕을 충분히 쬔다

우리의 체온이 일정하게 유지되는 것은 간, 골격근, 신경세포를 비롯한 신체 모든 세포의 에너지 대사에 동반하여 신체의 열이 발생하는 한편, 더울 때는 땀을 내고 추울 때는 신체의 근육을 떨게 하여 외부 기온과 체내 상태가 균형을 이루기 위함이다.

따라서 어두운 방에 틀어박힌 채 태양 에너지, 즉 햇볕을 쬐는 시간이 부족하거나 장시간 에어컨에 의존하면, 신진대사의 기능이 저하되고 체온이 제대로 조절되지 않아 면역력이 떨어진다.

6) '몸과 마음에 온화한 에너지'를 받아들인다

최근 들어 부모와 자식 사이의 스킨십이나 대화가 심신의 건강상태에 영향을 미친다는 사실이 밝혀졌다. 이러한 애정이나 감정 등도 생명 에너지로 이해한다면 그 메커니즘이 좀 더 명쾌해질 것이다.

우리의 의식도 세포의 상태가 안정되어 있을 때는 정신 상태가 좋지만, 에너지 대사 활동이 나빠지면 당연히 정신적으로 불안정한 증상이 나타난다.

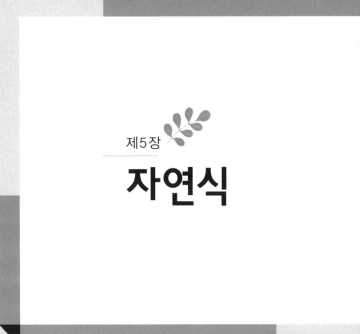

제5장

자연식

1. 단식과 공복시의 생리 작용

우리가 병을 고치고 건강하게 되기 위해서는

첫째, 우선 과거의 나쁜 음식 특히 술, 담배, 약 등으로 인해서 몸 속에 누적된 독을 없애야 한다. 이 독 때문에 병이 생겼으니까 이 독을 없애면 병이 근치된다. 이 독을 없애기 위해서 약을 복용하면 약의 부작용으로 독이 더 증대한다. 부작용이 없는 유일한 방법이 바로 단식이다. 단식을 하면 몸 속이 깨끗해진다고 늘 생각하고 실천하라.

둘째, 단식으로 몸 속을 청소한 다음에 올바른 자연식을 하면 새살과 새 피가 만들어지므로 체질이 개선되어 건강하게 되는 것이다.

단식을 하면 위(胃)의 소화기능과 소장의 영양분 흡수기능이 쉬게 된다. 생체는 살아가기 위해서 에너지를 계속 필요로 한다. 그런데 음식이라는 영양분의 공급이 중단되었으니 어떻게 될까? 낙타는 물도 안 마시고 아무것도 안 먹고 몇 날 며칠을 사막을 여행한다. 그들은 그 등 위의 혹 속에 저장되어 있는 물질을 물 또는 영양분으로 만들어 가면서 살아간다. 인간도 굶게 되면 우선 몸 속에 저장되어 있는 불필요한 지방분을 태워 가면서 살아간다. 그 다음은 내장 벽이나 혈관벽에 붙어 있는 숙변 또는 노폐물을 태워 가면서 살아간다.

모든 병의 근원인 숙변과 노폐물이 완전 일소되면 병이 근치되는 것이다. 이렇게 해서 체질이 근본적으로 개선되는 것이다. 인간은 무공해 환경하에서 생활을 하고 무공해식품을 섭취 못하는 한 1년에 한 번은 단식을 하여야 한다. 즉 환경과 같이 몸 속도 1년에 1회의 대청소를 하여야 한다.

단식을 하여도 인간은 완전히 굶는 것이 아니다. 우리들이 먹는 음식은 대부분 ①햇빛 ②공기 ③물이 기본원료로 되어있다. 이것들이 흙에서 합작하여 식품을 만드는 것이다. 그 중 공기 속에는 산소와 질소가 있는데 산소는 식품을 합성시키는 중매역할을 하고, 질소는 식품 중의 단백질을 조성하는 중대한 역할을 한다..

물속에도 산소, 수소, 칼슘, 미네랄(무기질) 등이 있기 때문에 우리가 단식을 하여도 완전히 굶는 것이 아니라 공기와 물을 먹고 있는 것이다. 그러니까 공기와 물만 먹어도 3개월 이상 살 수 있는 것이다. 그러니까 굶으면 죽지나 않을까 하고 걱정할 필요가 없는 것이다.

우리가 굶으면 소화하는 기능과 그 영양분을 섭취하는 기능이 쉬게 된다. 남은 것은 무엇인고 하니 연소하는(불태우는)기능이 남아서 이것이 강렬한 힘을 발휘하게 된다. 곧 말하겠지만 우리 인간은 우리의 몸 속에서 흡수된 영양분이 폐를 통해서 들어온 산소와 화합하면서 연소하여 에너지를 발생시켜 살아간다.

낙타란 동물은 사막을 여행하는 동안에 며칠이고 물과 먹을 것이 없어도 살아간다. 낙타는 그 등 위에 있는 두 개의 혹 속에 저장된 지방과 영양분을 물로 변하게도 하고 또 이것을 태워 가면서 사막을 행진한다.

인간도 굶으면 연소력이 강하기 때문에 우선 살아가기 위해서 여분으로 축적되어 있는 체내의 지방분을 태워가면서 살아간다. 이 때에 뚱보가 날씬하여지는 것이다. 그 다음에 또 창자 벽의 주름 사이에 끼여 있는 중유와 같은 찌꺼기(숙변), 또는 혈관 벽에 붙어있는 불순물을 태워 가면서 생명을 유지해 간다. 이것들이 모두 연소되었을 때에 비로소 병이 치유되는 것이다.

매일 아침 한끼를 굶으면 예방과 조기치료가 된다. 아침 대신 저녁식사를 금식할 수 있다.

2. 자연식

1) 자연식품

자연식이란 우리들이 '먹고, 몸 속에 섭취함으로써 몸 안의 자연성을 눈뜨게 하는 것'이다.

일반적으로 물건 자체가 자연이면 자연식품이고, 그것을 먹는 것이 자연식이라고 생각하고 있다. 그러나 그것만으로는 불완전하다. 그 증거로 그 정의(定義)에 따라 식생활을 해서는 반드시 건강하게 된다는 보장이 없다.

우선 물건이 자연이라도 유해한 것이 적지 않다. 예를 들면 독버섯이 좋은 예다. 독버섯은 그 자체가 자연이지만, 이것을 먹으면 우리 몸 안의 자연은 급속히 부서지고 만다.

만성병을 근치시키려면 대증요법(對症療法)으로는 안되고, 체질의 근본적 개선이 불가피하다. 체질이 개선되면 병이 나을 뿐 아니라 기질이나 사물에 대한 생각마저도 바뀐다. 그것은 모두 정상(正常)을 향한 변화니까 더 인간다운 생활방식, 자연과의 조화, 평화를 필연적으로 지향하게 될 것이다. 자연식을 하는 것이 그대로 사회를 좋게 하는 것에 연결되고 있는 것이다.

그것은 어쨌건 체질을 개선하면 우리 몸에 갖추고 있는 자연 치유력(自然治癒力)을 높여 준다. 병을 고치는 것은 의사나 약이 아니라, 이 자연 치유력인 것이다. 자연치유력이야 말로 '몸 안의 자연성'이다.

정말 자연식이란, 자연치유력을 높이는 것이라고도 할 수 있는 것이다.

자연식의 2대 기둥은 자연식품과 건강식품이다. 자연식품은 식생활의 기초가 되는 것으로 현미ㆍ채식을 가리킨다. 이것을 바르게 섭취하지 않으면 그밖에 아무리 유효한 식품을 섭취해도 참 건강체는 될 수 없다.

건강식품은 이른바 건강강화식품으로 정장(整腸), 정혈이나 공해물질 배설에 신속한 효과를 나타낸다. 다만 그 효과가 충분히 나타나는 것은 현미 · 채식과 서로의 힘이 어울려 작용한 경우다. 그러니까 체질에 어울리는 양질의 건강식품을 고를 것과 현미 · 채식으로 전환하는 것은 어느 것이나 빠뜨릴 수 없는 것이다.

2) 건강식품

음식물이 우리의 육체뿐만 아니라 정신도 만든다. 그릇된 음식을 먹으면 육체와 정신에 병이 생기는 것은 지극히 당연한 이치이다.

따라서 음식을 먹는 것이 무엇보다도 우선되는 건강의 기초이다.

올바른 음식을 먹지 않고서 하는 건강법은 어떠한 것도 기초가 없는 사상의 누각을 구축하는 것이다. 그릇된 음식을 먹으면서 등산, 수영, 조깅 등을 하며 헬스클럽에 열심히 다니는 사람들이 있다. 일을 거꾸로 하고 있으니 우선 건강의 기초인 올바른 음식을 먹기를 충고한다.

올바른 음식을 먹으면 우리 몸을 조직하는 세포와 피가 새것으로 바뀌므로 병이 낫게 되고 건강해진다. 올바른 음식이란, 하느님이 주신 원 그대로의 자연식품을 가공하지 않고 먹는 것이다.

①야생동물은 자연식품을 가공하지 안고 생(生)것을 그대로 먹는다.

②가축동물과 인간은 영양분이 가장 많이 들어 있는 곳을 깎아내면서 생명을 일차적으로 죽이고, 다시 불로 생명을 철저히 죽여서 먹는다. '생명이 없는 먹이는 생명의 양식으로 될 수 없다.'라는 것이 자연 건강의 철칙이다. 음식물은 생명이 있는 것에 최고의 영양분이 있다. 적어도 생명이 죽어서 오래 안 된 신선한 것에 영양분이 있다. 우리가 먹는 음식물의 대부분은 말하자면 죽은 송장이고, 가

루음식은 죽은 송장을 말려서 가루로 한 것이다. 가루는 미세한 부분 사이사이에 공기가 침투해서 빨리 변질되기가 쉽다. 따라서 가루음식은 통음식 보다도 영양분이 적다.

③가공식품을 먹으면 피가 탁해져서 순환이 잘 안되나 자연식품을 먹으면 피가 맑아지고 순환이 잘된다.

④피를 잘 순환시키기 위해서는 손, 발, 몸을 골고루 움직이는 운동을 하여야 한다. 야생동물은 대자연을 제 발로 뛰어다니면서 운동을 하나 가축동물은 인간에게 구속을 받고 자유로이 활동을 못한다. 인간 자신도 제 발로 걷고 뛰어다니지 않고 차를 타고 다닌다. 그래서 병에 안 걸리면 그야말로 진짜 기적이다.

⑤야생동물은 맑고 찬란한 햇빛을 쏘이고 신선한 공기와 물을 마시면서 대자연을 마음껏 뛰어다닌다. 가축과 인간의 현실을 보라. 병에 안 걸리면 그야말로 기적이다.

3. 식품의 산성과 알칼리성

식품 중에는 우리의 몸과 피를 '산성(酸性)' 또는 알칼리성(염기성)'으로 만드는 것이 있다. 대체로 동물성의 식품은 산성, 식물성의 식품은 알칼리성으로 기울게 한다. 현대 영양학자의 학설에 의하면 산성과 알칼리성의 균형을 다음과 같은 비율로 취하여야 이상적인 건강체가 된다고 한다.

1세부터 25세까지(성장 발육기, 임산부 포함)의 산성과 알칼리성의 비율을 4 : 6

26세부터 40세까지는 3(산성) : 7(알칼리성)

즉 대체로 나이가 많아질수록 산성보다 알칼리성 식품을 더 많이 섭취하여야 하는데, 완전 알칼리성보다도 약 알칼리성을 취하라는 것이다.

(1) 대표적인 산성식품

인간이 사육하는 가축동물(소, 닭, 돼지, ….) 의 고기(특히 지방), 흰 설탕, 흰 쌀밥, 흰 밀가루 음식(국수, 빵, 과자,….), 비늘이 없는 생선, 조개, 굴, 오징어, 낙지, 문어, 게, 멍게, 전복 등.

(2) 대표적인 알칼리성 식품

식물성 식품은 거의 다 알칼리성 식품이다. 해조류(미역, 다시마, 김, 파래 등)도 알칼리성 식품이다.

*달걀의 흰자는 알칼리성이고 노른자는 산성이다. 그리고 우유는 알칼리성이다. 달걀과 우유는 대표적인 영양식품이다.

4. 육식의 폐단

육식을 하면 우리 몸과 피를 산성으로 만들어 온갖 병을 유발시킨다. 특히 고혈압, 심장병, 당뇨병 따위의 문명병은 주로 육식과 설탕의 과잉섭취로 유발된다.

육식은 소화기관에 부담을 준다.

두뇌활동을 둔화시킨다. 즉 쉬 피로를 느끼고 집중력이 없어진다. 또한 성질을 포악하게 만든다. 초식동물은 성질이 온유한데, 사자나 호랑이 같은 육식동물은 포악하다.

인간의 치아는 모두 32개인데 그 중에서 곡식을 먹기 위한 구치(臼齒: 어금니)의 총수는 20개, 야채와 과일을 먹기 위한 문치(門齒: 앞니)의 총수는 8개, 육식용의 견치(犬齒: 송곳니)의 총수는 4개이다.

이상과 같이 치아의 수를 보아도 초식을 주로 하도록 되어있다.

5. 대표적인 건강식품

1) 콩

식물성 식품으로서 쇠고기를 훨씬 능가하는 것이 콩이다. 콩은 밭의 고기로서 5대 영양소인 단백질, 지방, 탄수화물, 무기질, 비타민의 종합보고이다. 따라서 콩과 비타민 C가 들어있는 신선한 야채 또는 과일만 먹어도 영양문제는 전혀 걱정할 바가 없다

콩은 볶아서 간식으로 하여도 좋고, 또는 밥에 섞어 먹어도 좋다. 된장국, 청국장국, 두부, 유부, 콩가루, 콩자반, 비지, ….로 해서 먹어도 좋다.

콩 제품의 소화흡수율은 두부가 최고로 95%, 그 다음이 청국장 90%, 된장 85%, 콩가루 83%, 유부 75%, 비지 65%, 콩자반 50% 이다.

콩의 단백질은 질적으로 짐승고기의 그것보다도 훨씬 더 우수하고 양도 많다. 그리고, 콩의 무기질 함유량은 쇠고기나 달걀의 5배. 칼슘이 쇠고기의 48배. 달걀의 3배, 비타민B1은 쇠고기의 8배. B2는 쇠고기의 1.5배이다. 콩 속에 포함된 불포화지방산은 짐승고기의 독인 '콜레스테롤'을 용해 제거해 버린다.

2) 야채 생식(生食)

① 비타민을 손실하는 일이 없이 먹을 수 있다.
② 세포와 혈액이 깨끗해지고 젊어진다. 체질이 개선된다.
③ 산성체질을 알칼리성으로 전환할 수가 있다.
④ 소량을 섭취해도 만복감을 느낄 수가 있고 소화가 잘 된다.
⑤ 식물성 섬유가 장을 자극하여 장의 운동을 촉진시키고 변비를 예방한다.
생 야채에 기생충이 있다고 해서 너무 신경을 쓸 필요는 없다. 생 야채를

먹으면 기생충의 소굴인 장 속의 숙변이 배설되어 없어지므로 장 속에서 기생충이 부화할 시간적 여유가 없다. 그러나 먹기 전에 세차게 흐르는 물로 씻고, 가능한 한 마늘, 생강이 들어있는 초장과 함께 먹으면 된다.

3) 생 야채

우리가 생 야채식을 하는 주목적은 비타민C 를 섭취하는 데 있고, 아울러 부수적으로 다른 영양분도 취하게 되는 것이다. 식품 중에서 각 1종을 골라서 먹도록 하라.

①푸른 잎 야채 – 양배추, 미나리, 배추, 부추, 파, 무 잎….
   푸른 잎 야채는 생명의 근원인 태양 에너지의 보고이다.
②뿌리 야채 – 무, 당근, 양파, 도라지, 연뿌리, 감자, 토란….
   뿌리 야채는 땅속에 있는 모든 영양소를 농축한 것이다.
③해조류 – 미역, 다시마, 파래, 김 ….
   해조류는 특히 칼슘의 보고이므로 반드시 매일 섭취하라
④과일류– 사과, 배, 귤, 토마토, 딸기, 오이….
   주로 비타민C를 많이 섭취하기 위한 작전에서이다.

※〈주의〉 이상과 같은 지상(地上), 지하, 공중, 바다에서 생산되는 식품에 각각 다른 특색이 있으니 매일 바꾸어 가면서 골고루 생식하라.
김과 다시마는 구워서 손으로 부수어 먹고, 미역은 한 시간쯤 물에 담갔다가 씻은 다음 국이나 미역자반으로 해서 먹도록 한다.
쑥은 약간 독한 맛이 있으므로 삶아서 하룻밤을 물에 담갔다가 된장국, 떡 등으로 해 먹을 것.
쑥은 비타민A, C, D의 보고이다. 피부를 튼튼히 해서 병균의 침입을 막아준다. 예로부터 만병통치약으로 삼아서 뜸질하는데도 쓸 정도이다.

6. 몸의 기간과 건강식품

1) 건뇌식품(健腦食品 : 머리를 좋게 하는 식품)

뇌의 무게는 체중의 2%밖에 안 되는데, 뇌가 소비하는 에너지는 몸 전체가 소비하는 에너지의 약 20%이다.

■ 뇌에 좋은 식품

조(좁쌀), 수수, 미나리, (곡류의)배아(胚芽), 매실, 호두, 대추, 표고버섯, 은행, 밤, 잣 등인데, 뭐니뭐니해도 역시 깨와 콩이 최고이다.

2) 위장(병)에 좋은 식품

위(胃)와 장이 우리의 활동의 원동력을 생기게 한다. 위장이 약하면 공부도 할 수 없고 건강도 좋지 않아서 만사가 어긋나니 위장을 튼튼히 하는데 최선의 노력을 다하여야 한다. 특히 공부(사무) 하는 사람이 위장이 약하면 먹은 것을 소화시키느라고 공부하는데 필요로 하는 피가 늘 위로 돌아서 언제나 골치가 아프다.

위장에는 비타민B의 복합체와 칼슘이 풍부한 식품이 필요하다.

■ 위장에 좋은 식품

쑥, 무, 옥파가 최고 그 다음이 마늘, 파 , 부추, 오이, 당근, 시금치, 연뿌리, 샐러리, 호두, 파래, 참기름, 사과, 배……

3) 기관지염, 인후염, 폐렴에 좋은 식품

감기에 걸리면 학습능률, 사무능률, 식욕, 사업욕 아무것도 없고 세상만사가 귀찮게 된다. 감기는 만병의 원인이다. 감기에 걸리지 않으려면 무엇보다도 평소에 예방하는 운동을 하는 것이 중요하다.

■ 감기에 좋은 식품

생강, 유자, 모과, 양파, 밀감, 검정콩, 은행, 호두, 배추, 무, 시금치, 김, 미역….

4) 간장에 좋은 식품

바다의 굴, 호박, 귤, 검정 깨, 검정콩, 시금치, 부추, 토마토, 땅콩, 김, 미역, 다시마, 사과등으로 간장에는 뭐니뭐니해도 바다의 굴이 최고이다.

7. 비타민

1) 비타민과 오해

우리들은 생명을 유지하기 위해서 식품 또는 보충제를 통하여 비타민을 반드시 먹어야 한다.

각종 비타민은 생명에 필요한 유기물이다. 비타민은 인체의 기능이 정상적으로 작용하기 위하여 불가결의 물질이나 약간의 예외를 제하면 비타민은 몸 안에서 생산·합성할 수 없다는 문제점이 있다.

자연상태로 존재하는 비타민은 모든 식품 중에 매우 적은 분량만이 존재한다. 우리들은 이들 식품과 보충제를 통해서 비타민을 섭취하여야 한다.

비타민 보충제는 보통 정제 혹은 캡슐형태로 되어 있다는 문제 때문에 여러 가지로 논의의 대상이 되고 있다. 비타민 보충제라고 해도 그것은 어디까지나 식품의 한 종류에 지나지 않는다. 그리고 합성된 것이 아닌 자연의 식품과 같이 살아있는 식물과 동물에서 원천적으로 얻어진 것 들이다.

■ 모든 비타민은 필수적이어서, 골고루 섭취하지 않으면 생명을 유지할 수 없다. 많은 사람들이 비타민을 식품의 대용품쯤으로 생각하고 있으나, 그것은 전적으로 잘못 이다. 오히려 비타민은 식품을 통해서만 얻어진다.

- 비타민은 강장제가 아니다. 비타민자체에는 칼로리(열량)가 없으며, 에너지원이 될 수 있는 것은 아무것도 들어있지 않다.
- 비타민은 단백질과 기타 영양소 – 미네랄(광물질, 무기질), 지방, 탄수화물, 물 등 – 의 대용물이 아니다. 또 비타민끼리도 서로 종류가 다르면 대용될 수 없다.
- 비타민 자체는 우리들 몸의 조직을 구성하는 요소가 아니다.
- 비타민을 섭취한다고 음식을 먹지 않아도 건강하리라는 생각은 큰 잘못이다.

비타민은 2군으로 나누어진다. 즉 물에 녹는 수용성비타민(C와 B복합체)과 기름에 녹는 지용성 비타민(A, D, E 그리고 K)이 있다.

지용성 비타민은 인체에 축적되는 반면(B12만 제외), 수용성 비타민은 소량으로 저장될 수 없으며, 지용성 비타민류 보다 더 정규적으로 섭취되어야 한다.

2) 비타민의 종류

비타민의 화학적 구조가 밝혀지기까지는 각각의 비타민에 어울리는 과학적 명칭을 붙일 수가 없었다. 그 때문에 대부분의 비타민에는 알파벳 중 한자를 따서 이름이 붙여졌다. 다음에 열거한 것이 오늘날 알려진 대부분의 비타민이다.

A : 레티놀, 카로틴

B군(B1~ B12의 8종)

B1 : 티아민

B2, G : 리보플라빈

B3 : 니코틴산, 나이아신

B5 : 판토텐산

B6 : 피리독신

B8, H : 비오틴

B9, B10, B11, Bc, T, M : 엽산

B12 : 코발라민, 시아노코발라민

C : 아스코르빈산

D : 칼시페롤, 비오스테롤, 에르코스테롤

E : 토코페롤

K : 메나디온

3) 비타민의 활성측정

IU, RE, MG, MCG

비타민의 활성을 측정하는데 쓰이는 전문용어는 의외로 간단하다.

지용성 비타민(A, E, D, K)은 보통 국제단위(IU)로 측정된다. 그러나 최근 국제연합식량농업기구(FAO)와 세계보건기구(WHO)의 전문위원회가 비타민 A의 측정단위를 변경하기로 결정했다. 이 위원회는 국제단위를 사용하는 대신에 레티놀등량(RE)를 사용하자고 제안한 것이다.

RE란 체내에서 실제로 흡수되어 전환되는 레티놀(비타민 A의 알코올형)의 분량으로, 이것을 비타민 A의 측정치로 하자는 것이다.

RE는 IU의 약 1/5이 된다. 성인의 섭취권장량(RDA)은 5,000IU이나 이것으로 환산하면 1,000RE가 되고 성인여자의 4,000IU라는 권장량은 800RE가 되는 셈이다.

다른 비타민이나 미네랄은 대개 mg이나 mcg로 측정한다. 이로 미루어 비타민이나 미네랄의 필요량이 미량임을 알 수 있다.

4) 비타민 C의 효과

(1) 피부의 세포조직을 건전케 하여 외부로부터 들어오는 병균을 격퇴시킴

과 동시에 피부 자체가 아름다워진다.

(2) 모세혈관을 강화시킨다. 따라서 비타민 C를 많이 섭취하면 전신의 구석구석까지 피의 순환이 잘 되어 젊어진다. 코피가 잘 터지는 사람은 모세혈관이 약한 탓이니 비타민C를 많이 섭취하라. 피의 순환이 잘되므로 비타민C는 혈압도 조절한다.

(3) 혈액을 만드는데 중요한 역할을 한다.

(4) 암을 예방하고 지능을 높인다는 학설도 있다.

(5) 신체 각 조직의 신진대사에 중요한 역할을 한다.

(6) 모든 병을 예방하고 치료하는데 극히 중요하다.

■ 비타민C를 많이 함유한 식품

무(특히 잎에), 양배추, 배추, 시금치, 토마토, 당근, 쑥갓, 풋고추, 여름 무, 감자, 고구마, 마늘, 파, 연뿌리, 샐러리

여름 귤, 귤, 레몬, 멜론, 감, 바나나, 복숭아, 사과.

아주 많이 들어있는 특수한 것으로는 감 잎(즙, 차), 해당화씨, 들장미씨, 살구 ….

푸른 잎 야채에 비타민C와 기타의 영양분이 많이 들어있다. 무는 푸른 잎에 뿌리보다 5배 이상, 파와 배추는 흰 줄기보다 푸른 잎에 3배 이상, 양배추는 겉잎에 흰 속잎보다 5배 이상 많다.

8. 미네랄

1) 필수 미네랄

건강유지와 기능의 조정에 필요한 미네랄(무기질, 광물질) 은현재 약 18종이 알려지고 있으나 그 중 1일 섭취권장량(RDA)이 확정된 것은 칼슘, 요오드, 철, 마그네슘, 인, 아연 등 6가지 뿐이다.

그 밖에 체내에서 활용되고 있는 미네랄은 염소, 크롬, 코발트, 구리, 불소, 망간, 몰리브덴, 칼슘, 셀레늄, 나트륨, 황상, 바나듐 등으로 모두 18종이다.

2) 칼슘(Ca)

〈칼슘〉이 부족하면 우리 몸의 체액과 혈액이 산성으로 되어 온갖 병을 유발한다. 칼슘은 피를 만들 뿐만 아니라 몸의 뼈를 조성하고 강화시키는 데 없어서는 안 되는 귀중한 역할을 한다. 또 칼슘이 부족하면 위장과 신경이 약해져서 전신이 쇠약해진다. 단것은 칼슘의 도둑놈이다. 아이들에게 충치가 생기고 몸이 약해지는 원인이 바로 여기에 있다.

■ 칼슘을 많이 함유한 식품

미역, 다시마, 김, 톳, 두유, 두부, 깨, 콩 ….

〈주의〉 잔 물고기를 뼈째로 먹으면 칼슘이 풍부하다. 식초를 타서 요리하면 뼈가 연해진다. 식초는 신진대사를 활발하게 하고 소독, 콜레스테롤 분해, 소화를 돕는 작용을 하니 식탁에는 언제나 식초가 든 무채 나물이 있어야 한다. 단 위궤양, 위산과다증 환자에게는 금물이다.

9. 카페인의 영향

카페인은 분명히 강력한 마약이다. 우리들은 아무렇지도 않게 매일 커피나 콜라를 마시면서 즐기고 있으나 사실 카페인에 중독되어 있을 가능성은 너무나 크다.

카페인은 중추신경계통에 직접 작용한다. 때문에 카페인을 마시면 거의 즉석에서 생각이 뚜렷해지는 것 같은 기분이 되고, 피로가 풀리는 느낌이 든다. 또 카페인은 간장을 자극하여 축적된 당을 방출시킨다. 이런 반응은 커피, 콜라, 쵸코렛(카페인을 가진 3대 식품)이 지닌 효과이다. 그러나 이들 효용은 카페인이 지닌 부작용에 비하면 전혀 보잘것없는 것들이다.

- 축적된 당분을 간장으로부터 방출시키는 작용은 결과적으로 내분비계에 커다란 스트레스를 가져온다.
- 커피를 많이 마시면 신경질적이 되기 쉽다.
- 커피를 계속 마시던 주부가 카페인을 함유하지 않은 음료로 바꾸었을 때 마약 중독 특유의 금단증상이 나타날 수 있다.
- 미국 오하이오주립대학 교수로 암성(癌性) 종양학의 권위자인 죤 민턴(Minton) 박사는 메틸크산틴(카페인에 들어있는 활성물질)의 과잉섭취가 유방의 질병과 전립선장애의 원인이 될 수가 있다는 것을 발견했다.
- 많은 의사가 카페인을 고혈압심장질환의 원인 중 하나라고 생각하고 있다.
- 영국의 의학잡지〈LANCET〉은 방광과 기타 비뇨기계의 암과 커피의 소비량 간에 밀접한 상관관계가 있다고 보고한 바 있다.
- 1일 5잔의 커피를 마시는 사람은 커피를 전혀 마시지 않는 사람에 비하여 심장 발작을 일으킬 가능성이 50%높다고 잡지에서는 말했다.
- 〈미국의사회잡지〉는 카페인중독이라고 불리우는 질병에 관하여 보고하고 있다. 이 병의 증상은 식욕부진, 체중감소, 초조, 불면, 상기감(상기감), 오한(때로는 체온저하) 등이다.
- 죤·홉킨스대학의 과학자들은 카페인이 DNA복제를 방해할 수 있다는 것을 증명하였다.
- 〈대중공익과학센타〉는 임신부의 경우 카페인을 섭취하지 말 것을 권고하고 있다. 1일 약 4잔의 커피에 들어있는 카페인에 의하여 실험동물에서 출산에 이상이 있었다는 것이 연구에 의하여 밝혀졌기 때문이다.
- 카페인을 많이 투여하면 실험동물이 경련을 일으키고 죽어버리는 일이 있다. 카페인은 강항 독성을 가질 수 있다(치사량은 약 10g으로 계산되고 있다). 최근의 연구는 3시간 동안에 약 1L의 커피를 마시면 체내의 티아민(비타민B1)을 다량 파괴한다고 밝히고 있다.

10. 운동

1) 앉아서 하는 운동

■ 공부할 때는 가급적 소리를 내어서 공부하라. 특히 어학을 공부할 때는 소리를 지르면 그와 동시에 호흡작용을 한다. 그 소리를 자기의 귀가 듣는다. 따라서 눈, 귀, 입을 동시에 활용하니 이해가 더 잘되고 기억이 더 잘된다. 쓰지 않고 생각만 할 때는 이리저리 걸어 다니면서 하라. 앉아서도 몸을 좌우 전후로 흔들고, 발가락을 위로 젖히는 운동을 하면서 하여라. 이 발가락을 위로 젖히는 운동을 하면 손발의 운동이 동시에 되고 다리의 힘이 세어지고 피곤이 풀린다. 그리고 손발의 운동을 함으로써 동시에 전신의 운동도 되는 것이다. 앉아서 TV를 보거나 누구와 이야기를 할 때도 가만히 있지 말고 그 운동을 하여라. 어디를 걸어 다니다가 또는 등산을 할 때에 다리가 아프면 앉아서 양 발가락을 위로 젖히고 무릎의 둥근 부분을 돌리는 운동을 5분 내지 10분만 하면 금방 다리의 피곤이 풀려버린다.

■ 발바닥 주무르기
발바닥을 허리를 구부렸다 펴면서 100회 정도 마찰하자. 혈액순환이 잘 된다.

■ 발 펴고 양손을 앞으로 뻗어 좌우로 돌려보자.

■ 편 다리를 앞으로 구부리고 발가락을 잡고 허리를 구부리고 펴는 운동이다.

2) 복부 지압

복부지압은 배를 지압하는 것이다.

복부 지압을 하면 ① 창자가 깨끗해지니까 만병을 예방할 수가 있고 ② 창자가 튼튼해져서 기능이 활발해지고 ③ 전력을 다해서 누르니까 양팔의 운동이 잘된다. 우리의 손, 팔에는 전신의 중요한 신경이 총 집중되어 있으므로 손, 팔의 운동은 곧 전신의 운동이 된다.

이 복부 지압법은 공복상태하에서 하는 것이 좋다. 목욕탕에 매일 갈 수 없는 사람은 집에서 하면 된다. 이 운동을 해서 제일 먼저 실감한 것은 위장이 튼튼해진 것이다.

괜히 보약 찾아 다니지 말고 복부지압을 해보라. 어디 진시황이 돈이 없어서 불로장수약을 못 구해 죽었는가? 어디 이조 역대의 임금들이 돈이 없어서 평균수명이 40도 못 되었는가? 진짜 보약은 돈 일전 한푼 안 들이고도 매일 꾸준한 노력을 자기 자신이 하는데서 구할 수 있다. 자연치유력을 발휘하도록 하는 것이다.

자연 치유력이란, 인간이나 동물이 굶어서 피가 맑아지면 백혈구가 증가해 식균력이 왕성하게 되어 병원균을 먹어 없애기 때문에 병이 치료되는데, 이것을 뜻한다.

가축동물은 병이 나도 약을 안 먹고 그냥 며칠이고 굶어서 병을 고친다.

현대의학을 창시한 히포크라테스는 "음식물을 당신의 의사나 약으로 삼으시오. 음식물로 고칠 수 없는 병은 의사도 고치지 못하오." 라고 계시했지만, 그 후의 꼬마의사들은 그의 계시를 도외시하거나 등한시 해서 약으로만 병을 고치려고 해왔기 때문에 오늘의 비극이 생겨나는 것이다.

현대의학은 최후의 한계점에 도달하고 있다. 현대의 의술로서는 만성병이 근치가 안 된다. 근본적으로 체질을 개선하지 않고는 근치가 안 된다. 우리는 가축동물의 본능에서 하느님의 의술을 배워야 한다.

인간의 힘으로써는 이 하느님의 의술을 도저히 당해낼 수가 없다. 우리는 모든 것을 하느님이 주신 원 그대로 환원하여야 한다.

인간은 미약한 힘을 가지고 하느님이 만드신 작품에 너무나 심한 장난을 쳐 왔다. 모든 생물체의 생명의 근원인 햇빛, 물, 공기, 흙을 원 그대로 맑고 깨끗한 상태로 환원하자. 먹는 것도 가능한 한 자연 그대로를 먹자. 그래도 병에 걸리면 가축동물의 본능에서 볼 수 있는 하느님의 의술에 따르기로 하자. 즉 그들과 같이 며칠 굶어버리자.

3) 서서 하는 운동

뭐니뭐니해도 조깅(jogging) 운동이 최고이다.

■ 칼걷기 운동법

(1)걸어가는 운동을 좀더 빨리 그러나 너무 빨리는 말고 걷기와 달리기의 중간쯤 속도로.

(2)몸을 좌우로 흔들면서, 또 엉덩이도 흔들흔들하면서

(3)상체는 차려 자세로 해서 앞을 똑바로 보고 달려가거라.

(4)팔꿈치를 펴고 어깨의 힘을 빼라

(5)호흡은 코로 두 번 들이키고 입으로 두 번 내뱉으면서

(6)다리를 무리하게 높이거나 걸음 폭을 크게 하려고 하지 말고 보통 걸음의 연장 이라고 생각하라

양 손가락을 쥐었다 폈다 하고, 아랫배를 내밀었다 들여놓았다 한다. 양손에 호두를 두 알씩 쥐고 장단을 맞춰 가면서 하면 더욱 좋다. 나이 먹은 사람은 3~15분으로 차츰하고 무리를 해서는 안 된다. 청소년은 30분 정도가 좋으나 공부하는 사이사이에 할 때는 약 10분간이 좋다.

4) 심호흡법

이 운동은 체내에서 발생하는 유해가스를 완전히 배출하고, 충분한 산소를 흡입하는 좋은 운동이니 앉아서 공부나 일을 하는 사람은 10분마다 실행하면 좋다. 단, 창을 열어 놓고 해라, 딴 사람 때문에 열 수가 없으면 30분마

다 화장실로 가는 것처럼 하고 밖으로 나가서 하여라.

숨을 멈춘 다음 소리내지 말고 마음 속에서 '하나, 둘, 셋, ……열' 하고서는 숨을 쉬어보라.

이 호흡운동을 반복하는 것이다.

5) 등산

이 세상에서 무슨 운동이 좋네좋네 해도 등산만큼 좋은 운동은 없다. 등산 하는 한 걸음 한 걸음이 바로 심호흡 운동이다. 그 산의 신선한 공기를 마셔 가면서 몸 속의 유독가스를 배출하고 그 주변의 아름다운 경치에 도취해 가 면서 한걸음 한걸음 올라가는 것이 얼마나 좋은 운동인지 모른다. 동시에 근 육운동과 관절운동도 겸하게 된다.

등산은 가능한 한 매일 하는 것이 좋다. 휴일에 이따금 생각난 듯이 하는 것은 게으른 징조이다. 뜻만 있으면 매일도 할 수 있다.

산의 공기는 맑다. 따라서 산의 공기에 포함된 산소도 깨끗하다. 모든 유해 가스는 낮은 지대로 가라앉고, 모든 병균은 낮은 지대에서 발생한다. 외국인 들이 높은 지대에 집을 짓는 것이 바로 그 때문이다.

등산은 매일 조금씩 올라가고, 다리가 아프면 쉬면서 발가락 젖히는 운동 을 하고서는 계속해서 올라가고, 또 아프면 쉬면서 계속 그리하라. 처음은 1 시간 정도만 하고 매일 30분 씩 더 올라가서 며칠 후에는 산 꼭대기를 정복하 도록 하라. 그 후부터는 매일 꼭대기까지 올라가면 된다.

6) 누워서 하는 운동

- 한쪽 다리를 힘껏 앞으로 뻗치고 다른 한쪽 다리를 머리를 향해서 힘껏 뻗쳐라. 좌우의 다리를 번갈아 가면서 약 5회. 그리고는 똑바로 위를 향해서 눕고서는 엉덩이를 위아래로 들썩들썩하기를 약 5회쯤 하여라

- 바로 누워서 몸을 되도록 일직선으로 펴고, 양 발끝을 위로 똑바로 향하게 하여라(즉 양 발이 양 무릎과 직각이 된다). 그리고는 양 다리가 서로 맞붙도록 밀착시켜라. 양 손을 위로 올려 잼잼하면서 엉덩이를 중심으로, 붕어가 헤엄치듯이 양 발을 좌우로 요동하여라.

- 똑바로 누워서 양 발을 30cm정도 올려서 50까지 세어보자. 다음 30cm 높이에서 발가락, 발목을 좌우로 회전시키며 50까지 세어보자.

- 똑바로 누워서 양 발을 부딪쳐 보자. 즉 엄지 발가락을 붙였다 떼었다 하는 동작을 50번 정도

- 방바닥에 반원의 목침을 놓고 발 뒷꿈치를 좌우 번갈아 보면서 마찰해 보자 (200회 정도)

- 방바닥을 보면서 팔 굽기 운동을 해보자.

11. 자연으로 돌아가자

1) 야생동물이 사는 것 같이

몸은 야생동물과 같이 정신은 인간답게 살자. 급격한 변화는 역효과를 내니, 서서히 단련해서 이에 접근하도록 하자.

첫째, 사는 환경을 야생동물의 그것과 접근하도록 서서히 노력해가자.

둘째, 얇은 면직물 또는 모직물의 옷을 입도록 노력하자.

셋째, 옷을 벗고 맑은 공기를 마시고 밝은 햇빛을 쪼이면서 야생동물과 같이 뛰어다니는 일이 많도록 노력하자.

넷째, 야생동물과 같이 차를 타지 말고 제 발로 걷고 뛰어다니도록 노력하자.

다섯째, 야생동물은 선풍기, 에어컨, 난방장치를 안 하고 자기 몸으로 직접

대기와 싸우면서 피부를 단련한다. 인간도 차츰 그들의 생활 양식에 접근하도록 노력하자.

여섯째, 야생동물은 식품을 가공하지 않고 자연 그대로 먹는다. 이 자연식만은 이유 여하를 막론하고 당장에 실천하여야 한다. 음식물이 육체와 정신을 만든다. 따라서 음식물이 건강의 총 기초이다. 따라서 자연식을 안 하는 모든 건강법은 기초가 없는 사상의 누각을 구축하는 것이다. 음식물 중에서 제일 중요한 것이 우리의 주식인 쌀이다 가공하지 않은 자연 그대로의 쌀을 현미라고 한다.

따라서 이 현미를 먹지 않고 하는 모든 건강법은 절반의 효과도 못 거둔다. 현미는 각종의 영양분이 골고루 균형 있게 들어있는 이상적인 식품임과 동시에 만병통치약이다. 백미와 함께 먹는 다른 어떤 영양식도 현미에는 당해 낼 수가 없다.

일곱째, 야생동물은 식품을 불로 익히지 않고 생 것을 먹는다. 생 것에 100%의 영양분이 있다. 불로 익히면 영양분이 많이 줄어들거나 몸에 해로운 다른 물질로 변해버린다. 잔소리할 것 없이 야생동물에게는 의사가 필요 없는데 인간에게는 의사가 필요한 까닭을 생각해 보라.

또 산 생선회를 먹고 뒷날 아침에 일어나 보라. 죽은 생선회를 먹었을 때와 비교해서 엄청난 효과의 차이를 실감할 것이다. 따라서 우리는 식도락을 위해서 밥을 먹는 것은 용납할 망정 반찬만은 될 수 있는 한 생 것을 많이 먹도록 노력하자.

토마토, 오이, 옥파, 무, 홍당무, 미나리, 가지, 밤, …. 생으로 먹을 수 있는 것은 될 수 있는 한 많이 먹도록 노력하자. 완전 무공해인 산나물이 최고의 보약인데 사람들에게 물어 가면서 생으로 먹으면 놀라운 효과를 거둘 것이다.

2) 체질악화로 만성병이 기다리고 있다.

현대인은 각기 무언가 건강식의 걱정을 가지고 있다. 현대의 기계문명시대, 공해시대, 스트레스 과다시대에 건강을 유지한다는 것은 아닌 게 아니라 난사업(難事業)이다.

대체로 반자연적인 생활조건은 인간을 병약하게한다. 몸의 자연성을 망가뜨리기 때문이다. 살충제, 방사능폐기물, 세제(洗劑), 농약, 배기(排氣) 가스, 석유, 공장폐수 등 숱한 양과 종류의 화학약제가 환경에 흩뿌려지고 있는 현상에서는 건강 장해가 일어나는 것도 무리는 아니다.

그렇기는 하지만 이제 와서 옛날의 생활로 돌아갈 수는 없다. 현대의 가혹한 생활조건 속에서 건강을 유지하는 방법을 생각하는 것 외에 도리가 없는 것이다. 또 실제 그것은 가능하다.

몸의 자연성을 적극적으로 눈뜨게 하면 되는 것이다. 몸의 자연성이 유지되면 외적인 생활조건의 부자연성을 타고 넘을 능력은 훨씬 높아진다. 이것이 몸의 자연성을 눈뜨게 하는 자연식이 특히 현대인에게 필요한 이유며, 자연식이 항공해식(抗公害食)이 되는 이유도 거기에 있는 것이다.

이 언저리의 사정을 이해하지 못하기 때문에 현대인은 현대 영양학이 권장하는 고기, 달걀, 우유를 경쟁적으로 섭취하고 있다. 거기에 삼백식품(백미밥, 백설탕, 화학조미료), 정제염(精製鹽), 식품첨가물이 든 가공식품등을 넣은 부자연식을 하는 것이 오늘의 모습이다.

이래 가지고는 공해의 화(禍)를 입기 쉬울 게 뻔하고, 따로 공해의 영향을 받지 않아도 확실히 병에 걸리거나 쉬 늙거나 목숨을 단축시키는 운명을 더듬게 될 것이다. 현재 그 조짐은 뚜렷이 나타나고 있다. 전국민 반 건강 상태, 만성병의 격증이 그것이다.

여하간, 40대, 50대의 한창나이의 남성에게 특히 많은 것은 고혈압, 당뇨병, 동맥경화증, 만성신염, 위, 십이지장궤양이다. 이것들의 연장선(延長線)상에 암이나 죽음이 기다리고 있다.

그리고 이들 만성병이 지금 젊은 층에도 굉장한 세력으로 번지고 있는 것이다. 물론 건강체에서 갑자기 만성병으로 옮겨지는 것은 아니다. 만성병은 체질악화에 따라 서서히 형성된다. 그와 같은 만성병의 준비단계가 반건강 상태라고 불리는 것이다.

12.저혈당증(低血糖症)이란

이것은 의사도 모르는 새로운 병이다. 저혈당의 주범(主犯)은 ① 흰 밀가루 음식(한국인에게는 흰 쌀밥), 빵, 밀국수, 케이크, 과자, 라면 등등 ② 흰 설탕이 들어있는 음식물 전부이다. 이것 안 들어간 음식이 도대체 어디에 있을까? 빵, 케이크, 과자, 캔디, 아이스크림, 주스, 콜라, 사이다, 커피 좌우간 슈퍼에 있는 것은 거의 다 이다.

*⟨종범(從犯)⟩ 모든 가공식품에 들어있는 화학성분(방부제, 착색제, 화학조미료, 농약⋯⋯) 여기에다가 + 동물성 지방 + 동물성 단백질을 더하면 소위 문명병, 즉 심장병, 고혈압, 암, 당뇨병 등의 환자들이 탄생한다.

저혈당증 방지를 위해

(1)흰 설탕, 흰 밀가루(우리나라에서는 흰 쌀)이 들어있는 가공식품은 일체 금한다.

(2)자연식품을 그때 그때 손수 만들어준다.

(3)환자에게만 비타민제, 미네랄제를 공급한다.(예방을 위한 목적으로는 자연식품
   에 비타민, 미네랄이 들어 있으므로 약제는 필요없다)
*〈비고〉예방을 위한 목적으로는 흰 설탕말고 원당(누르거무스름한 설탕)은 소량
사용해도 무방함. 단 환자는 이것도 안 됨.

13. 미국 상원〈영양 의료문제 특별위원회〉의 총 결론

현대의 문명병(저혈당증, 심장병, 암, 뇌졸중, 당뇨병, 간경화, 동맥경화, 치질, 맹장염,
담석 등등)의 모든 원인은 그릇된 식사 때문이니 이 병들을 예방 또는 치료하기
위해서는 이 병들이 없었던 20세기 초의 식사로 되돌아가라.

위와 같이 지극히 간단한 것이 바로 미 상원 특별위원회가 근 3년 동안 막
대한 비용을 투입하여 전세계의 최고 권위 연구기관과 학자들을 총 동원해서
조사 연구한 것의 최종 결론이다.

다시 말해서 지금까지의 의학으로는 현대의 문명병을 치료할 수 가 없으니
문명병이 없었던 20세기 초에 조상들이 먹었던 것과 같은 식사를 해서 문명
병을 예방 또는 치료를 하라는 것이다.

※ 이 위원회가 발표한 구체적인 D.G.(Dietary Goal : 식사 목표)
(1)지방질은 현재 총 칼로리의 40%를 취하고 있는데 이것을 30%로 감소시키되
   동물성 지방은 10%, 식물성 지방은 20%의 비율로 하라.
(2)설탕은 현재 총 칼로리의 24%를 차지하고 있는데 이것을 15%이하로 감소시켜라.
(3)전분질(澱粉質)은 현재 총 칼로리의 20%를 곡물, 야채, 과일로부터 취하고 있
   는데 이것을 55%내지 65%로 증량하라.
(4)소금은 1일에 3g만 섭취하라
(5)콜레스테롤을 하루 300mg으로 감소시켜라.
이 위원회는 위의 D.G를 효과적으로 달성하기 위해서 다음과 같은 부수적

인 구호를 발표하고 있다.

(1)곡물은 정제(精製) 하지 않은 것을 먹어라. 빵일 경우에는 '전맥(全麥: 정제하지
    않은 밀)빵', 쌀일 경우는 '현미(현미: 정제하지 않은 쌀)'

(2)콩 종류를 많이 먹어라.

(3)야채의 경우는

    − 녹황색 야채(시금치, 양배추, 옥파, 당근…)를 많이 먹어라

    − 근채류(무, 당근, 연뿌리……)를 많이 먹어라.

    − 감자, 고구마류를 많이 먹어라

(4)고기는 가급적 붉은 것을 먹어라.

14. 섬유식 연구

미국 상원 특별위원회의 보고서가 발표된 후 지금 선진국에서는 '섬유식'
연구가 한창이다.

섬유란 식물(植物)을 조직하는 가느다란 실 모양의 물질인데, 때로 동물과
광물에도 섬유가 있다.

섬유는 영양분의 흡수작용을 조절하는 '조절기'임과 동시에 몸 속에 있는
노폐물과 독소를 몸 밖으로 몰아내버리는 청소도구(비, 브러시 따위)이다. 즉 음
식물이 아니고 도구이다. 일이 끝나면 몸 밖으로 나와버린다.

우리가 먹는 식품은 첫째로 위(胃) 에서, 다음은 소장(작은창자)에서 연한 죽
으로 될 때까지 소화가 되어서 찌꺼기(섬유)는 대장(큰창자)으로 넘어가버리고,
국물은 소장 벽에서 몸 속으로 흡수가 되어서, 간장(肝臟)으로 들어간다.

간장은, 첫째, 들어온 '영양국물'의 '독(毒)'을 없애버린다. 둘째, 각종의 영
양소를 분류해서 고체(固體)로 만들어 놓는다. 액체로는 많이 저장 못 하기 때

문이다. 간장은 영양분의 저장창고이다. 그래서 인체의 내장으로는 최고로 큰 것이다. 셋째, 몸의 조직 측에서 '영양분을 주시오.' 하고 요구가 오면 조금씩 내보내주는데 이것을 혈액(피)이 몸의 세포까지 운반해 준다.

피는 영양분의 수송기관이고, 동시에 세포에서 나오는 노폐물을 몸 밖으로 운반하는 수송기관이다. 이것이 저혈당증으로 그 양이 부족하게 되거나 짐승고기의 기름 찌꺼기로 탁해져서 잘 순환이 안 되거나 그 찌꺼기가 쌓이고 쌓여서 혈관이 막혀버리면 저 세상으로 떠나게 되는 것이다.

섬유는 공해로 시달리고 있는 현대인에게는 최고의 양약이다.

그 이유는 몸 속에 들어간 공해물질과 과잉 영양분을 몸 밖으로 몰아내버리기 때문이다. 그래서 선진국에서 섬유의 연구가 한창이다.

섬유식의 대표급인 현미를 먹으면 2개월 만에 약 5kg이상의 체중이 준다. 즉 1개월당 약 2.5kg이상으로 주는 것이다. 일본의 어떤 여자는 80kg 체중이 있었는데 43kg까지 준 예가 있다. 즉 신장(키)에 정비례하는 적정체중이 된다.

농약으로 인한 수은 함유량은 사실 백미보다 현미에 더 많다. 그러나 현미의 '피트산'과 '섬유'가 그 수은을 몸 밖으로 몰아내버리는 놀라운 역할을 한다. 수은의 해는 피트산과 섬유가 없는 백미에 있는 것이고, 결코 현미에 있는 것이 아니다.

15. 백미와 현미

1) 최고의 스태미너식은 현미

현미에는 생식기능을 정상으로 유지하는 비타민E가 풍부하게 들어있다. 따라서 현미가 성적불능이나 정력감퇴등의 성기능 장애의 해소에 도움이 되는 것을 수긍할 수 있다. 그러나 그것은 단지 비타민E의 효과에 의한 것만은 아니고, 현미에 들어있는 유효성분이 총합적으로 작용하여 스태미너 그 자체가 강화되고 그에 뒷받침되어, 성적능력도 높아진다. 그야말로 정말 강정효과(强精效果)라 할 수 있다.

일반적으로는 고기가 스태미너식이라고 말해지고 있으나, 이것은 매우 잘못된 생각이다. 고기의 단백질은 일단 탄수화물에 환원된 뒤에 다시 정규의 소화의 루트를 타게 되는 것이다. 그러나 곡채식민족인 우리나라 사람의 장 안에는 환원효소(還元酵素)가 거의 없으니까 육식은 장에 공연한 부담을 주어 기능 상실만 일으킬 뿐이다. 장기능 상실이야말로 스태미너 감퇴의 원흉이 된다.

결국 스태미너의 증강을 도모하려면, 현미·채식 중심의 식생활을 하지 않으면 안 되는 것이다. 단, 남성은 적당히 어패류(魚貝類)를 취하는 것이 중요하다.

남성은 여성에 비하여 탄수화물로부터의 단백질 합성력은 떨어지고, 대신 어패류의 소화능력은 우수하기 때문이다.

어패류는 체질을 양성화하는 작용도 있으니까, 적당히 섭취하면 남성적 능력을 높이는데 크게 도움이 된다. 물론 어패류는 전체식이 되는 작은 동물이 바람직하다.

또한 어패류를 섭취할 때는 동시에 해초류를 듬뿍 첨가하도록 유의했으면 한다. 미네랄을 보급하고 피의 산성화를 방지함으로써, 어패류의 생리적 효과를 한층 높이기 때문이다.

섬유가 풍부한 현미를 먹으면 변 속에 83.3%의 수은이 배설되어버리고,

섬유가 없는 백미를 먹으면 2.5%밖에 배설 못하는 이 놀라운 사실을 보라.

현미에는 양질의 식물성 지방이 듬뿍 들어있으므로 이것을 먹으면, 동물성 지방 섭취로 생긴 온갖 문명병을 유발시키는 '콜레스테롤'을 녹여 없애버린다.

그리고 현미를 먹으면 항시 배가 듬직하므로 어른이나 특히 어린이들이 간식을 그리 원하지 않는다.

또 기름기가 있는 딴 음식(라면, 짐승고기, 튀김, ….)을 현미와 함께 먹으면 설사하는 일이 있는 것은 현미에 많은 지방이 있기 때문이다. 그리고 반찬의 양이 거의 반이나 줄어든다.

- 쌀에는 당질(당분)이 100gekd 76.8~77.5g이나 들어있기 때문에 쌀을 먹는 한 단 것을 또 취할 필요가 없다.
- 회분을 먹으면 살이 탄탄하게 되는데, 백미에는 회분이 적으므로 이것을 먹으면 살이 물렁물렁해져서 병균의 온상이 된다. 모기, 빈대 따위는 이 두부와 같이 몰랑몰랑한 것을 지극히 좋아하신다.
- 칼슘은 뼈, 이, 손톱, 발톱을 만들고 혈액을 정화시키고 정신을 안정시킨다. 칼슘이 부족하면 우리의 체액과 혈액이 산성으로 됨과 동시에 위장의 기능이 약화되어서 몸이 허약해지고 만병이 유발된다.
- 인($燐$)은 뇌신경의 중요성분이므로, 현미를 먹으면 머리가 좋아져서 판단력과 기억력이 좋아진다.
- 철($鐵$)은 적혈구($赤血球$)의 중요성분으로 빈혈을 방지한다. 콩, 깨, 미역, 다시마, 김 따위로 보충하면 더욱 좋다.
- 마그네슘은 뼈와 세포를 강화하는 역할을 한다.

16. 건강상식

1) 흰머리를 검게 하는 법과 머리 빠지는 것을 방지하는 법

현미를 오랫동안 꾸준히 먹으면 머리가 검어진다. 그럼 빨리 검게 하는 법은 검은깨 기름 600g과 마른 뽕잎 300g을 함께 달인 후 찌꺼기는 버리고, 그 국물을 매일 자기 전과 아침 일어난 직후에 머리를 손톱으로 긁으면서 바르고 맛사지를 하면 빠진 머리는 다시 생기고 흰 머리는 검어진다(약 2개월 이상 실행한다. 마른 뽕잎은 한약방에서 구입).

2) 중풍, 신경통에 좋은 뽕잎

이 병들도 현미를 오래 먹으면 고쳐지는데, 좀더 빨리 고치기 위해서는 연한 뽕잎을 그늘에 말린 뒤 가늘게 썰어 매일 약 20g씩 달여 차 마시듯 오래 복용하면 중풍, 신경통을 예방 치료하고 양기가 좋아지고 눈이 밝아진다.

3) 화상 뜨거운 물이나 불에 데일 때

명주를 태운 잿가루에 참기름을 개어서 발라주면 처음은 아프지만 후에는 새살이 나오고 흉터가 없어진다.

4) 발모제

현대에는 일상적인 스트레스 때문에 여성이나 젊은층 까지 심리적인 고통을 받고 있다. 인간의 머리카락은 정상적인 상태에서도 하루 150개 정도가 빠진다. 머리카락이 빠지는 이유는 여러 가지가 있지만, 머리카락을 자라게 하는 모모세포(毛母細胞)의 영양저하가 가장 큰 원인이다.

또 남성은 남성 호르몬이 모모세포로 에너지가 공급되는 것을 방해하는 물질로 변환되기 때문에 머리가 빠지는 현상이 일어난다. 그래서 등장한 것이 발모제이다.

발모제의 개발 방침에는 크게 나눠서 3가지 종류가 있다. 첫 번째는 모모세포를 둘러싼 모세혈관으로 피순환이 잘 되게 하는 혈류촉진제이다. 고혈압 치료약의 성분인 미노키시질에 이 작용이 있다는 것을 알고 이 타입의 발모제 개발이 주목을 받고 있다.

두 번째는 항남성 호르몬제로, 에너지 공급의 방해물질을 억제해버리는 여성 호르몬의 유효성분에 주목한다.

마지막으로는 직접 모모세포에 영향을 고루 퍼지게 하는 세포보활제의 개발이다. 미국에서 매우 효과가 있는 발모제는 '프로페시아' 이다. 의약품의 안전성, 유효성을 심사하는 미식품의 약국이 엄격한 기준에서 조사하고, 여러가지 데이터를 토대로 하여 발모제를 처음으로 인가한 것이다. 엄격하기로 평판이 나 있는 기관에서 인정한 약이지만 겨우 2년만 인가된 것이다.

실제로 이 약은 '프로스커'라는 약과 성분이 완전히 같다. 프로스커는 전립선비대증의 치료약으로 사용되어 왔던 것인데 전립선 질환 치료약이 발모에도 효과가 있다는 것을 알았기 때문에 사용하게 되었다.

오랜 시간에 걸쳐서 연구와 실험을 통해 전립선 암과 전립선비대의 예방, 유효성·안전성은 이미 확인이 끝난 것이다.

그렇다면 왜 전립선 질환에 유효한 것이 발모에도 좋은 것일까?

남성 호르몬이 모모세포로 에너지가 공급되는 것을 방해해서 탈모가 된다는 것은 이미 설명하였지만, 그 물질은 동시에 전립비대 촉진의 원인이기도

하다. 따라서 그 방지치료약이 발모작용도 함께 할 수 있는 것이다.

이 약의 효과는 절대적이며 어느 실험 데이터에 의하면 1년간 계속 복용하였더니, 복용했던 사람의 약 반 정도가 머리카락이 확실히 새로 났다. 또 탈모 진행방지 작용도 하여 80%의 남성에게 유효하였다. 이제까지 효과가 확실하지 않은 발모제에 비교하면 이것은 놀라운 숫자인 것이다.

하지만 이렇게 효과가 뛰어난 새로운 약에는 항상 따라다니는 것이 부작용으로서, 성욕감퇴 등의 부작용을 호소하는 사람이 있다. 또 여성에게는 효과가 없고 오히려 임신했을 때에 복용하면 기형아를 출산할 가능성도 있다는 것이다.

여성의 무음모증은 구미 여성에게는 드물지만 몽고계 인종 여성(중국, 한국, 일본 등)에게는 10명 중 1명 꼴로 생기며, 정수리 대머리가 남성에게만 유전되듯이 무음모증은 여성에게만 유전되며 심리적 열등감을 준다. 그러나 남성 호르몬 크림을 2~3개월 바르면 정상으로 발모한다.

현재는 머리카락이 어느 정도 있는 경우는 다음과 같은 치료법을 구사한다.

- 화장모발 : 대머리 부분을 염색하는 미봉책을 쓰기도 한다.
- 국소발모제 : 하루에 2번 대머리 두피에 발라 발모 촉진과 탈모방지 효과를 가져오는 '로게인'이 대표적인데, 사용자의 25%에서 효과가 나타난다. 그러나 사용을 중지하면 탈모가 다시 시작된다.
- 내복발모제 : 하루에 1정의 '프로페시아'를 3~6개월 계속 복용하면 그 반수에게서 발모한다.
- 고정가발 : 머리털이나 인조 털로 짠 가발을 기존 머리털에 꿰매거나 풀로 고정한다.(예: 하이모)
- 생모이식 : 후두부의 머리카락을 뽑아 대머리가 된 부분의 구멍을 뚫고 심는 수술법이 있다.

제6장

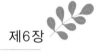

발암물과
암

1. 암과 영양요법

현재 우리나라에는 암환자를 위한 영양 요법을 전문적으로 실시하는 병원이 거의 전무하다. 그 이유는 영양요법으로는 암을 고칠 수 없다고 생각하기 때문인데, 실제로 암환자의 영양에 대해서 언급하는 일선의 의사는 찾아보기 힘들다.

그러나 암환자에게 영양은 가장 중요한 부분이자 어떤 치료 방법을 택하건 영양요법이 우선시되어야 치료가 가능하며 완치율이 높을 것이다.

영양 요법은 제 역할을 하지 못하는 이 면역세포들의 양과 질을 개선시켜 암세포와 싸울 수 있는 능력을 키워준다.

바꾸어 말하면 암세포가 최초로 자리를 잡았을 때를 보자. 이때 면역계가 제대로 작동했다면 그 암세포는 사라졌을 것이다.

즉, 암세포가 눈으로 보일 만큼 커져 있다면 면역체계가 잘못된 것을 의미하며 따라서 초기 암의 경우에는 영양 요법만으로 치료를 기대할 수 있다.

적절한 영양소가 면역 체계를 더욱 강화시켜 암세포를 자연치유 할 수 있기 대문이다. 질병은 결과적으로 우리 몸에 필요한 구성 물질의 평형과 균형이 흐트러지고 오염된 영양소의 섭취 등으로 면역체계가 약해질 때 생겨난다.

신체 내의 면역시스템이 확실히 작용하는 한 체내에 암세포가 생겨도 활성화되지 못하고 소멸한다고 말한다. 또한 면역 시스템을 살리는 영양소와 에너지를 생 채식을 통해 공급해주면 놀랄 만한 효과를 거둘 수 있다.

2. 암의 3대 치료법

암이라는 질병이 면역 억제에 의해 발병한다는 사실을 알게 되면 현재 활발하게 실행되는 암 치료법에 대해서도 의문을 가지지 않을 수 없다. 이른바 암의 3대 요법으로 부르는 수술, 항암제(화학), 방사선 치료에 대한 의문이다.

일반적인 암의 치료 방식에 대한 생각은 우선 암은 조기에 발견하여 외과적으로 제거하는 것이 가장 좋은 치료 방법이고, 제거한 뒤에는 항암제를 사용하여 암을 계속 공격하는 치료를 하며, 암이 상당히 진행되어 수술이 불가능한 경우에는 항암제나 방사선으로 암을 축소시키는 방법을 이용한다는 것이다

3대 요법에는 공통점이 있다. 모두 암을 물리적으로 축소시키는 방법이라는 점이다. 수술은 암을 제거하는 것이니 당연히 암이 축소된다. 물론 완전히 제거되는 경우에는 깨끗해질 수도 있다.

다른 두 요법은 더욱 강한 면역억제 현상을 가져온다. 항암제와 방사선 치료 모두 면역기능을 철저하게 억제하여 암을 축소시키지만, 치료가 일단락되었을 때 몸 안에서 강한 면역억제 현상이 일어나 림프구 수가 격감한다. 즉 암과 싸울 능력이 없는 상태에서 치료가 끝나는 것이다.

방사선 치료는 암 조직에만 포인트를 맞추어 방사선을 조사(照射) 하기 때문에 신체에는 거의 부담이 없다고 생각하는 사람도 있다. 그러나 실제로는 아무리 범위를 축소하여 조사한다 해도 온 몸에서 면역억제 현상이 발생한다. 왜냐하면 우리의 몸은 조직의 일부라도 파괴되면 그 부분을 곧바로 회복시키기 위해 몸 전체가 긴장상태가 되고, 그 결과로 면역이 강하게 억제되는 반응을 나타내기 때문이다.

암 치료의 3대 요법은 암을 자연적으로 퇴치하거나 축소시키는 신체의 능력, 즉 면역력을 철저하게 억제하는 것이기 때문에 암을 근본적으로 치유한

다는 목적에는 맞지 않다.

실제로 암을 제거하는 대 수술을 받았는데 마치 다른 사람처럼 야위었거나, 항암제 치료를 받았는데 일상 생활을 할 수 없을 정도로 체력이 떨어졌거나, 방사선 치료를 받았는데 몸이 나른해서 아무것도 할 수 없었던 경험을 가진 환자들을 적잖이 볼 수 있다. 이는 암의 3대 요법이 신체에 얼마나 큰 부담을 주는지 잘 보여주는 예들이다.

최근 들어 일부 의사나 환자들은 3대 요법의 모순, 즉 현대의료 행위의 문제를 깨닫기 시작했다. 환자들은 자신이 이해하고 받아들일 수 있는 치료를 하는 의사를 적극적으로 찾고 있으며, 그 수도 점점 늘고 있다. 의사 쪽에서도 대체요법, 보완요법을 적극적으로 도입하는 사람들이 나타나기 시작했다. 3대 요법에 대한 반성이 시작되는 시기가 아닌가 하는 생각이 든다.

3. 암의 자연치유법

백혈구가 자율신경의 지배를 받는다는 점을 바탕으로 한 치료를 통해 암이 자연적으로 치유되는 사례를 많이 보았다. 부교감신경을 자극하여 면역력을 향상시키는 방법의 암 치료는 의사와 환자 모두 강한 의지를 가져야 한다.

암에 걸렸다는 것은 지금까지의 생활방식에 강한 스트레스를 비롯한 여러 문제가 있었다는 뜻이어서, 환자는 그런 생활방식을 고쳐야만 암을 떨쳐버릴 수 있다는 사실을 깨닫고 최선을 다해 생활방식을 바꾸어야 하며 의사는 그런 환자를 도와주어야 한다.

의사들은 환자의 스트레스가 무엇인지 알아내고 생활에 문제가 없는지 파악하여 충고해주고 있다. 생활방식 전체를 바꾸지 않으면 환자가 발암을 촉진하는 면역억제 상태에서 벗어날 수 없다. 의사가 환자의 고통을 줄이며 가능하면 완전히 사라지게 해주고 질병에서 벗어나게 하고 싶다고 생각한다면 자연스럽게 그런 의식과 태도를 갖추고 의료 행위에 임해야 한다. 그때 환자 쪽에서도 반드시 자신의 생활방식을 바꾸어야 한다는 의지를 가지고 치료를 받아야 한다.

첫째, 스트레스를 받는 생활에서 벗어날 것.

둘째, 수많은 실례를 통하여 알 수 있듯이 면역력을 향상시키면 암은 충분히 치유될 수 있는 질병이니 암에 대한 공포에서 완전히 벗어날 것.

셋째, 체력, 특히 면역력을 소모시키는 치료를 받지 말 것.

넷째, 적극적으로 면역기능을 향상시키는 치료를 받을 것.

이 4가지를 확실히 지키면서 치료 받는다면 암은 분명히 치유된다.

4. 암 발생원인

현대의학이 나날이 발전하는 지금도 암 때문에 고통 당하는 사람들의 고민은 심각하다. 한번 걸리면 출구를 찾을 수 없을 거라고 여기는 병이 암이지만, 면역학에서 보면 기본적으로 치료가 가능한 질병이라고 말할 수 있다. 면역학을 이해하면 암은 두렵지 않다.

암은 면역이 극도로 억제된 상태에서 발생하는 질병이다. 면역이 철저하게 억제되는 스트레스가 배경에 깔려 있으며, 교감신경 긴장상태가 지속되면 과립구가 증가하고 림프구가 감소하는 패턴에 빠지는데 바로 그것이 원인이다. 따라서 교감신경의 긴장을 일으키는 스트레스를 제거하고 부교감신경을 활성화 시키면 반드시 치유되는 질병이다. 암의 원인은 외부에서 들어

오는 발암물질이라고 알려져 있었다. 식품첨가물, 자외선, 생선이나 고기의 불에 탄 부분, 배기가스 등 외부에서 들어오는 물질에 오랜 동안 자극 받아 유전자가 이상을 일으켜 암이 발생 한다는 것이다.

하지만 암 환자들의 이야기를 들어보면 특별히 그런 원인을 찾아낼 수 없었다. 늘 자외선에 노출되어 있었다거나 불에 탄 생선이나 고기를 즐겨 먹었다는 환자는 좀처럼 찾아볼 수 없었다. 식생활이나 생활환경에서 지극히 평균적인 생활을 한 사람들이 대다수이다.

오히려 암 환자들 대부분이 림프구가 감소하여 면역억제 상태에 놓여 있었다. 앞에서도 설명했듯 림프구가 감소한다는 것은 교감신경이 긴장상태에 빠져 있다는 뜻이다.

우리는 교감신경이 긴장상태인 것은 지나친 활동이나 심각한 고민 등 스트레스가 원인일 거라는 생각으로 환자들을 조사해보니 대부분 매우 강한 스트레스를 받은 적이 있었다.

교감신경 긴장상태가 암과 관련이 있는 이유는?

교감신경이 적당히 자극을 받을 때는 맥박이 빨라지고 혈류가 증가하여 혈액 순환이 좋아진다. 하지만 교감신경의 긴장상태가 계속 이어지면 혈류 장애가 발생하여 과립구가 증가하여 세포가 점차 파괴되는 상태가 되기 때문에 암 환자는 대부분 안색이 나쁘고 야윈 경우가 많다.

2년 동안 유전자 연구 결과, 암 유전자는 정상적인 세포가 분열하고 증식할 때 역할을 담당하는 증식 관련 물질의 유전자였다.

재생상피의 세포분열이 교감신경 긴장상태라는 자극으로 증식을 강요당하면 과립구가 달려가 활성산소로 충격을 주고 그 증식유전자에 DNA 변화가 일어나 암 세포를 만들라는 지시를 내리는 유전자로 변모하여 암이 발생하는데, 이것이 암 발생의 구조(메커니즘)이며 처음부터 악성인 유전자는 없다.

또 면역부전(免疫不全)상태도 암이 발생하기 쉬운 요인이다. 면역부전에는 선천적인 면역부전과 후천적인 면역부전이 있으며, 면역부전 상태가 몇 년에서 몇 십년 정도 계속되면 대부분 예외 없이 암이 발생한다.

우리의 몸은 정상적인 상태에서는 낡은 면역시스템이 내부의 이상을 빈틈없이 감시하다가 암 세포처럼 이상한 세포가 발견될 경우에는 림프구를 이용하여 그것을 억제하는 식으로 내부를 향한 방어태세를 항상 갖추고 있다. 하지만 면역부전 상태가 오랜 동안 이어지면 스트레스 등으로 과립구가 증가하여 상피세포가 암이 될 가능성이 높아지고, 암이 발생할 징조가 보였을 때 암으로 변한 세포를 죽이는 림프구가 부족하거나 허약한 경향이 나타나는데, 그 결과 암이 발생한다.

5. 강력한 약의 부작용

사람은 질병에 걸리면 고열, 통증, 설사, 기침 등 여러 증상이 나타난다. 환자에게는 모두 고통스런 증상으로 의사로서는 어떻게든 그 고통을 덜어주고 싶어진다. 그런 마음을 행동으로 실천하는 방법으로, 현대사회의 의료행위는 수십 년에 걸쳐 약물을 사용하여 증상을 제거하는 방법을 진행시켜왔다.

통증이 느껴지고 열이 발생하고 붉은 종기가 나고 발진이 나는 것은 혈액의 흐름이 증가하여 신체가 뜨겁게 달아오르는 상태다. 이럴 때는 기분이 매우 나쁘다

열이 나면 반드시 몸이 나른해지고 열이 올라가면 누워 있을 수밖에 없을

정도로 컨디션이 나빠진다. 그러나 그런 증상이야말로 환부에 혈액을 보내 치유시키려는 신체의 자연스런 치유반응이라는 점을 이해하는 것이 중요하다. 열이 있기 때문에, 통증이 있기 때문에 치유되는 것이다. 반대로 열을 억제한다는 것은 대사작용을 억제하여 몸을 차갑게 하는 반응이다. 그러나 열이 없으면 질병은 치유되지 않는다.

의학이 진보하고 동시에 약학이 비약적으로 진보하자 매우 강력한 약물로 증상을 철저하게 억제할 수 있는 약물이 개발되었다. 가장 대표적인 것이 소염진통제, 스테로이드, 그리고 면역억제제다.

이 약물들은 효과가 강하기 때문에 눈 깜박할 사이에 치유반응이 정지하는데, 표면적으로는 불쾌한 증상이 일시적으로 사라지기 대문에 환자도 질병이 나았다는 착각을 하게 되고 의사도 치료가 잘 되었다고 생각한다. 하지만 이렇게 강력한 대증요법을 계속 사용한다면 신체를 회복시키는 반응이 멈춰버릴 위험성이 매우 크다.

현재 강력한 약물이 다양하게 개발되고 그것들을 사용하여 이루어지는 대증요법적 의료행위가 성황을 누리고 있는데, 그와 동시에 질병이 완치되지 않는 상황도 함께 벌어지고 있다.

대증요법이 매우 효과적인 경우도 당연히 있다.

예를 들어 급성 질환으로 약물을 짧은 동안 사용하는 경우에는 약물과 질환의 단기간에 걸친 싸움에 해당되어 증상과 약효의 균형이 적절히 작용하여 바람직한 형태로 질병이 치유된다. 그러나 만성질환인 경우, 대증요법은 역시 위험하다고 말하지 않을 수 없다. 완만하게 이어지는 증상을 장기간에 걸쳐 억제하는 것으로 자연적인 치유 효과를 완전히 막아버리기 때문이다.

현재의 의료행위가 곤란한 상황에 직면해 있는 것은 급성질환이 아닌 만성질환인 경우다. 만성질환들이 갈수록 치유하기 어려워지는 난치병이 되어가는 것이 현실이다.

서양의학이 비약적으로 발달하기 시작한 최초의 계기는 마취약의 진보였다. 마취약을 사용하면서 수술이 가능해졌고 이 진보는 매우 위대한 것이었다. 그 후 소독을 할 수 있게 되었고 무균 조작도 가능해지면서 감염증에서 벗어날 수 있게 되었다. 나아가 항생물질의 등장으로 감염증에서 벗어날 수 있었고 그와 함께 수술법과 구급의학도 진보해왔다. 서양의학과 약학이 감염증이나 사고에 의한 부상 등 급성 질환에서 담당한 역할은 거대한 것이었다.

그러나 이렇게 거대한 진보를 이룬 서양의학이 만성질환에 대해서는 현재 거의 두 손을 든 상태다.

6. 생체활동과 자율신경

자율신경 시스템도 매우 중요하다. 자율신경이란, 교감신경과 부교감신경이 이루는 시스템으로 에너지 시스템과 밀접한 관련이 있다.

교감신경은 신체의 흥분을 담당하고 부교감신경은 신체를 안정시키는데, 이 완급의 균형이야말로 우리의 모든 행동을 만들어내기 때문에 신체에서 발생하는 질병은 모두 자율신경과 관련이 있다. 자율신경 시스템은 질병의 모든 것을 관장하고 있는 듯한 인상마저 준다.

자율신경의 지배를 받는 백혈구를 살펴보면 질병이 발생하는 과정, 치유되는 과정을 더욱 확실하게 이해할 수 있다. 백혈구는 기본적으로는 매크로퍼지(macrophage)형태이지만 거기에서 진화하여 세균을 처리하는 과립구(顆

粒球), 면역을 담당하는 림프구가 탄생했다.

강한 스트레스를 받거나 지나치게 일을 하면 교감신경이 흥분하여 과립구가 증가 상태가 되면서 조직파괴에 의한 질병이 발생하고, 마음이 안정되어 있거나 지나치게 휴식을 취하면 부교감신경이 우위를 차지하게 되어 림프구가 증가하면서 알레르기성 질병이 발생한다.

7. 현재의 의학 지식과 지혜

의학이든 과학이든 분석적인 연구가 주류를 이루고 있다. 현재 의학의 최첨단은 게놈, 분자의 연구다. 연구자들은 미세한 방향으로 계속 분석해나가다 보면 언젠가 전체적인 모습이 확실하게 드러날 것이라는 희망을 품고 연구에 열중하는 듯 하다.

하지만 분석을 세밀하게 할수록 더욱 세밀한 분석이 필요한 연구로 진행될 뿐 전체적인 모습은 드러나지 않는다. 이런 점이 근대과학의 맹점이라고 생각한다.

의학을 포함한 과학의 진보는 항상 미세한 것을 추구하며 진행되어 왔다. 조직이 세포가 되고 세포가 분자가 되고 분자에서 원자나 전자가 되어 결국에는 원자를 구성하는 소립자 쪽으로 관점이 옮겨가고 있지만, 시간이 흐를수록 전체 모습과는 더 많은 거리가 생길 뿐이며 전체 모습과는 전혀 다른 세계가 펼쳐질 뿐이다.

구성요소에 관한 연구는 구성요소에 관한 연구로 끝나는 것이 현실이다. 물론 구성요소에 관한 연구가 무의미하다는 말은 아니다. 미세한 존재를 연구하면서 세균이나 바이러스, 분자, 유전자를 이해할 수 있게 되었고, 면역학이 실험이나 데이터 등을 사용한 과학적인 이론을 바탕으로 구축될 수 있었던 것도 이런 연구 덕분이므로 매우 중요하다.

문제는 분석적 연구 일변도로 흐르는 것이다. 의학 연구의 50%는 구성요소를 분석하는 연구가 필요하다. 그러나 그와 동시에 나머지 50%는 전체를 담당하는 시스템을 살펴보면서 인간의 신체와 거기에서 발생하는 질병이라는 현상을 통합적으로 이해하는 연구가 필요한 것이다. 동시에 의료현장의 의사들도 질병을 좀 더 통합적인 관점에서 바라보아야 한다.

현재의 의학교육에도 문제가 있다. 의학을 공부하려면 외워야 할 지식이 너무 많아 공부하는 데 많은 시간이 필요하고, 그렇기 때문에 햇병아리 의사들은 기존의 사실과 지식을 익히는 데만 전념할 수 밖에 없다. 스스로 문제를 발견하고 제기하여 해결할 수 있는 여유가 없기도 하다. 때론 스스로 궁금한 점을 찾아내고 그것을 해결하기 위해 사고하는 능력이 부족한 것처럼 보인다.

이런 모습은 의료현장에 나갔을 때 환자를 대하는 태도에서도 잘 드러난다. 교과서의 지식에만 의존하여 환자를 진찰하거나 선배의 행위를 그대로 흉내 내거나 선배에게 배운 내용을 치료에 응용하는 것으로 만족한다.

물론 모든 의사가 그렇지는 않다. 하지만 스스로 질병의 근본 원인과 해결책이 무엇인지 진지하게 생각하거나 환자의 현재 상태가 어떤 것인지 추구하는 의사는 매우 적은 것 같다.

8. 면역력과 생명력의 주체

생물은 자연의 섭리를 따르고 자연에서 벗어나지 않는 사고 방식에 바탕을 둔 생활을 하면서 가장 조화로운 삶을 보낼 수 있다.

인간은 오랜 진화과정에서 다양한 변화를 경험했고 수많은 능력을 갖게 되어 그다지 나약한 존재는 아니다. 어지간한 환경 변화에는 충분히 적응할 수 있다. 그러나 적응하는 것 이상의 극단적인 방식으로 생활하면 우리 몸의 시스템이 무너져 질병에 걸린다.

우리는 척추동물로서의 역사, 포유동물로서의 역사, 영장류로서의 역사, 그리고 유인원으로서의 역사 등을 거쳐 계속 변해왔고 진화 과정에서 환경과의 적응 범위를 점차 넓혀왔다.

그러나 적응할 수 없는 상황은 항상 있었고, 그런 상황에 적응하지 못했을 경우 우리 몸은 파탄을 일으켜 질병에 걸리고 쇠약해졌다. 하지만 그때, 단순히 파탄을 일으킨 것이 아니라 그 파탄을 일으킨 개체가 스스로를 사멸시키려는 작용이 우리 몸에 존재하는데 그것이 '세포의 자살'로 알려진 아포토시스(Apoptosis)현상이다.

우리는 환경이나 상황에 제대로 적응하지 못하여 파탄을 일으키면 몸이 야윈다 인간처럼 진화된 생물이 아니더라도 가혹한 환경에 놓이면 자기 자신을 소멸시키는 작용이 일어난다고 한다.

세포 수준에서조차도 자연으로부터 극단적으로 벗어나면 자멸의 길을 선택한다(아포토시스). 이것이 생물이 가진 생명의 기본적인 프로그램이다.

면역은 생명의 유지와 폐기 모두에 관련 있는 시스템이라고 말할 수 있다. 자연에 순종하는 생활방식을 선택하여 면역력을 향상시킬 경우에 컨디션이 나아져 질병에서 벗어날 수 있다는 것은 면역이 그만큼 생명 자체의 존재성에 깊은 관련을 가진 시스템이기 때문이다. 바꾸어 말하면 면역력이야 말로 생명력의 진정한 주체다.

9. 스트레스는 면역력을 파괴

미국 샌프란시스코 캘리포니아 대학의 프랜시스 코언 박사는 「심신의학 (Psychosomatic Medicine)」최신호에서 29~45세의 실직자 100명과 이들과 성별, 인종, 연령, 교육 수준이 같은 직장인 100명을 대상으로 4개월 동안 진행한 실험결과를 발표했다.

발표된 내용에 의하면 실직자들은 전반적으로 대표적인 면역세포인 킬러세포(Killer Cell)의 활동이 직장인들보다 약했다고 한다. 반면 이 기간에 실직자 중 다시 직장을 구한 25%는 직장에 다시 나가기 시작한 지 한달 안에 킬러세포의 활동이 정상수준으로 회복되었다.

이처럼 만성스트레스가 면역 기능을 약화시켜 감염과 질병 위험이 증가한다는 것은 잘 알려진 사실이다. 우리 몸의 면역 체계를 약하게 하는 것은 운동부족, 나쁜 식생활 등 여러 가지가 있겠지만 그 중에서 가장 큰 이유는 스트레스라는 주장도 있다.

실제로 우리는 '스트레스는 만병의 근원이다'라는 말을 늘 듣고 산다. 그 이유는 과다하고 지속적인 긴장감으로 교감신경이 자극되어 자율신경의 밸런스를 깨뜨리고, 호흡이 안정되지 못해 혈액중의 산소량을 감소시키기 때문이다.

다시 면역체계를 강화시켜 심신을 강건하게 하기 위해서는 무엇보다도 스트레스를 감소시키는 일이 필요하며, 감소하기 어려운 환경이라면 관리하는 방법을 배워야 한다

예를 들어 암 환자들을 보자.

이들은 암이라는 질병 자체와 싸우는 것도 버겁지만, 항암제치료, 방사선

치료 등과 같은 치료와 외로움 등에서도 커다란 스트레스를 받는다.

이에 대해 의학전문가들은 병 자체의 치료도 중요하지만 이 스트레스에 어떻게 대처하느냐가 암 극복에 중요한 변수가 된다고 하나같이 강조한다.

특히 환자들의 적극적인 스트레스 대처는 치료에 아주 중요하다. 환자의 스트레스 정도, 정신상태, 스트레스 대처 방법이 면역기능, 호르몬 수치 등과 같은 생물학적 요인에 영향을 미쳐 결과적으로 암 전이에도 큰 역할을 하기 때문이다.

물론 적당한 스트레스는 삶에 활력을 준다. 짧고 건강한 스트레스가 몸의 활력을 북돋는다는 것은 잘 알려진 사실이다. 다시 말해 스트레스 자체를 없애려고 하지 말고 건전하게 해소하고 관리하는 방법을 찾는 것이 옳다.

무엇보다 스트레스 해소에 도움이 되는 것은 긴장과 이완의 묘미를 살릴 수 있는 적당한 운동과 휴식이다.

긴장과 이완은 자율신경의 교감신경과 부교감신경과 연결된다. 그리고 이처럼 적절한 긴장과 이완의 흐름이 잘 맞으면 인체의 밸런스를 맞추어준다. 지나치게 이완이 지속되거나 반대로 긴장감이 지속되면 오히려 건강을 해치게 되는 만큼, 면역력을 높이기 위해서는 내 스트레스 요인을 잘 살피고 거기에 적극적으로 대처해나가려는 노력 또한 반드시 필요하다.

10. 스트레스와 질병 원인

지금까지 면역학 역시 의학의 다른 분야처럼 분석적인 연구에 매진해왔지만, 좀더 통합적인 관점에서 질병의 근본적인 수수께끼를 해명하고 치유에 도움이 되고 싶다는 생각으로 연구한 결과를 보자.

그 결과, 1990년대에 백혈구의 자율신경지배 법칙을 발견했다. 그러자 인간에게 왜 질병이 발생하는지 전체적인 구조가 보이기 시작했고, 동시에 왜 현대의학이 질병을 치유할 수 없는지도 분명하게 드러났다. 특히 환자수가 계속 증가하는 암이나 알레르기 질환, 교원병 등에서는 현대의학과 현대의료가 질병을 치유하기는커녕 오히려 더욱 가중시키는 악순환을 일으키고 있다는 사실도 알게 된다.

자율신경은 교감신경과 부교감신경의 균형으로 이루어진다. 그러나 정신적, 육체적인 스트레스가 작용하면 이 균형이 깨지고 교감신경이 우위를 차지하게 되면서 백혈구의 균형을 무너뜨려 몸 안의 면역력을 저하시킨다. 이 구조를 이해하면 현대생활이 초래하는 스트레스가 면역력을 떨어뜨려 질병을 발생시킨다는 것도 실감하게 될 것이다.

대부분의 경우, 질병을 일으키는 토대는 스트레스다. 다시 말해 스트레스를 제거하지 않으면 질병을 근본적으로 치유할 수 없다. 약을 사용하여 일시적으로 증상을 억제할 수 있다 해도 스트레스가 그대로 남아 있는 한 질병의 뿌리는 제거할 수 없다. 또 현대의학에서 사용하는 성분이 강한 약 자체가 신체에 스트레스를 주기도 한다.

현대의학은 이런 구조를 명확하게 인식하지 못한 상태이고, 현실에서는 오히려 민간요법에서의 면역요법이나 대체요법이 경험을 바탕으로 한 치료로 효과를 거두고 있는 상황이다.

면역요법, 대체요법에 종사하는 의사나 환자는 과학적, 이론적 근거가 없기 때문에 애매한 상태에서 치료 행위를 할 수 밖에 없다. 그러나 이 구조를 확실하게 이해한다면 좀더 적극적인 치료 방법을 찾아내 질병을 치유할 수 있을 것이다. 그뿐만 아니라 면역요법의 효과를 더욱 향상시키고 질병에 걸리지 않는 체질을 만드는 생활방식도 제안할 수 있다.

과립구는 교감신경이 우위일 때 증가하는데, 지나치게 증가하면 몸 안에 있는 다른 세균들과 싸워 화농성 염증을 유발하는 성질이 있다. 또 세균이 없는 곳에선 활성산도로 조직을 파괴한다. 다시 말해 세균이 있으면 화농을 유발하고 세균이 없으면 조직을 파괴하여 염증을 유발한다.

위궤양, 십이지장궤양, 궤양성대장염, 크론병, 치질 등은 점막이 파괴되어 염증을 일으키는 질병이다. 내장 질병인 급성췌장염이나 급성신장염, 돌발성난청 등은 너무 무리해서 생기는 병이다. 무리하게 되면 교감신경이 과잉상태에 놓이게 되고, 과립구가 지나치게 증가하여 조직을 공격하기 때문에 발생하는 질병이다.

이틀 정도 밤을 새우면 흔히 발생하는 질병이 급성췌장염이다. 또 폭주한 후에 급성췌장염에 걸리는 사람도 많다. 급성 신장염 환자들은 대부분 심각한 스트레스를 받고 있다. 이혼이나 가정불화 때문에 돌발성난청에 걸리는 사람도 있다.

스트레스가 매우 다양한 질병을 낳는다는 사실은 모든 의사들이 알고 있다. 하지만 스트레스가 왜 질병을 낳는지 구체적인 구조를 알지 못하기 때문에 근본적인 원인은 해결하지 못한다. 교감신경의 지나친 긴장상태 때문에 과립구가 증가하여 조직을 파괴한다는 사실을 알면 근본적인 원인이 무엇인지 이해할 수 있다. 또 과도한 교감신경 긴장상태는 혈관을 수축시켜 혈류 장애까지 동반하기 때문에 이중으로 조직파괴가 진행된다.

과립구는 불과 하루나 이틀밖에 살 수 없는, 수명이 매우 짧은 세포다. 과립구의 일생은 골수에서 만들어져 혈류로 나왔다가 마지막에는 점막에서 죽는 것이 정규 루트다. 이 루트를 밟는 과립구가 활성화하면 이곳 저곳의 점막이 파괴된다.

지나치게 증가한 과립구는 피부 상피에도 침입한다. 잠이 부족하거나 밤 늦게까지 일하면 다음날 아침에 왠지 붉은 부스럼 같은 것이 돋아나 있는 듯한 느낌을 받는데 그것이 바로 과립구가 지나치게 증가한 상태다. 여성의 경우라면 밤을 새운 이튿날은 화장 할 때 뽀루지 같은 것이 돋아 있다. 피부가 거친 상태를 넘어 상피염증을 일으킨 것인데, 스트레스가 계속 이어져 과립구가 계속 증가하면 뽀루지 수도 늘고 커진다. 피부는 튼튼하기 때문에 피부 자체가 파괴되는 일은 거의 없지만 그 아래 있는 피하조직이나 땀샘은 매우 민감해서 파괴되기 쉽다.

젊은 사람인데 얼굴에 심한 여드름이 있어 청춘의 심벌이라고 가볍게 웃어 넘길 수준이 아닌 경우가 있다. 여드름이 그렇게 심한 이유는 교감신경을 과잉상태에 놓이게 한, 심각한 고민을 끌어안고 있다는 뜻이다. 혹은 식생활에 문제가 있을 수도 있는데 이런 심한 여드름은 스트레스로 작용한다. 그러나 이 경우에도 무엇인가 고민이 있기 때문에 그것이 원인이 되어 바람직하지 못한 식생활을 하게 될 때가 많다.

여기서 중요한 것은 과립구가 교감신경에 좌우되며, 세균에 의한 감염증 때문에 증가하는 경우와는 달리 스트레스가 원인이 되어 단독으로 증가하고 조직을 파괴한다는 구조다.

'암 유전자'라는 말을 흔히 듣지만 암을 만들어내는 특별한 암 유전자가 존재하는 것은 아니다. '암 유전자'란 정상 세포가 증식할 때 사용되는 증식관련

유전자다. 그 유전자에 부담을 주면 세포를 암으로 바꾸게 된다.

정상적인 리듬으로 세포를 재생하는 경우에는 문제가 없지만, 스트레스를 받아 재생 빈도가 늘어나는 사태가 자주 일어나면 이 유전자에 과잉부담을 주게 된다. 재생될 때 세포가 파괴되면 그때 발생하는 활성산소의 충격으로 유전자 이상을 일으키게 되고 조절 작용이 흐트러지는데 이것이 암이 발생하는 구조다.

지금까지 유전자 이상의 도화선이 되는 물질은 모두 외부에서 비롯되었다고 믿었다. 식품첨가물, 담배, 자외선, 배기가스 등 외부의 나쁜 물질들 때문에 암 세포가 형성된다고 생각했던 것이다. 실제로는 스트레스 때문에 조직 재생이 지나치게 활성화하여 활성산소를 발생시키는 과립구가 증가하는 것이니 암 발생의 도화선을 제공하는 존재는 바로 자기 자신이다.

이처럼 질병이 발생하는 기본적인 구조를 이해하면 치료하는 방법도 찾을 수 있다. 반대로 원인불명이라며 외면해버리면 대증요법만 선택하게 될 뿐이다.

11. 스트레스와 병

스트레스(Stress)라는 말이 비록 영어지만 한국인 중에 스트레스가 무엇을 의미 하는지 모르는 사람은 없을 것이다. 스트레스는 우리의 생활과 뗄래야 뗄 수 없는 필요악인 것처럼 여겨진다.

감기는 세균에 의해 전염되는 것이지만 스트레스는 현미경이나 눈으로 볼 수 없는 심리적인 것이다. 스트레스는 그 어떤 세균보다도 사람을 가장 많이 아프게 하고 죽게 하는 최악의 병인이다.

〈스트레스 해소〉라는 책을 지은 라일 밀러(Lyle Miller)박사와 앨머 델 스미스 (Alma Dell Amith) 박사는 미국의 경우 성인의 43%가 건강을 해치는 심한 스트레스를 겪으며 살고 있고, 의사를 찾는 환자의 75%~95%가 스트레스에 의한 질병을 앓고 있으며, 치명적인 6대 사망요인으로 꼽는 심장질환, 암, 폐질환, 사고, 간경화증, 그리고 자살이 모두 스트레스와 연관이 있다고 지적했다.

전통적 농경사회의 급격한 산업화 진행은 견디기 힘든 스트레스의 양산이라는 후유증을 동반했다. 산업재해 질병으로 죽는 우리나라 근로자 4명중 3명이 뇌와 심장혈관 질환으로 쓰러지고 있으며, 이런 질환은 스트레스로 인한 과다한 흡연과 음주 등으로 야기된다.

요즘은 비교적 젊은 층인 30~50대에서도 뇌졸중 환자가 많이 나오는데 이것은 뇌혈관이 선천적으로 기형이거나 유전적인 요인도 있지만 대개의 경우 지나치게 흥분하거나 스트레스를 받아 쓰러진 사례가 많다고 전문의들은 말한다.

20세기에 들어와 의학자들은 인간이 외부에서 받는 심리적 중압감과 긴장감을 스트레스라고 명명했다. 이 단어를 현대의 의학적 용어로 사용한 사람은 생리심리학자 월터 캐논(Walter Cannon) 박사와 캐나다 의사 한스 셀리(Hans Selye) 박사였다.

캐논박사는 몸이 스트레스를 받으면 몸은 자율신경계의 교감신경에 의해 응급사태를 준비하게 된다. 그리고 이 스트레스 요인을 대항하기 위해 부신으로부터 혈관을 통하여 아드레날린과 같은 홀몬이 분비된다.

이것은 바로 적군이 쳐들어오면 아군이 공격자세를 갖추는 것과 같다고 캐논 박사는 설명한다.

셀리 박사는 스트레스의 단계를 경계반응기(alarm reaction), 저항기(resistance), 피로곤비기(exhaustion) 등 3개로 보았다. 경계반응기는 호르몬 량이 증가되고 감정이 격하된다. 이 경계반응기가 밀려오는 스트레스 요인에 대항하지 못하면 저항기의 단계로 넘어간다. 이때 스트레스 요인을 물리치면 정상으로 돌아간다. 하지만 성공적이지 못하면 호르몬 비축량이 고갈되고 피로가 쌓이고 피로감기로 넘어간다. 몸은 대항력을 잃게 되고 스트레스가 몸 속에 완전히 군림하게 된다. 이때 우울과 근심이 일어난다.

셀리 박사와 함께 스트레스 연구에 동참하고, 스트레스의 요인에 대하여 오랫동안 연구했던 마리앤 프렌켄하우저(Marianne Frankenhauser) 박사는 도시에서의 출퇴근, 직장불만족, 인간관계에서의 갈등, 사생활에서의 결정력의 상실, 시험, 소음, 심지어 권태 등도 매우 위험한 스트레스 요인이라고 지적했다.

스트레스에 대한 의학계, 심리학계의 연구성과를 한마디로 말한다면 스트레스가 만병의 근원이라는 것이다. 현재 인간이 겪는 질병의 대부분은 스트레스에서 기인하거나 스트레스가 상황을 악화시킨다는 사실은 이미 반론이 없는 의학계의 정설이다.

- 만성적 스트레스 요인 : 결혼생활의 부조화와 갈등, 암이나 당뇨병 같은 만성병, 가난, 좁은 생활공간, 복잡한 일터, 너무 많은 작업 업무, 도시의 매연·공해·소음
- 시한적 스트레스 요인 : 사랑하는 사람의 사망, 암 같은 치명적인 질병, 직장을 잃음, 이혼, 홍수나 폭풍 같은 천재지변, 원자로 누출이나 전쟁 같은 인재
- 생활 속에서의 순간적 스트레스 요인 : 식료품 장보기, 불친절한 점원, 여름철의 무더위, 열쇠를 분실, 폭설·장마, 안경 부서짐이나 분실, 줄서기, 출근길의 교통체증

스트레스를 해소하기 위해 사람들은 술이나 마약을 찾고, 커피나 담배를 애용한다. 하지만 이런 스트레스 해소용 기호품들이 더 큰 스트레스 요인으로 작용한다. 캐나다의 토론토 대학에서 발행한 학생들과 교직원들을 위한 건강지침에는 스트레스 촉진제(tress enhancers)로 담배와 커피, 설탕, 약물과 술, 그리고 안정제를 들고 있다.

한국사람은 매사에 적극적이고 무슨 일에든 일등을 하려고 혈안이다. 술 소비량에 있어서도 세계수준에 뒤떨어지지 않는다. 술 없이 못 산다는 사람은 술의 노예이다. 중독이란 자신의 의지와는 상관없이 끌려 들어가는 것을 의미한다. 마약 중독자가 마약을 끊고 싶어도 그의 의지는 썩은 새끼줄에 불과하다. 술을 끊고 싶고, 담배를 끊고 싶어도 잘 안 된다는 말은 자기의 의지로 다스릴 수 없는 중독성을 갖고 있다는 것이다.

96년 12월 30일자 미 일간지 〈유에스에이 투데이〉는 스트레스에 대한 의학 뉴스를 소개하였다. 스트레스를 받는 사람은 받지 않는 사람보다 2.5배 더 감기에 걸리기 쉽고, 외부로부터 들어오는 병균을 막는 항체가 약화된다고 했다.

"만성적 스트레스는 속도가 느린 독약(slow poison)과 같다."라고 밝혔다. 매일의 스트레스에 대한 반응으로 분비되는 생화학적 물질은 몸 자체를 서서히 죽이는(slowly killing itself)후유증을 낳는다. 이 화학물질은 특히 우리 몸의 국방부에 해당하는 면역체를 약화시킨다. 이런 결과로 암이나 각종 질병이 유발되는 것이라고 지적했다. 스트레스로 분비되는 홀몬은 소화기관과 폐를 갉아먹고 위궤양과 천식을 불러 일으킨다. 그리고 심장기능을 약화시키거나 뇌졸증이나 각종 심장질환을 일으킨다.

스트레스가 중앙 통제소를 갖고 있다면 그것은 한 쌍의 내분비선인 부신(副腎)과 긴밀히 연결되어 있다. 이들 기관들은 혈압, 심장박동, 체온, 수면 패턴, 허기, 갈증과 생식 기능 등을 조정한다. 부신은 스트레스 호르몬인 도파민, 에피네프린, 노어에피네프린, 코티졸 같은 호르몬을 생성하고 분비한다. 부신호르몬은 혈액의 흐름이나 호흡에 대한 신체의 기능을 갖고 있어 이 호르몬의 양이 조금만 변해도 건강에 큰 해로움을 입는다. 도파민도 약간만 분비되어도 혈관을 축소하고 혈압을 올린다. 그리고 에피네프린의 변화도 당뇨병이나 천식을 일으킬 수 있다.

만일 부신이 코티졸 생산에 일손을 놓으면 비만, 심장병 또는 골다공증을 일으킬 수 있다. 그러나 코티졸이 너무 많으면 여성들에게 남자 같은 근육이 발달하고 수염이 나며, 남자들에게는 대머리를 유발시킨다.

부신수질에서 생산되는 에프네프린은 보통 강심제로 이용되어 수술 시에 순환의 허탈상태에 혈압을 끌어 올리는데 이용된다. 그 효과는 상당히 복잡한 듯이 보이지만 모두 교감신경 자극으로 유발되는 반응이다. 즉 에피네프린에 의해 심장박동수가 늘어나 혈관이 축소되어 혈압이 오르며, 간에서 포도당이 유리되고, 피로에 대한 내력이 강화되며, 기모근이 수축하고, 동공이 확대되며 장 운동이 억제되는 등은 모두 교감신경 흥분 효과이다.

하지만 최근에 학자들은 스트레스에 반응하여 부신에서 생산되는 에피네프린이 혈액세포에서 잠재적으로 유해한 변화를 유발하는 것을 발견했다. 에피네프린은 혈관 보수에 책임을 진 세포인 혈소판을 자극하여 ATP라는 다량의 물질을 분비한다. 다량의 ATP는 혈관을 급격히 좁게 하고 피의 흐름을 막아 심장마비나 뇌졸중을 야기시킨다고 뉴욕 코넬 메디칼 센터의 심장

전문의 토마스 픽커링(Thomas Pickering)박사가 보고했다.

카네기 멜론 대학교의 셀돈 코헨 박사는 코티졸도 면역체에 손상을 준다고 보고했다. 400명을 대상으로 스트레스 정도를 측정하고 코에 감기 바이러스를 주입시켰더니 그들 중 90%가 감기에 걸렸고, 감기에 걸린 사람들이 코티코트로핀 분비요인(CRY)이 높아졌던 것이다. CRY는 면역체에 장애를 일으키는 것으로 이미 판명되었으므로 이러한 관찰 결과는 스트레스를 받는 사람들이 감기에 더욱 잘 걸린다는 사실을 설명해준다고 코헨 박사는 주장했다.

스트레스 호르몬은 류마티즘을 일으키는 것으로도 알려졌다. 부신에서 생성되는 프로락틴 호르몬은 뼈 마디를 붓게 하는 세포를 유발시킨다. 아리조나 주립대의 캐트린 매트(Kathleen S. Matt)박사는 류마티즘을 앓는 100명을 대상으로 연구한 결과 이들이 류마티즘을 앓지 않는 사람들보다 스트레스를 더 많이 받는 사람인 것을 발견했다. 스트레스는 류마티즘의 원인이 되는 프로락틴 호르몬의 분비를 촉진한다.

위에 예를 든 몇 가지 연구보고 외에도 수많은 스트레스 관련 연구 논문들이 꼬리를 물고 발표되고 있다. 이런 연구들 중 어느 것 하나도 스트레스가 질병을 유발한다는 결론에 도달하지 않은 것은 없다. 현재 병원을 찾는 환자의 75% 내지 90%가 스트레스로 인한 질병에 시달린다는 사실은 결코 과장이 아니라는 것이 분명하다.

12. 체질과 유전

체질은 부모에게서 이어받지만 대부분의 질병은 유전되지 않는다. 물론 체질에 따라 장부의 허실이 있는 것은 사실이고, 그 허실에 따라 병이 쉽게 오는 경우도 허다하다. 하지만 금이 간 그릇도 조심스럽게 사용하면 오래 쓸 수 있듯이 체질적으로 약한 부분도 관리만 잘하면 병에 걸리지 않는 법이다.

피부색은 유전일 수 있지만 피부병은 유전이 아니다. 눈의 색깔은 유전일 수 있지만 눈병은 유전이 아니다. 소음인은 본시 비위가 약하게 태어났다고 하지만 위장병 자체는 유전이 아니다. 우리에게 질병을 가져다 준 것은 조상들이 아니라 생활습관이다. 거기에 산업사회가 가져다 준 기생충과 오염 물질의 작용이 결정적이다.

우리는 원하기만 하면 병원 신세를 지지 않을 수 있고, 또 피치 못해 질병을 얻었다 해도 스스로 치료할 수가 있다. 그런데 우리들 대부분이 단지 마음만 원할 뿐 실제 행동은 건강한 삶을 원하지 않는 것처럼 살아가는 데 문제가 있다.

다시 강조하지만, 건강을 지키기 위해 우리가 해야 할 첫 번째 일은 몸의 침입자인 기생충과 오염 물질을 없애주는 것이다. 이것이 바로 건강을 지키는 첫 번째 단계이다. 그 다음으로는 그 기생충과 오염 물질의 출처를 찾아야 한다.

이것들이 어디에서 왔을까, 왜 하필 나에게 들어왔을까, 어떻게 이처럼 많이 체내에 존재하는 것일까, 나의 생활 방법이나 형태에 문제가 있지는 않았을까…….

지나온 삶을 돌아보고, 자연의 섭리에 부응하지 못한 삶을 반성해보며, 그릇된 삶의 양식을 과감히 바꾼다면 우리의 몸은 즉시 면역 능력을 회복하여 질병을 능히 이길 수 있게 될 것이다. 체질은 타고난 것이지만 건강은 후천적인 관리로 이루어진다는 것을 기억해야 한다.

13. 음식과 수면

저녁 식사 때 돼지고기 요리나 커다란 피자, 또는 풀 코스 메뉴를 먹은 날 밤에는 위장이 그 요리를 소화시키느라 투쟁을 벌이고 있기 때문에 편안히 잘 수가 없다. 그에 비해 가벼운 식사는 우리를 편안하게 자게 해준다. 이상적인 저녁식사는 과일 같은 탄수화물이나 빵 한조각을 먹는 정도다. 튀김요리, 소시지, 스테이크 같은 지방질이 많은 음식은 소화가 어려워 우리 소화기를 장시간 힘들여 일하게 만든다.

탄수화물 함유 식품들은 이와는 달리 위장을 편안하게 안정시키기 때문에 잠들기 쉽게 도와준다. 탄수화물을 함유하고 있는 식품은 국수, 빵, 밥, 감자, 과일, 당과류 등이다.

피로감을 몰아내는 작용을 하는 것은 무엇보다도 단백질 식품들이다. 고기, 소시지, 치즈, 유제품 등이 여기에 속한다. 그러므로 단백질 식품을 어느 정도 섭취했느냐에 따라 잠이 잘 오느냐 안 오느냐가 달려있다. 단백질 기초 성분인 타이로신을 함유하고 있는 식품들은 잠을 빼앗아 간다. 이 성분은 우리에게 활기를 주고 각성효과를 주는 호르몬들(도파민, 노르에피네프린)을 만들어 내기 때문이다. 그러므로 이런 식품들은 낮에 섭취하는 것이 좋다.

밤에 잠이 잘 들려면 저녁때 역시 단백질 기초 성분인 '트립토판'이 함유된 식품을 섭취하는 것이 필요하다. 트립토판에서는 수면 호르몬인 멜라토닌이 만들어져 우리를 편안하게 잠들도록 해주기 때문이다.

잠을 잘 오게 하는 식품 : 저녁 식사 때 트립토판 함유 식품 섭취

■ 닭, 오리, 칠면조 고기

- 케이크 등 당과류
- 탄수화물이 함유된 과일이나 말린 과일(바나나, 파인애플, 대추야자, 무화과)
- 호두와 땅콩류
- 다양한 형태의 국수

잠을 방해하는 식품 : 오전과 낮에는 타이로신 함유 식품 섭취

- 통밀빵과 밀플레이크
- 저지방 우유
- 치즈
- 두부
- 요구르트
- 기름기 없는 살코기, 생선
- 달걀
- 콩류

14. 각성제

불면으로 고생하는 사람이라면 오후 무렵부터 커피, 콜라, 홍차 등은 피해야 한다. 그 안에 들어있는 카페인은 마신 지 몇 시간이 지난 후까지 잠을 이루지 못하게 하는 '각성제'이다. 녹차도 마찬가지다. 녹차 역시 우리에게 활력을 주기 때문에 잠들기 위한 음료수로는 적절하지 않다. 초콜릿도 주의해야 한다. 초콜릿 속에도 카페인과 비슷하게 우리를 흥분시키고 원기를 북돋아 주는 성분이 들어있다. 고추 종류도 불면증이 있는 경우에는 저녁식사 때 먹지 않는 것이 좋다. 매운맛을 내는 '캡사이신'이라는 물질이 우리를 정신 들게 하고 활동적으로 만든다. 그 성분이 대사를 촉진시키고 혈압을 높이기 때문이다.

제7장

몸의 열
(신열)

1. 열과 아토피

아토피성 피부염을 앓는 아이들은 열이 과도하게 발생해 문제가 되는 경우가 많다. 원래 아이들은 성인보다 열이 높은 편이다. 갓 태어난 아기의 경우 몸 속에서 생성돼 외부로 방출되는 열이 성인보다 훨씬 높다. 한방에서는 이를 '순양(純陽)의 몸'이라 한다. 순양이란 생명력이 넘치게 하고 자라나게 하는 데 근본이 되는 기운을 말한다. 사람이 죽으면 몸이 싸늘하게 식는다. 결국 열은 생명력의 또 다른 표현이며, 생명력은 열의 형태로 표출된다.

열은 원활히 순환돼 소모되면 큰 문제가 없지만 순환이 잘 되지 않으면 문제를 일으킨다. 특히 피부에 직접적으로 나타난다. 갓 태어난 아기의 얼굴에 피부염이 있다면 아직까지 열독이 빠지지 못했다는 뜻이다. 장작불을 피우면 불 기운이 위로 올라가는 것을 볼 수 있는데, 이처럼 우리 몸의 열독도 위로 올라가서 얼굴에 증상을 나타내게 된다. 부끄럽거나 술을 마셔서 열이 오르면 얼굴이 먼저 붉어지는 것과 같은 이치이다.

그러나 시간이 지나면 뭉쳐진 열독은 넓은 범위로 뻗치지는 않지만 독기는 훨씬 더 강해진다. 따라서 피부 증상이 더 심해지고 오래가며, 증상이 나타나는 부위도 달라진다. 구체적으로 보면 생후 1~2개월 무렵에는 양 볼에서부터 번져나가 머리·목·이마·손목·팔·다리·엉덩이에 까지 나타난다. 처음에는 가려움증을 동반한 붉은 반점으로 시작해서 작은 수포가 생기고, 이 수포가 터지면서 눅눅한 껍질 같은 것이 생기기도 한다. 돌이 지나면서부터 몸통이나 팔·다리 등으로 퍼져 나가고, 서너 살 이후에는 팔·다리가 접히는 부위로 옮겨간다.

이러한 증상이 2년 이상 지속되면 만성화 병변이 시작된다. 피부가 검게 변하고 두꺼워지며 상처가 잘 아물지도 않고, 약을 바르거나 먹어도 잘 듣지 않는다. 몸에 해로운 독소가 열을 더욱 강력하게 발생시켜 악순환을 일으킨 것이다. 몸 속에 열독이 강해지면 강해질수록 오히려 손과 발은 차가워지고, 차가워진 기운의 영향으로 피부는 더 약해진다.

2. 열과 코피

열이 있는 아이는 얼굴색이 하얗고 피부가 얇아서 감정이 변화하거나 살짝만 자극을 주어도 붉은 기운이 돌고 진액이 소모돼 물을 벌컥벌컥 마시려 하고 특히 찬물을 좋아하는 경우가 있다. 또한 대변이 굳는 현상도 나타난다. 하지만 꼭 변비가 되는 것은 아니고 장 자체가 열에 의해서 예민해지면 '열선(熱線)'이라고 해서 멀리서도 들릴 정도로 펑펑 터지는 대변을 보게 된다. 참을 수 없을 정도로 바로 화장실에 달려가야 하는 것이 바로 열로 인한 설사 증상이다.

또 열이 많은 아이는 물을 마시는 것이나 대변을 보는 데에만 문제가 나타나는 것이 아니라 코피도 자주 흘리게 된다. 실제로 코피를 자주 흘리는 아이들 중 다수는 몸이 허해서라기보다 열이 많아서 나는 경우인데 한번 코피가 나면 잘 그치지 않는 특징이 있다.

엄마들은 아이에게 무슨 큰 병이라도 난 것은 아닌가 걱정을 하고 병원으로 달려가기도 하지만 별다른 질병의 징후도 못 찾기에 단지 '위로'만 받고 돌아온다. 코피를 자주 흘리는 아이들을 위해서 코피를 멎게 하는 해결책을 찾기보다는 한방 치료를 통해 인체에 발생하는 열을 식혀서 저절로 멎게 해야 한다. 반면 언제 난 지도 모르게 코피가 나오고, 평소에도 어지럽다고 하며 자주 쓰러지는 아이들은 열을 식히기보다는 보약을 먹이는 것이 좋다.

3. 열(熱)제거

아토피성 피부염은 크게 열증과 한증으로 구분할 수 있다. 몸 속에 열이 있는지 없는지를 구분하는 것은 이 때문이다. 그런데 대개 아토피성 피부염을 앓고 있는 아이들은 몸 속에 지나치게 많은 열을 담고 있다.

이 때문에 찬물이나 찬 음식을 좋아하고, 잘 때 이불을 잘 덮지 않으며 차가운 벽에 붙어서 잔다거나, 머리가 뜨겁고 땀을 많이 흘린다. 이런 증상을 한방에서 '속열'이라고 한다. 체온계에서는 나타나지 않지만 속에 열이 많아 나타나는 증상이다. 이는 비정상적인 내부에 담이나 어혈을 생성시키고, 외부에서는 피부나 점막 등에 과민반응을 일으키게 된다.

요즘 아이들은 담백한 음식보다 단 음식을 좋아하는데, 이것도 몸 속의 열을 올라가게 한다. 담백한 음식은 '음(陰)'에 해당하며 몸 속에서 기를 저장하고, 단 음식은 '양(陽)'으로 기를 발산하는 역할을 한다. 건강을 유지하려면 반드시 이 두 가지가 균형을 이뤄야 하는데, 담백한 음식보다 단 음식을 더 많이 먹으면 자연히 몸 속에 당질이 많아지고, 음양의 균형이 맞지 않아 자연히 열이 올라가게 된다.

4. 활성적인 소화와 피부 제거

자연을 멀리하는 문화생활은 점진적으로 건강을 잃게 된다. 건강의 주체인 우리 스스로 건강에 노력하지 않으면 건강을 상실하게 된다. 병이 들면 사람들은 스스로 의사를 찾아가 질병을 알리고 의사의 처방을 받아 약을 구입하여 먹음으로써 질병에서 벗어 나려고 한다. 자연은 우리들에게 물, 공기, 흙을 무상으로 제공하여 건강에 필요한 기묘하고 불가사의한 귀중한 보물의 역할을 하며 제한 없이 우리들에게 제공하고 있다.

병에 걸리면 병의 상태를 알리는 병리학과 치유방법인 치료학이 등장한다. 식생활이 좋지 않거나 스트레스를 많이 받으면 우리 몸에 병은 점점 진행되며 병 증상이 다종다양하게 나타난다. 병이란 건강이상에서 오는 것이다. 일찍이 히포크라테스는 "질병이란 없다. 오직 환자가 있을 뿐이다."라고 했다. 몸에 병의 증상이 나타나면 이를 회복시키는데 모든 사람들은 신경을 쓴다. 자신의 그림자를 파괴할 수 없는 복서(Boxer)와 같이 질병과 싸워 승리할 수 없는 것이 의약일 수 있다.

병리학과 치료학에 의지하지 않고 "신열의 균형"을 위해 병으로부터 탈출하여 건강을 회복하려면 자연요인인 공기, 물, 빛, 흙 등을 충분히 사용하면서 적당한 영양소를 생체와 생과로부터 얻도록 노력하면 곧 건강을 찾을 수 있다.

질병은 건강 무지에서 온다. 질병의 치료란 소화작용을 원활하게 하고 피부관리를 잘 함으로 질병을 멀리 할 수 있다.

부조리한 생활의 습성으로부터 벗어나 자연을 충분히 알고 활용하는 것이 건강의 길이며 의사나 병원에서 주는 이상한 자극으로부터 자유로운 상태를 갖는 것이 절대적으로 요청된다.

우리들의 각 기관이 정상적으로 방어작용(면역)을 증진 시키는 것이 완전한 건강의 길인 것이다. 이러한 결과는 숙명적으로 자연법칙에 기초하여 매일 우리 스스로의 자극으로 자신의 건강을 유지해 나가는 것이다.

건강이란 보편적인 질서에 나타나는 것이지 유명하고 신성한 학술협회 결과나 종합병원의 의사로부터 얻는 것도 아니다.

여기에 설명하는 건강생활의 충언은 각기 누구든 피부를 활성화 하며 잘 씹고 침을 섞어 삼키며 호흡활성, 취침, 적절한 생리적 운동을 실천하고 자기 자신의 정상작동을 부양하기 위해서 영양작용의 식품으로 생활을 이루어 나가야 한다.

건강은 신체기관의 작동의 활성화이다. 따라서 신체기관 작동의 저하는 병이 들게 하고 신체기관의 작동이 마비되면 죽음에 이르는 것이다. 그러므로 건강 문제는 기관 작동의 의지이지 세균이 아니라는 것이다.

좋은 소화를 갖도록 유도하고 속박된 피부를 활력적으로 작동시켜 정상적인 피부 호흡을 이루도록 생활양식을 바꾸는 데 있다. 좋은 소화는 신체의 혈액상태를 순수하게 하고 피부배출을 활성화 하여 유해하고 불건전한 것들을 체표를 통하여 뽑아 버려야 한다.

완전한 건강은 좋은 소화의 형성이며 섭취한 식품의 건전한 발효를 이루는 데는 섭씨 37도 정도의 체온이라야 한다. 위장에 고열이 없으면 소화를 정상적으로 이루므로 병은 발생하지 않는다.

5. 음식의 균형과 조화

몸에 좋은 음식도 지나치면 독이 된다. 사람의 몸에서 가장 중요한 것은 균형과 조화라는 사실을 잊으면 안 된다. 산삼이 몸에 좋다고 해서 밥 대신 산삼만 먹으면 결코 건강할 수 없다. 왜냐하면 균형을 잃기 때문이다.

음식은 원래 서로서로 해독작용을 하게 되어있다. 즉 이 음식을 먹으면 저

음식을 해독하고 저 음식을 먹으면 이 음식을 해독한다. 그래서 모든 음식을 골고루 먹으라고 하는 것이다.

한 나무에 있는 꽃과 잎이 좋아하는 것이 서로 다르다. 사람도 마찬가지이다. 어떤 한 가지가 몸에 좋다고 그것만 먹으면 결코 도움이 되지 않는다. 몸의 또 다른 부분에는 해로울 수도 있기 때문이다. 그러므로 이것저것 골고루 먹으면 온 몸을 고루고루 좋게 해준다.

한국사람은 왜 밥을 먹을까? 이것저것 먹어봐도 밥만 한 음식이 없다는 것을 수천 년에 걸쳐 터득해왔기 때문이다.

6. 식품과 성인병

화학 물질이 첨가된 모든 식품은 결코 건강에 도움이 되지 않는다. 채소 종류도 농약 같은 유해물질이 들어 있으므로 조심해야 하지만, 특히 깡통이나 비닐, 플라스틱에 포장된 정제식품들은 문제가 크다. 정제 식품들은 입맛을 내기 위해 첨가제를 넣는데, 이 첨가제들은 주로 화학물질로 구성되어 있기 때문에 인체에 해롭다. 이것들이 체내에서 대사되지 않고 축적되면 심각한 상황에 이르게 된다.

노인에 비해 젊은 사람들은 독소를 배출하는 신장이나 간의 해독작용이 원활하기 때문에 오염 물질이 체내에 들어와도 심각한 느낌을 받지 않는 경향이 있다. 그러나 그것은 느낌일 뿐 날마다 한 웅큼씩 인공색소가 체내로 유입될 때, 즉 배설보다는 유입이 더 많을 때 머지않아 만성 성인병의 원인으로 작용하게 된다.

따라서 신장과 간의 기능이 떨어지는 40대 이상의 성인들은 특히 화학 용해 물질의 체내 축적에 대해 신중히 생각해야 한다.

　겨울날 가벼운 눈이 천천히 쌓여 아름드리 나무의 가지를 찢어 버리는 것처럼, 일상 생활 습관 속에서 소리 없이 쌓이는 독소들이 언젠가 건강에 치명적인 타격을 입힐 수 있다는 것을 항상 염두에 두어야 한다.

　인공색소가 들어있는 음식은 아예 피하는 것이 좋다. 유기농법으로 생산한 싱싱한 재료를 사서 집에서 직접 만들어 먹는 음식이 가장 좋다. 암 환자들은 건강한 사람보다 훨씬 더 많은 영양분이 필요하다. 그래서 기운이 떨어지면 고기를 먹어야 한다고 생각하는 환자들이 많은데, 암이나 난치병에 걸린 사람은 당분간 채식이나 생식 위주로 하는 것이 가장 좋다. 고기는 암 치료에 도움이 되지 않는다. 고기를 먹는 것은 단백질 섭취를 목적으로 하는 것인데, 채식 중에서도 강낭콩이나 대두콩은 소고기보다 단백질을3~6개 가량 더 함유하고 있고, 칼로리도 3,4배 더 많다. 더구나 콩 종류는 항암효과도 있다.

　육식의 환상에서 벗어나야 할 때이다. 소고기나 돼지고기도 중금속이나 화학물질로 오염되어 있다. 고기를 섭씨 100도에서 20분 동안 삶아서 먹으면 즉, 불고기나 생 갈비 형태가 아닌 탕으로 먹는 것이 더 좋다.

　날 것으로 먹거나 불고기 등으로 먹으면 반드시 기생충에 감염된다. 불에 익히면 기생충이 죽을 수도 있지만, 거의 모든 경우 기생충은 우리가 사용하는 젓가락에서 옮게 된다. 익힌 고기와 생고기 사이를 왕래하는 젓가락에 이미 기생충 알이 묻어오는 것이다. 기생충에 감염되면 기생충이 몸의 면역성을 떨어뜨리기 때문에 그만큼 손해이다.

　미국산 소고기, 닭고기, 돼지고기 등에서는 농약, 항생제, 성장 호르몬 등 발암물질들이 발견된다. 그것들은 동물들의 사료에 첨가되기 때문에 피할 길이 없다. 토양이나 축사 같은 데서 직접 옮기도 한다. 동물 사료에는 콜로데인, 디디티, 딜드린 같은 농약이 함유되어 있다. 또한 미 농산부의 보고서에 따르면 동물들의 조직 세포에 들어있는 항생제 중 40가지는 발암물질이고, 다른 18가지는 출생 결함을 일으켰다. 닭에서도 발암물질은 발견된다.

90%에 이르는 미국의 가축들은 성호르몬제 주사를 맞는다. 성호르몬은 체내에서 자연스럽게 생성되는 것이기 때문에 특별히 주사할 필요가 없는데도 빨리 키워서 돈을 만들어야 하는 업자들에게는 그런 주사가 필요한 모양이다. 성호르몬제에도 발암물질이 들어 있는 것은 물론이다.

고기 속에 들어있는 발암물질들은 우리가 육식을 즐기는 사이 우리 몸에 들어와 축적된다. 혈액 속에 디디티가 들어 있는 여성은 그것이 들어 있지 않은 여성보다 유방암에 걸릴 확률이 4배에 이른다는 보고도 있다.

곡류에는 보통 농약 같은 발암물질이 들어 있지 않지만, 곡류를 수확하는 과정에서 발암 농약이 많이 사용되어 농부들에게도 위협이 되고 있다. 미국이나 스웨덴에서 연구한 결과로는 제초제를 자주 접하는 농부들 사이에서 림프종, 백혈병, 뇌암 등이 일반인보다 5, 6배나 더 많이 나타난다고 한다.

현미, 쌀, 보리, 밀가루, 옥수수빵, 크래커, 머핀, 마카로니, 오트, 팬케이크 등은 매우 안전한 식품들이다. 채소는 유기농산물을 섭취하는 것이 좋다. 유기농이 아닌 것은 거의 모두 오염되어 있고, 간혹 유기농산물도 오염된 경우가 있다. 이미 수년 전에 농약을 뿌린 밭에는 농약의 잔재가 여전히 남아있어 오염시키는 것이다.

미국 소비자 안내서에 보면 유기농산물이 아닌 브로콜리, 양배추, 홍당무, 샐러리, 매운 고추, 구운감자, 메주콩, 파슬리, 시금치, 토마토 등은 모두 오염되어 있었다. 아스파라거스, 비트, 오이, 오이피클, 서양무, 서양호박, 서양고구마 등은 유기농 여하를 막론하고 오염되어 있다. 주스종류도 유기농 산물이 아닌 과일로 만든 주스에는 발암물질이 남아있다. 과일도 예외는 아니므로 반드시 순수 유기농산물을 섭취하기 바란다.

7. 산림욕과 건강

수림은 사람의 건강에 어떻게 이로운가

1)수림은 기온을 조절하는 역할을 한다. 수림은 냉각작용을 함으로 무더운 날씨에도 시원한 감을 준다. 그러므로 더운 여름철 한낮에 사람이 수림 속에 있으면 건강에 아주 이롭다.

2)수림은 공기 속의 먼지를 잡는다. 즉 먼지를 여과하여 맑은 공기를 대기 속에 내보낸다. 1정보에 있는 소나무는 년간에 36톤, 참나무는 56톤, 너도밤나무는 63톤의 먼지를 잡는다. 수림 속의 나뭇잎들은 또한 대기 속에 있는 방사성 오염물을 50%정도 잡는다. 그러므로 수림이 우거진 곳일수록 공기가 맑고 공기오염이 없거나 적으므로 사람 몸에 좋다.

3)수림은 공기 속에 있는 유해로운 물질을 줄일 뿐 아니라 그것이 퍼지지 못하게 만든다. 1정보의 수림은 1년 동안에 1800만입방의 공기를 정화한다.

4)수림은 또한 유해가스를 제거하는 역할도 한다. 예를 들면 대기 속 아류산가스의 함량이 수림의 나무 및 공기 속에서는 1입방당 0.07~0.32mg인데 비해 나무가 없는 곳에서는 1입방당 0.11~0.84mg이다. 이것은 사람 몸에 해로운 아류산가스 성분이 나무가 있는 곳에는 적고 없는 곳에는 많다는 것을 의미한다. 소나무나 유카리 숲은 건강에 좋은 향기를 함유한 공기를 제공한다. 아침에 일어나서 하는 심호흡은 생리적인 면에서도 좋다. 밤낮으로 심호흡을 수시로 하는 것은 폐에 좋은 영양을 주어 좋다.

산림이나 수풀 속에 들어가면 기분이 상쾌해지는 것은 누구나 다 느껴지는 것이다. 산림에 있는 거의 모든 나무에는 적고 많음의 차이는 있으나 테레빈유가 들어있다. 그리고 꽃들의 향기 속에도 테레빈유가 들어 있다. 산림의 공기가 몸에 좋다고 하여도 그렇게 자주 등산할 수는 없다.

그러나 우리 주위를 좀 살펴보면 집 근처나 직장근처 또는 도시에도 나무가 우거진 곳이 드문드문 있다. 산림이라고는 할 수 없지만 나무가 많이 우거져 있는 공원 등이 있으며 도로의 양 옆에는 서늘한 바람을 보내주는 가로수들이 우거져 있다.

산보를 할 때 그런 곳을 선택하여 걸으면 삼림욕의 효과를 얻을 수 있다. 자신의 체력에 맞게 숲길을 걷는 것이 행복감을 줄 수 있다. 숲길에 늘어선 나무와 풀꽃, 새들 덕분에 눈과 귀가 즐겁다. 숲에서 맘껏 신선한 공기와 산소를 들이마시면 뇌세포를 포함한 신체의 각 세포에 필요한 산소가 충분히 공급돼 신진대사가 활발해지므로 도시에서 운동을 할 때 보다 체중감량에 도움이 된다. 숲 속 나무에서 나오는 피톤치드가 우리 몸이 콜레스테롤을 합성하는 것을 막아 살을 빼는 데 도움을 준다.

다이어트는 걷기가 기본이며 산림욕은 유산소운동을 자연스럽게 할 수 있다. '숲길을 걷는 것이 얼마나 운동이 되겠느냐'고 반문하는 사람도 있을지 모르지만, 산림욕(자연스럽게 걷기)을 하면 상당한 에너지가 소모된다. 산림욕(4.08kcal/kg)은 속보(5.28 kcal/kg)나 수영(7.70 kcal/kg), 등산(7.26 kcal/kg)등 다른 유산소운동에 비해 에너지 소모량이 적지만 체지방을 효율적으로 태울 수 있다. 운동 강도가 높으면 에너지 소모는 많지만 몸이 곧 지치므로 오랜 시간 지속하기 힘들다.

산보는 다음의 원칙에서 하는 것이 좋다.

1)침엽수가 많은 곳을 골라서 걷는 것이 좋다.

일반적으로 활엽수보다 침엽수가 테레빈유를 더 많이 가지고 있으므로 소나무나 낙엽송이 많은 곳을 선택하여 산보하면 좋다.

2)여름은 삼림욕의 효과가 가장 높은 계절이다.

테레빈유의 방출량은 6~8월에 걸쳐 제일 많고 9월에 들어서면 줄어들고 겨울이 되면 극히 적게 나온다. 여름과 겨울을 비교해 보면 여름에는 겨울의 약 5배의 양이 방출된다.

또한 겨울에 낙엽을 밟으면서 산림 속을 걸어 다니면 독특한 향기가 풍겨온다. 이것은 나뭇잎들이 분해되는 과정에 상당한 양의 테레빈유가 나오기 때문이다.

3)저녁때보다 이른 새벽이나 오전 중에 산보하는 것이 좋다.

낙엽림 속에서 오전 6시, 10시, 오후 3시의 3번에 걸쳐 테레빈유의 양을 조사해 본 결과 오전 10시에 제일 많으며 그것은 오전 6시와 오후 3시의 2배에 달한다는 것이 확인되었다.

매일 산보하는 것이 불가능하면 주에 한번, 휴일의 오전 중에 산림 속을 천천히 산보해보라. 삼림욕을 하면 육체적으로나 정신적으로 축적된 피곤을 풀고 상쾌한 기분을 가지며 다음 생활을 활력 있게 해 나갈 수 있다.

8.식품 선택조건

식품 속의 독소에 노출되는 것을 최소화하기 위한 권고사항은 다음과 같다.

- 동물성 식품의 섭취를 줄이고, 약물과 호르몬제를 쓰지 않은 식품이 바람직하다.
- 자연적인 독성을 함유하고 있다고 알려진 식품의 섭취를 최소화 한다. 예를 들어 후추, 샐러리, 알팔파 뿌리, 땅콩, 하이트버튼 버섯 같은 것이다.
- 매일 똑 같은 식사를 하지 말고 다양한 식품을 섭취한다.
- 과일과 야채는 언제나 씻는다(물론 그런다고 해서 오염물질이 완전히 제거되는

것은 아니다.)

■ 가능하면 과일과 야채는 껍질을 벗긴다. 유기농법으로 재배된 것이 아닐 때는 반드시 껍질을 벗겨 먹는다.

■ 유기농법으로 생산된 사과, 복숭아, 포도, 건포도, 오렌지, 딸기, 상추, 샐러리, 당근, 완두콩, 감자, 밀가루만을 구입해서 쓰려고 노력한다.

■ 유기농산물이 나오는 곳을 알아보고, 그런 것을 보급하는 협동조합 구매단체에 가입하고, 상인들에게 당신이 원하는 것을 말한다.

■ 가공식품의 섭취를 줄이고 화학 색소와 인공 감미료가 들어 있는 식품의 섭취를 삼간다.

9. 산과 알칼리의 균형

우리 몸 병의 7할은 산성 체질에서 온다.

물이나 흙에도 산성과 알칼리성이 있듯이 인간의 몸에도 산성체질과 알카리성 체질이 있다. 인간은 체액은 중성, 정확히는 약알칼리성(pH 7.35~7.45)인 때가 진정한 건강체로 이 때에는 세균이 체내에 들어와도 번식이 안되고 사멸해 버린다. 그래서 체액을 항상 약알칼리성으로 유지하는 일이 건강의 기본이 된다.

우리들 몸은 생활이나 환경의 영향으로 산성 체질(pH 7.35이하)인 사람이 많이 있다. 병의 70%는 이 산성 체질에 의한 것으로서 나머지 30%는 알칼리 과잉에 의해서 일어난다. 알칼리 과잉의 경우는 여분의 알칼리가 저절로 장에서 배설되므로 실은 그 해가 적다.

산성 체질인 사람이 걸리기 쉬운 병은 당뇨병, 뇌일혈, 고혈압, 심장병, 신장병 등, 반대로 알칼리성 체질(pH 7.45이상)인 사람이 걸리기 쉬운 병은 위궤양, 천식, 암 등이다. 특히 암은 체액이 알칼리성의 극에 달한 결과이다.

그런데 우리가 햇볕을 쪼이거나, 노동을 하거나, 화를 내거나, 슬퍼하거나, 불안한 정신상태가 되면 체액이 산성으로 기운다. 이와 반대로 어두운 방에 있거나, 안정하며 쉬고 있거나, 마음이 편안하고 즐거운 정신상태에 있으면 체액은 알칼리성으로 기운다. 또 냉수욕은 체액을 산성화하고 온탕은 알칼리화한다. 고도와의 관계로는 등산할 때에는 알칼리화되고 하산 시에는 산성이 된다.

또한 자율신경의 활동으로서 교감신경이 긴장하면 체액은 산성화하고(교감신경 긴장증), 부교감신경(대표적인 것은 미주신경)이 긴장하면 체액은 알칼리화한다.(부교감신경 긴장증)

음식물로 따지면 육류, 생선 등의 동물성 식품과 곡류는 모두 체액을 산성화하고 곡류 이외의 식물성 식품. 즉 채소와 과일은 체액을 알칼리화한다. 우유도 알칼리성 식품이다. 특히 중요한 것은 삶은 채소는 체액을 알칼리화하지만 생 채소는 중성이며 체액을 약알칼리성으로 이끈다. 따라서 생 채소는 모든 질병을 고치는 효과가 있다.

흰 설탕은 체액을 산성화하고 석회질을 빼앗아 병약하게 하므로 성장기의 아이들에게 있어서 설탕의 과잉섭취는 상당히 해롭다.

우리들이 섭취하는 음식물은 체내에서 산화되어 회분과 가스로 분해된다. 이 가운데 회분은 가용성으로 혈액에 의해서 조직으로 운반되어 가는데, 회분 중에서 금속류는 알칼리성으로 또 비금속은 산성으로 체액 속에서 용해된다. 알칼리성이 되는 것은 나트륨, 칼륨, 칼슘, 마그네슘 등이며 그리고 산성이 되는 것은 유산(硫酸)이 되는 유황(硫黃), 인산이 되는 인(燐), 염소(鹽素), 탄소 등이다. 따라서 음식물 중에서 동물성 식품과 식물성 식품의 곡류는 산성이 되고, 곡물류를 제외한 식물성 식품의 대부분 특히 과일류는 알칼리성이다. 우유는 동물성 식품이기는 하지만 알칼리성 식품이며 과일의 신맛은 산성이지만 이런 유기산은 체내에서 연소되어 버리니까 신진대사가 이루어질 때는 알칼리성 식품이 된다.

우리들은 체액의 산과 알칼리의 조절에 이상적 식사를 하고 있으므로 지나친 육식이나 채식을 하지 않는 한 특별히 신경 쓸 것은 없다. 오히려 잘못된 현대영양학의 지식에 휘둘려 영양, 영양 하면서 육식을 편식하게 되면 체액은 산성으로 되어버린다.

우리의 몸은 체액이 약알칼리성인 때에 진정한 건강체이며 체액이 산성으로 기울면 아치도지스(산중독)가 된다. 인간 질병의 7할은 이것에 의해서 생긴다. 다행이 우리의 생체는 저절로 산과 알칼리를 조절할 수 있게 되어 있으며 가장 큰 역할은 폐와 신장이 감당하고 있다.

우선 첫 번째로 호흡중추에 의해서 체액의 산성이 높아지면 호흡의 속도를 빨리 하여 많은 양의 탄산가스를 방출함으로써 조절한다.

두 번째는 신장에서 산성의 오줌을 배설하여 체액을 조절한다.

세 번째는 간장의 활동, 간장은 단백질 대사에 의해서 암모니아를 만들고 그 암모니아가 산 과잉인 때에는 혈중에 들어가서 산성을 중화한다.

네 번째는 혈관의 작용. 산 과잉인 때에는 늘어나고 또 알칼리 과잉인 때에는 수축하여 산과 알칼리의 중화를 조절하게 되어 있다.

10. 주택

환경 공해가 심각한 오늘날 면역계를 지키기 위해서는 생활 속 유해물질을 우리 스스로 밀어내는 노력을 해야 한다. 쾌적해 보이는 현대 주택은 실은 온갖 유해 화학물질의 집합소이다. 건축자재와 가구, 생활용품은 인체에 유해한 각종 화학물질을 내뿜고 있다.

석유 부산물과 인공적으로 합성해 만든 합성 화학물질은 면역계를 교란시키고 암, 아토피, 불임, 태아 사산 등을 일으키기도 한다. 가장 대표적인 것이 환경호르몬이다. 환경호르몬은 환경을 오염시키는 화학물질이 정상적인 호르몬의 작용을 방해해 인체를 교란시키는 물질로 플라스틱, 합성세제, 식품, 건축자재 등에서 검출되고 있다. 환경호르몬은 남성의 정자 수 감소 뿐 아니라 면역계, 신경계 등 우리 몸 전반에 악영향을 준다.

유해 화학물질을 줄이기 위해서는 우선 합성 화학물질의 사용을 자제하는 것이 최선이다. 플라스틱, 합성세제, 방향제, 살충제, 화장품 등의 경우 쓰지 않아도 큰 지장이 없는 것이라면 가능하면 사용하지 말고, 꼭 필요한 것이라면 보다 안전한 천연제품을 이용하는 것이 좋다.

화학물질의 피해를 최소화하기 위해서는 환기도 철저히 해야 한다. 매일 아침 저녁으로 온 집안의 문을 활짝 열어 환기를 시키고, 실내공기를 오염시키는 휘발성 공해물질이 밖으로 나가도록 늘 신경을 쓰는 것이 좋다. 특히 새 집은 보다 철저하게 환기를 해야 한다. 현대식 생산 공법으로 만든 새 제품은 대부분 유해 화학물질을 발산하고 휘발성이므로 생산 직후에 유해물질 방출량이 가장 높다.

건강을 생각한다면 천연 자재로 지어 공기 소통이 원활한 전통 한옥이 가장 이상적인 주거 형태일 것이다. 그러나 현실적인 여건상 이것은 어려운 일이다. 차선책으로 가능한 한 재활용을 하고, 소비를 줄이는 것이 유해 화학물질의 피해를 줄이는 길이다.

합성 화학물질의 사용을 줄이고, 환기를 철저히 하는 것이 건강한 주 생활의 으뜸 수칙이다.

11. 좋은 의복

우리 몸에서 피부는 호흡작용과 노폐물의 배설 작용, 흡수작용, 체온조절 작용 등 중요한 기능을 한다. 따라서 피부가 제 기능을 다 하도록 바른 생활을 하는 것이 면역계를 지키는 길이다.

우선 피부에 직접 닿는 의복의 선택이 중요하다. 합성섬유로 만든 옷은 유해 화학물질을 내뿜고, 통풍과 흡수가 제대로 되지 않으며, 피부 마찰로 인한 정전기가 발생해 인체에 해롭다. 합성섬유 대신 천연섬유, 특히 순면으로 만든 옷이 좋다. 순면 제품은 피부로 배출된 땀과 노폐물을 흡수해 준다.

의복뿐 아니라 침구, 커튼 등 집안의 모든 섬유제품은 천연 소재를 이용하는 것이 유해 화학물질로부터 면역계를 지키는 길이다. 천연섬유 제품이라고 해도 새 옷이나 새 침구는 반드시 세탁을 한 후 이용해야 한다.

옷을 세탁할 때는 합성세제나 세탁 보조제는 사용하지 않는 것이 좋다. 합성세제의 찌꺼기가 옷에 남아 있으면 체내로 유입되어 인체 면역력을 떨어뜨릴 수 있다. 빨래는 세탁비누나 가루비누 등 천연성분 세제를 사용하고, 천연비누로 빨래를 하는 경우라도 잔류 성분이 남지 않도록 꼼꼼히 헹구어야 한다. 세탁한 옷은 햇볕이 들고 바람이 잘 통하는 바깥에서 말리는 것이 좋다.

진드기의 온상이 될 수 있는 침구도 자주 세탁하고, 털어주며, 또 햇볕에 말리는 것이 좋다.

옷을 입을 때는 꽉 조이거나 너무 두껍게 입지 않는 것이 좋다. 지나치게 두껍거나 조이는 옷은 피부 호흡을 방해해 피부 기능을 떨어뜨리므로 옷은 가능한 한 얇고 헐렁하게 입자. 피부로 산소를 충분히 공급하는 풍욕이 질병 치유법으로 주목을 받는 것도 피부 호흡의 중요성을 말해주는 것이다.

피부가 제대로 숨을 쉴 수 있도록 하는 것이 건강한 의생활의 으뜸 수칙이다.

12. 원활한 배설

면역력을 강화하기 위해서는 '쾌식'만큼이나 '쾌변'이 중요하다. 배설 작용이 원활하지 못하면 체내 독소가 만들어진다. 숙변으로 인해 체내 독소와 유해 가스가 생기면 장내 유익한 세균을 죽이고, 혈액을 오염시키며, 혈액순환을 방해한다. 또한 각 장부의 기능을 저하시켜 면역력을 떨어뜨린다. 따라서 정상적인 배설이 이루어지도록 적극적인 노력이 필요하다.

건강한 사람은 보통 하루에 1~3회 정도 변을 본다. 변이 황갈색으로 적당히 굳고 굵으며, 냄새도 적다. 그러나 변비가 있으면 장내에 대변이 비정상적으로 오래 머물기 때문에 변이 굳거나 건조하고, 배변의 횟수와 양이 감소해 불쾌감과 생리적 장애를 수반한다. 일반적으로 변비는 섬유소가 적은 식사, 수분섭취량의 부족, 스트레스나 정신적인 긴장, 불규칙한 배변 습관 등이 원인이 되어 나타난다.

쾌변 습관을 갖기 위해서는 규칙적인 생활을 하면서 가능한 한 정해진 시간에 배변을 하는 것이 좋다. 매일 아침 화장실에 가서 배변을 시도하는 습관을 들이자. 배변이 느껴지면 참지 말고 바로 화장실에 가는 것도 중요하다. 또한 해조류, 야채, 과일, 잡곡 등 섬유질이 풍부한 음식을 충분히 섭취하고, 물을 자주 마시는 것이 좋다. 항상 배를 따뜻하게 하고, 긍정적인 생각을 하도록 하자.

13. 바른 자세

면역력이 제 기능을 하기 위해서는 우리 몸의 척추를 비롯한 골격이 정상적인 위치에 반듯하게 있어야 한다. 우리 몸의 골격에는 근육, 신경혈관, 림프액, 장부가 서로 연결되어 있다. 따라서 골격이 휘어지거나 정 위치를 벗어나게 되면 몸 전체에 악영향을 주고 면역력을 저하시킨다.

우리 몸의 중심축이라고 할 수 있는 척추는 경추 7개, 흉추 12개, 요추 5개, 그 밖에 천추와 미추로 구성되어 있다. 척추가 비뚤어지면 신경의 흐름이 원활하지 못해 정상적인 생활을 하기가 힘들어질 수 있다. 척추가 바르지 못해 난치병을 얻는 사람이 의외로 많다. 자세를 바르게 유지해 몸의 기둥인 척추를 보호하는 것이 무엇보다도 중요하다.

척추를 비롯해 온 몸의 골격을 바르게 유지하기 위해서는 평소 바른 자세를 가져야 한다. 특히 장시간 앉아서 일하는 직장인이나 학생들은 척추에 큰 부담을 주므로 자세에 더욱 신경을 써야 한다. 앉을 때는 척추를 바로 세우고 의자 등받이에 똑바로 기댄 채 앉고, 짬짬이 일어나 기지개를 펴고 스트레칭으로 몸의 균형을 잡아주는 것이 좋다.

앉을 때뿐 아니라 걸을 때나 누울 때도 자세를 바로 해서 척추가 휘어지지 않도록 해야 한다. 두꺼운 요나 푹신한 침대는 척추에 부담을 주므로 가능한 한 딱딱한 침구를 사용하는 것이 좋다.

평소 일을 할 때도 지나치게 한 자세만 유지하지 말고 고루 움직이도록 하자. 한쪽 다리를 꼬아서 앉는 습관이나 굽 높은 구두는 척추에 부담을 주므로 피하는 것이 좋다.

14. 알맞은 체중

현대인에게 비만은 건강을 위협하는 큰 적이다. 적정 체중을 유지하지 않으면 인체의 신진대사는 물론이고 면역기능 역시 원활하게 이루어지지 않아 각종 병을 부추기게 된다. 고혈압, 심장병, 중풍, 당뇨병 등 오늘날 문제가 되고 있는 성인병은 과체중이 주요 요인인 경우가 많다. 적절한 체중 관리는 고혈압의 발병률을 34%나 감소시킨다는 연구결과도 있다.

비만 가운데 가장 해로운 것이 복부비만이다. 배가 나오면 횡격막을 압박하기 때문에 심장의 정상적 운동을 방해하고 복부에 축적된 지방이 내장 각 기관의 활동을 저하시킨다. 따라서 과체중인 사람은 무엇보다 표준 체중을 유지하려는 노력을 해야 한다. 일반적으로 표준체중을 계산하는 공식은' 신장 − 110' 또는 '(신장−100)×0.9'이다.

적정 체중을 유지하기 위해서는 소식하고, 육식이나 지방보다 생 야채를 중심으로 한 식사를 하며, 꾸준히 운동하는 것이 좋다.

체중을 감량하기 위해 운동을 할 때는 유산소 운동과 무산소 운동을 병행해야 한다. 걷기, 조깅, 수영 등 유산소 운동은 산소 공급으로 체지방을 분해하는 역할을 한다. 단 쉬지 않고 30분 이상 계속하고, 운동의 강도는 약간 숨이 찰 정도로 해야 제대로 효과를 볼 수 있다.

단거리 달리기, 팔 굽혀 펴기, 웨이트 트레이닝 등 무산소 운동은 우리 몸의 근육을 키워 주는 역할을 한다. 우리가 섭취한 음식물을 분해하는 것은 근육이므로 무산소 운동을 통해 근육을 키워야 신진대사가 원활해지고, 여분의 칼로리가 지방으로 축적되는 것을 막을 수 있다. 근육을 키우면 몸무게가 늘 수도 있다. 그러나 체지방이 줄기 때문에 허리둘레는 줄어든다. 가장 문제가 되는 복부비만을 해결할 수 있다. 따라서 비만 해결을 위해 운동을 할 때는, 체지방을 줄이는 유산소 운동과 근육을 키우는 무산소 운동을 병행하는 것이 좋다.

15. 취미 생활

사람은 하기 싫은 일을 억지로 할 때 스트레스가 쌓이면서 면역력이 떨어진다. 반면 좋아하는 일을 할 때는 면역력이 올라간다. 즐거운 마음으로 하는 활동은 설령 좀 힘이 드는 일이라 해도 몸에 부담을 주지 않는다. 정신적인 만족으로 기분 좋은 피로감을 느끼게 해 숙면을 취하는 데 도움을 주기도 한다. 따라서 하고 싶은 일을 하면서 사는 것이 면역력을 강화하는 비결이라고 할 수 있다.

평소 자신의 일을 좋아하고 인생을 즐기는 자세를 갖는다면, 우리 몸의 면역력은 자연스럽게 높아질 것이다. 책임이 따르는 직업적 일을 마냥 즐겁게 받아들일 수 없다면, 신나게 할 수 있는 취미 활동을 찾아보자. 음악감상, 애완동물 기르기, 가정 원예, 미술, 강남스타일 댄스 등 자신이 좋아하는 취미 활동에 몰두하다 보면 저절로 면역력이 강화된다.

세계의 장수촌에 사는 노인들은 대부분 고령에도 불구하고 적당히 노동을 하고, 노래를 부르거나 춤을 추는 등 인생을 즐겁게 사는 나름의 비결을 갖고 있다고 한다. 즐겁게 몰입할 수 있는 대상을 만드는 것이 건강한 삶에서 큰 역할을 한다는 의미일 것이다. 건강한 취미 활동을 통해 면역 기능을 강화해 보자.

16. 영아기의 외기욕과 일광욕

피부를 튼튼하게 하고 온 몸에 산소를 공급해 면역력을 높이는 외기욕과 일광욕은 사계절 내내 부담 없이 즐길 수 있는 건강요법이다. 주의할 점은 허약한 아기, 너무 덥게 키운 아기들은 일광욕과 외기욕 시작을 조금 늦추거나 아주 천천히 적응할 수 있는 기간을 가져야 한다.

외기욕은 아기에게 특별한 이상만 없으면 생후 3주 무렵부터 시작하는데, 처음 2~3일은 집안의 창문을 열어 바깥바람을 쐬게 한다. 봄과 가을에는 오전 10시부터 오후 2시 사이, 여름에는 오전 10시 전후나 오후 3시 이후, 겨울에는 낮 12시부터 오후 4시 사이가 적당하다. 시간도 처음 2~3일은 5분간만 하고, 이후부터는 10분씩 늘려 시작한 지 두 달이 되면 한 번에 20분씩 하루에 두세 번 한다.

일광욕은 발목부터 시작해 온 몸에 햇빛을 쬐도록 해준다. 대개 생후 1개월이 지난 뒤에 시작하는 것이 바람직하며, 처음 4~5일은 방문을 열어 발목과 발에만 햇빛이 비치도록 한다. 익숙해지면 무릎, 허벅지, 배, 가슴, 온 몸의 순서로 햇빛을 쬐게 한다. 시간도 10분에서 20분으로 늘려 가는데 최대 30분을 넘지 않아야 한다.

17. 인체의 체온

사람들의 몸은 2가지로 둘러 쌓여 있다. 표피 중 대기와 접촉하여 신체를 둘러싼 것을 "피부"라고 부르고 그 내부 기관에 이르기까지 강으로 덮여진 것을 "점막"이라고 칭한다.

기관의 정상작용을 위해 피부와 점막에서 열의 균형을 조절한다. 건강의 문제는 열이다. 뜨거운 것은 생명의 특질이요 차가운 것은 주검의 특질을 나타낸다.

생활에서 정상적인 작용을 하는데 필요한 열은 섭씨 37도에서 생존하고 이보다 열이 높아지면 신체가 열을 가진다. 그러나 차가우면 기관의 작동을 마비시켜 시체로 변하게 된다. 기관이 정상적으로 성장하는데 보통의 열은 섭씨 37도 이지만 장의 점액질은 피부열 보다는 높다.

이러한 열의 균형은 인간의 신체기관에 정상 작동을 가능케 하여 "건강"의 원천을 이룬다. "질병"은 늘 가변성의 열의 불균형으로 신체내부의 열이 낮거나 높아져서 피부와 사지가 뜨겁고 허약하게 되고, 각가지로 기관의 작용에 마비현상을 야기 시키고 충혈과 빈혈을 만드는 것이다.

급성질환에서 열의 기원은 늘 뱃속이며 모든 기관에 전파하므로 건강을 위한 자연 방어력을 증진 시키기 위해 기관의 정화에 노력해야 한다. 내부 열이 밖으로 빠져 나오지 않으면 모든 만성질환이 나타나고 영양불량으로 독성의 근원을 만들어낸다. 이것은 장의 부패를 만든다.

인간은 생활 그 자체가 비정상일 때는 신열의 불균형을 창조한다. 우리 몸의 이상현상을 보면 내부에서는 무질서한 영양으로 열을 만들고 외부에서는 부적당한 의상으로 피부를 연약하게 한다. 부적당한 옷으로 몸을 둘러 쌓아서 인공적으로 덥게 하면 누진적으로 몸은 허약해져서 추위를 타게 된다.

소화가 어려운 식품의 섭취는 오랜 소화작용에 기력을 소진하여 위장의 벽과 점막에 충혈을 가져와 신체내부의 열을 높이는 것이다. 점액질에 열이 너무 많이 쌓이면 피부를 허약하게 만들어 모공으로 보내는 건강치 못한 물질을 유도할 수가 없게 되고, 피부와 혈액의 관계가 나빠져서 빈혈현상을 이루어 점막에 강제적으로 부조화를 이루어 점진적으로 충혈과 열을 부추기게 된다.

급성의 열의 불균형은 오한 또는 냉각으로서 정확하게 내부열로 외부를 냉각하는 특징을 가지며 생활습성이 나쁘면 허약 체질을 가지게 되고 충혈을 형성하며 기관을 염증성으로 만들어 나가게 된다.

신열의 불균형에서 체온이 최고로 높으면 빈사상태로 이끌어 사지와 피부를 차갑게 하는 한편 열로 인하여 내부를 황폐하게 할 뿐만 아니라 맥박의 교란으로 그 증상은 반사적으로 눈의 홍체에서 나타난다.

발진성 질환인 홍역, 천연두, 성홍열 등 같은 질환의 상태는 만성적 질환으로 들어가기 전에 기관의 정화를 이루어야 한다.

내부열은 대게 장에서 발생하기 시작하여 환자에게 열을 가져오며 신체의 기관에 직접적으로 난맥을 주어 위험에 빠지게 한다. 우리들은 손가락에 가시가 찔려 염증이 생기는 것을 신속하게 깨달을 수 있다. 우리 몸에 열이 높아지면 신장염, 맹장염, 급성 류머티즘 등과 같은 증후를 가져오게 된다. 그러므로 이러한 경우에는 신속하게 치유를 얻지 못하면 신열의 불균형을 가져오므로 점차 중증의 질병으로 빠질 수 있다.

내부열의 문제는 신체의 표면과 사지에 혈액순환을 불완전 하게 하므로 피부와 손발을 차갑게 만든다. 내부기관 중에서도 배속이 우선적으로 잘못된 상태로 신열의 불균형 조건이 되어 기관의 작동을 매일 근본적으로 변질시킨다. 이것이 장의 부패인 것이다.

장의 부패는 계속적으로 배속에 열을 조제하여 영양불량이 되고 여기서 발생하는 독성의 영향을 받아 환자의 생명을 황폐시키고 죽음에 이르게 하는 것이다. 이러한 사실을 오랫동안 관찰한 바 사고사나 노령으로 죽는 것 외에는 모두가 위장열에 의하여 죽게 되는 것이다.

18. 병은 신열의 불균형 때문

사람의 건강이란 신체 내부열에 대항하여 싸우는 것이다. 사람의 삶이 오직 체온을 불균형하게 하므로 환자를 만들고 요리에 의한 내부열과 옷과 외투는 대기에 발산하는 피부로부터 배출작용을 억제시킨다.

사람의 모든 지병은 이미 말한 바와 같이 세균이 아니고 난맥 즉 '작동'이 병든 것이다. 병들었거나 훼손되어 작동이 비정상적이라고 말하는 것은 신열에 균형이 부족하여 변질시켰다는 것이다. 그 밖에 종국적으로는 영양과 배설원인이 되는 작동의 변질에 의한 열의 높 낮음에 상응하는 기관의 열이다.

질병의 원인이 되는 것은 위장열이다. 이 열은 영양불량과 독성의 희생자들이 되게 하여 병들어 죽게 한다. 소화기구의 열은 부패 변질시킬 뿐만 아니라 호흡기와 피부와 영양과 배출 작동 또한 변질을 가져오게 한다.

심장도 계속적인 위장열의 자극으로 폐장에 혈액순환의 운동을 높이는 리듬을 만들어 낸다. 그래서 여기에 점진적으로 폐 조직의 충혈에 의하여 공기로 충당되어야 하는 그곳의 공간을 좁혀서 호흡기관의 작업용량을 축소시키게 되는 것이다.

피부는 사실상의 제 2차적인 폐와 신장이며 또한 그의 작동역할에 용량이 부족하면 신체 표면에 혈액의 정상 관계가 부족하게 되고 이로 인한 충혈로 내부에 열을 만들게 된다.

이와 같이 열 또는 발열로 사람이 죽는 것이지 세균에 의한 것이 아님을 강조한다. 건강은 열의 균형으로 기관을 정상적으로 작동하도록 하지만 오한은 급성으로 기관의 열이 불균형하기 때문에 작동에 난맥을 만들어내는 결과로서 대체로 기관에 병이 깊어가는 현상이다.

소화기구의 점액질이 섭씨 37도로 존재할 때 건강한 소화를 하게 되어 맑은 혈액을 생성하게 된다. 또한 이 체온이 표피에 존재할 때 신체에 필요한 배출 작용이 꼭 들어맞아 모공을 통하여 배출이 이루어지는 것이다. 나쁜 공기에 중독된 것 외에는 어떤 병이나 모든 질병은 신열의 불균형으로 불안정을 가져오게 한다.

내부열이 되풀이 되면 영양의 부패를 생성하여 자양분을 썩혀 기관을 중독시킨다. 내부열은 내장에 충혈을 가져와 피부 빈혈을 만들고 피부빈혈은 이 기관이 수행하는 중요한 모공의 배설작용을 부족하게 만든다. 이러한 열의 불균형의 결과는 장 열로써 독성 물질을 조제하는 한편 피부의 빈혈로 차가워지고 독의 침출을 방해하게 된다.

허약해지는 것은 부자연 식품과 두꺼운 피복으로 피부가 여성화되고 그늘 속에서 비호를 받으며 움직이지 않는 생활로 인한 모든 뱃속의 점액질에 충혈이 오기 때문이다. 이와 같이 질병의 상태를 만들어 키우는 징후는 신열 불균형의 표시이다.

설명한 대로 내부열의 기원은 부적당한 식품을 정제하는데 소화기력이 오래가게 하는 데서 유도되는 것이다. 모든 작업에서 난맥이 오면 열이 나는 것이 생리적인 법칙이다. 작은 톱으로 큰 나무를 짜를 때 힘이 많이 들고 근육에 피로현상이 나타나듯이 소화기관에도 소화하기 어려운 음식일 경우에는 소화기관의 무리로 이상 증후가 나타난다.

사람이 음식을 섭취하는데 자연 상태인 나무 종자와 채소 과실로 소화기관을 좋게 해야 한다. 이 식품들에 의한 소화기구의 작업은 힘들지 않으며 2시간 정도 걸린다. 그러나 끓이거나 구운 물질과 같은 것은 소화작업이 길어져서 내부 소화기관에 충혈을 일으키게 되고 열을 받게 되는 변화를 일으키게 한다.

오늘날 식품은 동물성 육류를 많이 섭취하고 자극성의 조미료와 알코올음료까지 혼용하여 위장의 점액활동을 정상보다 2~4배 이상으로 길게 하고 폭력적으로 일을 시킨다.

무엇보다 이렇게 힘들게 일을 함으로써 매우 뜨겁게 변화하며 이것을 위장열 이라고 하여 식품의 부패를 부추겨 독성물질을 생성하여 혈액의 불순화로 신체의 생명기관을 병들게 하고 갖가지 증후를 만들어 병리적으로 분류하는 갖가지 질환을 만들어 낸다.

육류 또는 통조림류와 푸짐한 정골 식품은 소화기관을 폭력적으로 일을 시켜서 위장의 벽과 점액에 충격을 일으킨다. 이 기력의 변화로 뱃속의 열이 상승되어 열에 의해 피부와 사지를 허약하게 한다.

알고 있는 바와 같이 맥박은 신체 내부열에 의해 급속히 증가된다. 또한 격렬한 위장활동의 결과로 불건전한 영양의 원인이 된다. 사람은 어머니의 모유로부터 중단됨으로써 부적당한 식품을 위장에 안내하여 충혈, 빈혈, 허약

순으로 조직의 점막이 퇴화한다.

이러한 원인들은 끊임없이 신열의 불균형으로 기관의 정상작동에 변질을 만들어 낸다. 총체적인 난맥과 국소에 혼란을 일으키는 근원은 소화불량 위장염으로 기관의 퇴화를 일으키고 이것이 종국에는 암으로 유도된다.

뱃속의 비정상적인 열은 식품의 부패를 돕고 발효부패 시킴으로 내부 국소에 열을 높이고 새로운 부패를 일으키게 하는 것이다. 신체를 영위하는데 부적당한 물질은 부자연 식품에 의하여 도입되고 이것이 장의 부패를 일으켜 혈액의 정상적인 구성을 산성으로 변질 시킨다. 더욱이 생명의 유동체에 이상물질을 동반 함으로써 순환 장애를 일으킨다.

또한 신체의 모공조직을 침투하는 독성의 가스는 불건전한 발효를 발육시키고 자극적인 활동으로 질환의 상승작용을 함으로써 가슴, 목과 머리의 기관들에 해로운 모습을 만들어 낸다. 각각 여러 가지 부적당한 식품을 먹음으로 건강에 참담한 훼손을 맞을 수 있다.

사람은 날마다 잘못된 과도한 식품으로 살고 있음으로 그 삶이 외관상 건강한 생활을 하고 있는 듯 보이나 잘못된 식품섭취로 나이를 먹어가는 것이다. 사람은 이렇게 그들의 선조들 때부터 생명이 소실되는 과정이 축적되고 부모들의 잘못한 것을 그의 자손들에게 물려주는 부당한 짐을 지우는 것이다.

모든 지병을 없애는 데는 내부열을 일으키는 것을 저지시킬 필요가 있다. 신경성 질환 또한 만성적인 소화 난맥으로 혈액을 불순화한 결과이다.

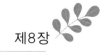

제8장

약초와
기생충

1. 피의 성분과 기능

피는 적혈구, 백혈구, 혈소판, 혈장으로 이루어진 끈끈한 액체다. 적혈구는 산소와 영양분을 공급하고, 백혈구는 나쁜 미생물과 싸우며, 혈소판은 혈액 응고 작용을 한다. 혈장에는 혈청, 단백질, 전해질, 당분, 지방, 효소, 호르몬 등이 함유되어 있다. 백혈구는 림프계 속으로 순환하기도 한다. 심장은 펌프 작용을 통해 혈액을 정맥, 동맥, 모세관 혈관 등으로 보낸다. 생명의 필수 조건인 혈액은 체내의 모든 세포에 산소를 공급하고, 호르몬과 비타민, 단백질, 무기질, 기타 영양 물질 등을 운반해 준다. 또한 인체의 온도를 조절해주고, 상처를 아물게 해주며, 유해 미생물을 물리치는 역할을 한다. 그리고 환경오염 물질이나 죽은 세포, 음식 오염 노폐물 등을 제거해주는 기능도 한다.

만일 독성 물질이 체내에 축적되면 우리의 건강은 타격을 받게 되고 질병이 생긴다. 혈중 독성 물질은 면역 능력의 저하를 가져온다. 만성피로증후군, 섬근육통, 루프스, 암, 관절염, 고혈압 등 심각한 퇴행성 질병 환자의 혈액 속에는 많은 양의 독성 물질과 오염 물질이 축적되어 있다. 우리의 몸은 이러한 독성 물질을 청소해서 혈액을 맑게 해주는 기능을 가지고 있지만, 오염 물질이 지나치게 많이 축적되면 문제가 생긴다.

2. 정력제 식품

① 바나나 : 바나나 속에는 남성의 생식기 기능에 탁월한 효능을 가진 브로멜린이라는 효소가 포함되어 있다. 브로멜린은 파인애플 줄기에도 포함되어 있는데, 고기와 함께 섭취할 경우 단백질의 소화를 도우며 항염증 작용 및 객담을 제거하는데도 효과적이다. 신체의 전반적인 에너지를 증대시켜주는 칼

륨과 리보플라민도 풍부하게 함유되어 있다.

② 샐러리 : 샐러리에는 여성을 흥분시키는 안드로스테논, 안드로스테놀 호르몬이 포함되어 있다. 안드로스테놀은 일명 키스 호르몬이라고도 불리는데, 이 호르몬은 상대방에게 친밀감을 느끼게 해주며 모성애를 자극한다. 샐러리를 먹으면 입 안에서 향긋한 냄새 입자가 분포되어 상대를 유혹 시킬 수도 있다.

③ 부추 : 부추는 혈액순환을 촉진하고 몸을 따뜻하게 해주며 무엇보다 정력에 좋아 성기능을 강화한다. 남성성기능 저하나 발기부전 등에 뛰어난 치료 효과가 있으며, 특히 부추와 새우가 어울리면 성기능 강화에 더욱 탁월한 효과를 발휘한다.

④ 아스파라거스 : 비타민E는 성 생활을 윤택하게 해주는 호르몬 형성에 도움을 준다. 아스파라거스에는 비타민 E외에 C, B1, B2, 칼슘, 인, 칼륨 등의 무기질이 풍부해 정력에 좋은 음식이다. 대부분의 영양분이 머리 부분에 있어 조리할 때 머리 부분을 수면위로 나오게 한 상태에서 약한 불로 15분 정도 삶는 것이 좋다.

⑤ 양배추 : 양배추를 많이 먹으면 혈액순환을 도와 남성 생식기가 건강해진다. 양배추는 신장을 보호하고 이뇨작용과 해독작용을 도우며 통증을 멎게 하는 것으로 알려져 있는데, 특히 식용 증진과 정력 강화에 좋다. 양배추를 생식하거나 미나리와 함께 먹으면 위축된 성기능을 북돋아 주고 성기능 저하도 예방해준다.

매일 장어만 먹일 수도 없고 ···." 결혼 1년차 이모(30, 女)씨는 남편의 정력을 좋게 하기 위해 이것저것 챙겨보지만 금전적으로 부담이 될 뿐만 아니라, 식탁 위에 올려진 '장어꼬리' 때문에 부모님 보기에도 민망하다. 이모씨가 다른 방법으로 남편의 정력을 챙길 수는 없는 것일까? 일상생활에서 많이 먹는 음식들 중 남성에게 특히 좋은 음식으로는 무엇이 있는지 알아봤다.

⑥ 돼지고기 : 정력과 성욕을 높이는 데에는 돼지고기의 풍부한 아미노산 또한 한 몫을 한다. 또한 돼지고기는 기분을 많이 좋게 해주는 도파민 호르몬 분비에도 도움이 되며, 비타민 B가 다량 함유되어 있어 스트레스 해소에도 좋다.

⑦ 굴 : 굴에는 테스토스테론과 정자를 형성하는데 중요한 아연이 풍부하게 포함되어 있다. 도파민 호르몬 및 뇌하수체 호르몬의 일종인 프로락틴의 분비를 촉진시켜 정력 증강에 도움이 되고 정자수를 늘려준다. 또 생식기능에 관여하고 불임을 예방하는 비타민 E를 풍부하게 함유하고 있다.

⑧ 해조류 : 해조류는 칼슘, 요오드, 아연 성분이 풍부하게 들어있어 남성 생식기 계통의 건강에 탁월한 효능이 있다. 우울증, 신경과민 등을 줄여주는 정서안정 기능도 있어 남성 정신건강에도 좋으며, 피부를 매끄럽게 해주는 구리 성분은 건강한 피부색을 가꿔주기도 한다.

⑨ 달걀 : 계란은 성행위 전 갖게 되는 부담이나 스트레스를 줄이고 성적 충동을 유지시켜줘 조루를 막는 데 탁월하다. 몸이 지나치게 흥분하거나 긴장해 있을 때 비타민 B가 빠져나가기 쉬운데, 달걀이 이러한 흥분을 진정 시켜주기 때문에 성급한 사정을 예방해 줄 수 있다. 노년기 남성의 경우 하루 1~2개 정도가 적당하다.

⑩ 호두 : 정자를 건강하게 하고 활동적이도록 도와주는 셀레늄의 가장 좋은 공급원은 호두이다. 호두는 여러 면에서 건강에 좋지만 이뇨작용을 돕고

남성의 정기를 강화해주며 장수에도 좋은 것으로 잘 알려져 있다.

이 외에 스테이크와 초콜릿에는 성관계 시 민감도를 높여주는 물질이 포함되어 있으며, 바닐라 아이스크림에는 근육에 에너지를 저장하고 성욕을 높여 주는 칼슘과 인이 풍부하다. 시리얼 또한 몸의 에너지 효율을 높여주고 신경계가 제대로 작동할 수 있게 해주는 비타민 B1과 B2가 함유돼 성적 자극과 즐거움을 유지시켜 준다.

3. 약용식물(약초)은 최고의 자연 치유제

전통 의학의 여러 치료법 중에서 약초를 이용한 치료법은 그 기원이 가장 오래 되었고, 가장 널리 쓰였던 치료법이다. 인류는 약초와 멀어지면서 온갖 질병으로 신음하게 되었다. 숲 속에서 야생 약초들과 함께 살아가는 사람은 질병에 잘 걸리지 않는다.

나무와 풀은 사람의 영혼과 가장 가까운 친구이다. 식물과 함께 있는 것만으로도 마음이 편안해 지고 머리가 맑아진다.

식물은 인간의 영혼을 청결하고 고결하게 하는 힘이 있다. 값비싸고 구하기 힘들며 귀한 것이라고 반드시 사람을 살릴 수 있는 약초인 것은 아니다. 인류를 질병에서 구할 수 있는 약은 온 천지에 널려 있으나, 다만 사람이 이를 알지 못하고 있을 뿐이다. 죽어 가는 사람을 구할 수 있는 약은 자연에서 나온 천연물질 속에 있지, 제약회사에서 인공적으로 합성하여 기계로 찍어 낸 물질 속에 있지 않다.

보통 약초는 깊은 산속에 있으며 보통 사람은 여간 해서 찾아내기 어려운 것이라고 생각하기 쉽다. 그러나 실제로는 그렇지 않다. 약초는 온 산과 들에

지천으로 널려 있으며 채취하는 데 특별한 기술이 필요하지 않아 마음만 먹으면 누구나 캘 수 있다.

약초를 채취하려면 먼저 산삼이나 자초처럼 무조건 귀하고 값이 비싸며 구하기 어려운 것만이 좋은 약초라는 그릇된 생각부터 버려야 한다. 산삼이나 자초가 좋은 약초임에 틀림없지만 증상이나 체질에 따라서 독약이 될 수도 있으며, 오히려 흔해 빠진 잡초인 환삼덩굴(율초)이나 쇠비름 같은 것이 최상의 선약이 될 수도 있다.

4. 가장 흔한 풀이 가장 좋은 약

가장 흔한 풀이 가장 좋은 약초가 될 수 있다. 조물주는 병이 있는 곳에 반드시 약을 만들어 두었다. 병이 있는 곳에 약이 있다는 사실은 영원히 변하지 않는 자연의 한 법칙이다. 병이 흔하면 흔할수록 그 병을 고칠 수 있는 약도 그만큼 흔하다. 흔한 병은 흔한 약초로 고쳐야 하고 귀한 병은 귀한 약초로 고쳐야 한다. 요즈음 당뇨병, 암, 고혈압 같은 만성병의 치료제는 가장 흔한 풀 뿌리나 나무껍질 같은 데 널려 있을 것이다. 그런데도 현대 의학이 이런 만성 질병을 정복하지 못하는 것은 자연의 능력을 믿지 않고 약초들이 지닌 신비로운 효능을 알려고 하지 않기 때문이다.

약초는 산과 들, 길옆, 울타리, 정원, 개울가, 바닷가 등 식물이 자라는 곳에는 어디에나 다 있다. 지구상에 존재하는 모든 풀과 나무들 중에서 약이 되지 않는 것은 하나도 없다. 우리는 이 중에서 꼭 필요한 것만 조금씩 채취하면 된다. 누구나 알고 있으며 주변에서 흔히 볼 수 있는 나무와 풀들이 불치병에 걸린 사람을 살려낼 수 있는 약초들인 것이다.

5. 약초 채취 시기와 부위

1) 채취시기

약초를 채취한다는 것은 야생 식물을 채취하는 것이다. 약초는 그 종류가 무수히 많을 뿐만 아니라 약으로 쓰는 부위도 각기 다르며 산지와 채취하는 시기에 따라 약효와 유효성분 함량에도 차이가 많이 나기 때문에, 약초를 채취하는 일은 매우 복잡한 일이다.

약초 성분의 함량은 식물이 자라는 단계에 따라 달라질 뿐만 아니라 기후, 토양, 해발 고도 같은 주변 환경에 따라서도 큰 차이가 난다. 산에서 자라는 약초를 밭에 심으면 유효성분이 거의 없어져 버리는 것도 있고 반대로 늘어나는 것도 있다. 약초를 채취하려면 반드시 약초의 유효성분과 생산량을 미리 고려해 마땅한 채집 시기를 찾아내야 한다.

약초를 채취하는 시기는 약초의 종류에 따라 다르다. 사시사철 채취 할 수 있는 것이 있고 어느 한 계절에만 채취할 수 있는 것이 있으며 단 며칠 사이에 채취해야 하는 것도 있다. 같은 약초라도 채취하는 시기에 따라 약효와 유효성분이 달라지기 쉽다. 이를테면 '취오동'이라고도 부르는 누리장나무는 고혈압과 신경통에 매우 좋은 효과가 있는 약재이다. 꽃이 피기 전에 채취하면 좋은 효과가 있지만 꽃이 피고 난 뒤에 채취하면 약효가 많이 떨어진다.

2) 채취부위

① 잎을 쓰는 약초 : 잎을 사용하는 약초인 이질풀, 쑥, 질경이, 애기똥풀, 환삼덩굴 등은 꽃이 피는 시기인 7~8월에 채취하는 것이 좋다. 그러나 쑥 같은 경우는 단오 무렵에 채취하는 것이 좋다. 단오가 지난 것은 약성이 지나쳐

서 독이 있다.

질경이 , 차조기, 익모초, 애기똥풀처럼 잎이나 풀 전체를 약으로 쓰는 것은 식물이 가장 왕성하게 자랐을 때 채취하는 것이 좋다. 꽃이 피기 직전이나 꽃이 활짝 피었을 때 또는 씨앗이 익기 전에 채취한다. 키가 큰 식물, 이를테면 줄풀 같은 것은 윗부분만을 베어서 쓴다. 산국화는 가을에 채취하는 것이 좋으며 뽕잎은 가을 서리가 내리고 난 뒤에 채취하는 것이 좋다.

② 열매를 쓰는 약초 : 열매는 다 익었거나 약간 덜 익었을 때 채취한다. 이를테면 복분자, 딸기, 산딸기, 탱자, 풀명자 같은 것은 약간 덜 익었을 때 채취하고 머루, 노박덩굴 열매, 구기자나 광나무 열매, 오디, 산사 같은 것은 완전히 익었을 때 채취한다.

덜 익은 열매에 독이 있는 것도 있으니 이런 것들은 완전히 익은 것을 채취한다. 율무 씨, 익모초 씨, 오미자, 산수유, 은행 열매 같이 씨앗을 쓰는 약초는 잘 여문 것을 채취한다.

③ 꽃이나 꽃가루를 쓰는 약초 : 꽃은 대개 활짝 피었을 때 채취하고 향기를 보존하려면 꽃봉오리가 맺혀 터지기 직전에 채취하는 것이 좋다. 매화꽃, 벚꽃, 복숭아꽃 같은 것은 꽃봉오리가 둥글게 맺혔을 때 채취한다. 인동꽃, 살구꽃, 회화나무꽃 같은 것은 꽃이 활짝 피었을 때 채취하고, 홍화는 노랗게 핀 꽃잎이 빨간색으로 바뀌기 시작할 때 채취한다. 산목련화 같은 것은 꽃봉오리가 질 무렵에 채취한다. 부들같이 꽃가루를 쓰는 것은 꽃이 활짝 피었을 때, 금불초나 연꽃은 꽃이 피기 직전 혹은 꽃이 핀 직후에 채취한다.

④ 뿌리를 쓰는 약초 : 뿌리를 이용하는 도라지, 삽주, 오이풀, 잔대, 더덕, 하수오, 만삼, 당귀, 바디나물 등은 땅 윗부분이 마르는 시기인 가을부터 겨

울철에 채취하며, 뿌리껍질을 약으로 쓰는 것은 이른 봄철 새싹이 나기 전에 채취하는 것이 좋다. 모든 식물의 뿌리는 가을철에는 대개 단맛이 난다. 땅 윗부분의 줄기가 왕성한 여름철에는 뿌리의 속이 비어 있으며 맛이 쓰고 유효성분이 적게 들어 있다.

⑤ 뿌리 껍질을 쓰는 약초 : 나무의 뿌리껍질을 쓰는 것은 대개 가을에 채취한다. 예를 들면 뽕나무, 느릅나무, 멀구슬나무, 다릅나무 같은 것들이 있다.

⑥ 나무 껍질을 쓰는 약초 : 나무껍질을 쓰는 약재는 5~6월에 채취하는 것이 좋다. 4~6월 물을 한창 빨아올릴 때에는 껍질이 잘 벗겨지기 때문이다. 10월이 지나면 껍질이 나무줄기에 바싹 달라붙기 때문에 껍질을 벗기기 힘들다. 대개 봄철에 벗긴 것이 효과가 좋다.

6. 약초를 채취하는 원칙

약초자원을 보호하는 것을 우선 원칙으로 정해두고 채취해야 한다. 눈 앞의 이익만 보고 욕심을 부려서 닥치는 대로 채취하는 것은 좋지 않다.

① 계획성 있게 채취한다 : 너무 많이 채취하여 저장해 두고 썩혀 내버리는 일이 없도록 해야 한다. 또한 영리를 목적으로 마구잡이로 썩혀 내버리는 일이 없도록 해야 한다.

나무껍질을 채취할 때는 나무가 죽거나 자라는 데 큰 장애가 되지 않도록 밑동 전체를 벗기지 않도록 하고 나무 전체를 베지 않도록 한다. 그리고 한꺼번에 너무 넓은 면적을 벗기지 않도록 한다. 특히 뿌리껍질을 쓰는 약재는 일부만을 벗겨 나무가 자라는 데 탈이 없게 해야 한다.

② 뿌리와 씨앗을 남기고 채취한다 : 다년생 초본 식물들은 송두리째 뽑지

말아야 하며, 땅속뿌리를 쓰는 식물들도 될 수 있으면 뿌리의 일부분을 남겨 두어 남은 뿌리에서 새싹이 자랄 수 있게 하는 것이 좋다. 그리고 작은 것은 채취하지 않으며 많이 있는 곳에서는 솎아내듯이 캐고 드물게 있는 곳에서는 캐지 않는 것이 바람직하다.

③ 식물이 죽지 않게 채취한다 : 뿌리와 줄기 껍질을 같이 쓰는 약초를 채취할 때에는 한 부분만 채취하여 식물이 죽지 않게 해야 한다. 벌목을 하거나 개간을 하는 곳이 있으면 뿌리, 껍질, 잎, 열매 등 약으로 쓸 수 있는 것들을 가능한 한 모두 채취하여 두었다가 필요할 때 쓰도록 한다.

7. 독초

독이 있는 약초는 훌륭한 약효성분이 있다고 해도 채취하거나 이용하지 않는 것이 바람직하다. 주변에 있는 식물 중에서 독이 있는 것들은 독말풀, 초오, 진범, 숫잔대, 미나리아재비, 감수, 여로, 자리공, 상사화, 천남성, 반하, 할미꽃, 애기똥풀, 갯메꽃, 두무리천남성, 대극, 옻나무, 지리강활 등이다.

확실하게 알지 못하는 식물은 먹지 않는 것이 안전하다. 다음과 같은 독초의 특성을 알아둔다면 독초를 어느 정도는 피할 수 있을 것이다.

첫째, 독초는 걸쭉한 진이 나오는 것이 많다.

둘째, 이 진을 피부의 연약한 부분 이를 테면 겨드랑이, 목, 사타구니, 허벅지, 팔꿈치 안쪽 같은 데에 발라보면 가볍고 따갑거나 물집 또는 작은 발진이 생기는 등의 반응이 나타난다. 미나리아재비나 개구리자리, 초오 같은 것의 잎을 따서 피부에 문지르면 화상을 입은 것처럼 물집이 잡히고 부어 오른다.

셋째, 피부에 발라서 특별한 반응이 나타나지 않으면 이번에는 혀끝에 대어본다. 독이 있는 풀은 혀끝을 톡 쏘거나 맛이 아리거나 화끈거리고 부어 오르며, 혀가 마비되는 듯한 느낌이 들거나 고약한 냄새가 나거나 입 안이 헌다. 이런 자극이 있으면 절대로 삼키지 말고 즉시 내뱉은 뒤 깨끗한 물로 입 안을 헹군다. 단맛이 난다고 해도 안심해서는 안 된다. 단맛 속에 아린 맛이 섞여 있으면 독이 있을 수 있기 때문이다. 그렇게 해도 별 다른 자극이 없으면 아주 적은 양을 꼭꼭 씹어본다. 마찬가지로 별 자극이 없으면 독이 없는 풀이라고 할 수 있다.

8. 약초 달이는 법

약초는 달여서 먹는 것이 가장 좋다. 달여 먹으면 가루나 약으로 먹는 것보다 효과가 빨리 나타난다. 그 이유는 먹는 양이 다른 것보다 많고 수용액이어서 위와 장에서 빨리 흡수되기 때문이다.

달인다는 것은 약초에 물을 많이 붓고 끓이는 것을 뜻하는데, 이때 약초 속에 들어있는 약효 성분들이 물에 우러나오게 된다. 이것은 커피를 끓이는 원리와 같다고 할 수 있는데 다른 점은 커피는 향기를 남기기 위해 짧은 시간 동안 끓이지만 약초는 향은 날려 보내고 오래 끓여야 한다. 낮은 온도에서 은은하게 오랫동안 약 2~4시간 달인다.

① 약초 달이는 그릇 : 약초를 달이는 그릇 또한 중요하다. 그릇은 흙을 구워서 만든 약탕관, 냄비나 유리 주전자 같은 것이 가장 좋다. 다음에는 법랑질로 만든 주전자나 냄비 같은 것이 좋고, 이것도 없을 때에는 스테인레스 스틸로 만든 주전자나 냄비 같은 것을 쓰도록 한다. 철이나 알루미늄으로 만든 것은 좋지 않으므로 피한다. 약초 중에는 쇠를 피해야 하는 것이 많은데 철은

약초의 성분 특히 타닌 성분과 화합하여 성분을 변화시킬 수 있기 때문이다.

② 약을 달이는 물 : 물은 어른이면 1.8 리터 가량 붓고 어린이는 아이에 따라 3분의 1, 2분의 1, 3분의 2로 조정할 수 있다.

약을 달일 때 쓰는 물도 매우 중요하다. 물이 약효를 좌우하기 때문이다. 깊은 산속에서 힘차게 솟아나는 샘물이 가장 좋고 그 다음에는 깊은 산 숲 속을 흘러 내려오는 물이 좋다. 수돗물 같은 것은 가급적 쓰지 않는 것이 좋다.

물맛을 자세히 살펴서 아무런 맛이 없는 것이 좋다. 맛이 강하거나 탁하거나 길어온 지 오래된 물은 좋지 않다. 흔히 말하는 약수는 대개 탄산이나 철분 같은 것이 포함되어 있는 물인데 이런 물도 약을 달이는 데에는 적합하지 않다. 요즈음에는 샘물이나 땅에서 솟아나서 흐르는 물을 구하기 어려우므로 시판하는 생수나 정수기로 거른 물을 쓰는 게 좋다.

그러나 생수의 품질이나 정수기의 성능을 잘 살펴서 가장 좋은 물을 써야 한다. 좋은 물을 구할 수 없다면 증류수를 구하여 달이는 것이 좋다.

9. 달인 약 먹기와 보관

달인 약은 완전히 식기 전에 마시는 것이 좋다. 그 다음에 먹을 때에는 약간 따뜻하게 데워서 먹는다. 특히 몸에 열이 있거나 설사를 할 때, 위장이나 체질이 허약한 사람은 반드시 데워서 먹어야 한다. 여름철에는 상온에 두고 먹어도 된다.

여름에 냉장고에 보관해 둔 약은 약간 데워서 먹거나 아니면 천천히 마시도록 한다. 그러나 몸의 윗부분 다시 말해 코나 입, 머리 등에서 피가 날 때에는 차게 해서 마시는 것이 좋다. 뜨거운 것을 빨리 먹으면 오히려 피가 더 많이 나올 수도 있다. 속이 심하게 메스꺼울 때에도 차게 하여 마시는 것이 좋다.

① 먹는 시간 : 대개 밥 먹는 중간에 먹거나 밥 먹기 30분 전 빈속에 먹는다. 이때 먹어야 약이 몸 안에서 잘 흡수가 되기 때문이다. 그러나 위장 기능이 허약하여 소화가 잘 안 되는 사람은 식사를 하고 난 뒤에 먹어도 된다. 만일 약초달인 물을 잊어버리고 먹지 않았을 때에는 밥 먹기 전이면 10분쯤, 밥 먹고 난 뒤에는 30분쯤 뒤에 먹으면 된다. 아무 때라도 먹는 것이 먹지 않는 것보다는 낫다. 경우에 따라서는 밥 먹고 나서 먹는 것이 좋을 때도 있다.

② 먹는 방법과 횟수 : 보통 하루치를 세 번에 나누어 먹는다. 그러나 직장에 약을 달인 물을 가지고 다니기 어려울 때에는 아침과 저녁에 하루 두 번만 먹어도 된다. 그러나 열을 내리기 위한 목적으로 약을 먹을 때에는 열이 내릴 때까지 하루 몇 번이고 밤낮을 가리지 않고 계속 먹도록 한다. 그러나 위장이 허약하여 조금만 먹어도 배가 부르고 약을 먹으면 식사를 할 수 없는 사람은 조금씩 여러 번에 나누어 먹는다.

③ 달인 약 보관방법 : 달인 약은 변질되기 쉬우므로 주의 깊게 보관해야 한다. 큰 차 그릇이나 사발 같은 것에 담아 뚜껑을 덮어서 서늘하게 햇볕이 들지 않는 곳에 둔다. 여름철이나 난방이 잘된 방에서는 냉장고에 넣어 둔다. 반드시 뚜껑을 잘 덮어두어야 한다. 시원하게 보관하되 마실 때에는 약간 데워서 마시는 것이 좋다.

10. 약초 요법을 쓸 경우 주의

양약의 부작용을 염려하여 민간약이나 약초를 쓰는 사람이 늘어나고 있는데 잘못 쓰면 약이 아니라 오히려 독이 될 수도 있으므로 주의해야 한다.

① 약초의 명현 반응과 부작용 : 명현 반응이란 일종의 호전 반응이다. 약초를 먹었을 때 예상하지 못했던 여러 증상이 먼저 나타나고 그 뒤에 만성병이 낫는 것인데 옛날부터 약초요법의 특징으로 알려져 왔다. 명현 반응은 여러 가지로 나타난다.

명현 반응에 대해 잘 모르면 의사나 환자가 놀라서 약을 그만 먹는 경우가 있으므로 주의해야 한다. 명현 반응은 대개 3~4일 안에 없어지는 경우가 보통이지만 병이 중한 사람은 몇 달씩 지속되는 경우도 있으므로 병이 악화되는 것인지 명현 반응인지를 잘 판단해야 한다.

약초요법에도 부작용이 있다. 그러나 양약을 썼을 때 나타나는 것과 같은 심한 부작용은 없다. 명현 반응이면 대개 열흘 안에 좋아지지만 부작용일 때에는 약을 먹는 동안 지속된다는 점이 다르다.

② 약초를 양약과 함께 복용할 때 주의할 점 : 양약을 오래 먹던 사람이 약초를 함께 쓰려고 할 때, 양약으로 인한 부작용이 있거나 혹은 약효가 없거나 위가 나빠지거나 피부 습진 같은 것이 생겼을 때에는 양약을 즉시 끊는 것이 좋다. 그러나 혈압 강하제나 부신피질 호르몬제 같은 것을 쓰고 있을 때, 갑자기 끊으면 위험할 수 있으므로 차츰 양을 줄여 나가다가 천천히 끊는 것이 좋다. 당뇨병에 사용하는 인슐린도 마찬가지다. 양약과 약초를 처음에는 같이 쓰다가 차츰 병 증세가 좋아지면 양약을 완전히 끊어야 한다. 양약 중에서 호르몬제나 항생제, 진해재 등은 장기간 복용을 삼가야 한다.

11. 해조류의 장점

1) 일반적으로 알칼리성 식품이다.

2) 해조류는 각종 미네랄(K, Ca, Fe, P, I, Zn)의 보고이다.

3) 해조류는 각종 비타민[비타민A, 비타민 B1, B2, B6, B12, 나이아신 (Niacin: 니코틴산 + 니코틴산 유도체), 판토테인산, 비타민 C, 비타민 E 등]의 보고이다.

4) 해조류는 식이섬유인 알긴산의 보고이다.

5) 해조류의 성분은 피를 맑게 한다.

6) 해조류의 성분은 활성 산소의 생성을 억제한다.

7) 해조류의 성분은 과산화지질의 생성을 억제한다.

8) 해조류는 노폐물의 원활한 배설을 돕는다.

9) 해조류는 장의 연동 운동을 도와 배변을 원활하게 한다.

10) 해조류의 성분은 노화를 방지한다.

11) 해조류의 성분은 비만 방지에 효과가 있다.

12) 해조류의 철분은 빈혈을 예방한다.

13) 해조류의 요오드 성분은 갑상선 장애를 방지한다.

14) 해조류는 동맥경화를 방지한다.

15) 해조류는 고혈압을 방지한다.

16) 해조류는 장암을 비롯한 각종 암류의 발생을 억제한다.

17) 해조류는 각종 성인병을 예방한다.

12. 강장(强壯)식품

치유체계의 효율성을 증가시키거나 유해한 영향을 무력화할 수 있도록 도움을 주는 물질이라면 무엇이든지 자연치유의 가능성을 높여줄 것이다. 강장제란 바로 이런 일을 하는 자연의 산물 중의 하나다.

오늘날 현대 서양의학을 시행하는 의료인들은 대부분 강장제를 대수롭지 않게 평가하고 있다. 요즘의 의사들은 '마법의 탄환'(이미 알려진 생화학적 메커니즘에 의해 구체적인 질병에 구체적인 효과를 발휘하는 약물)을 선호한다. 동양에서 전통의학을 시행하는 의사들의 태도는 매우 다르다. 동양에서는 강장제가 매우 존중되고, 의사와 환자 모두 내적인 회복력과 저항력을 강화시켜 준다고 믿어지는 자연의 산물을 구하기 위해 기꺼이 큰 돈을 지불한다.

이런 산물의 대표적인 예는 인삼이다. 인산의 수요는 언제나 공급을 크게 초과하여 가짜가 시장에 많이 나오며, 품질이 우수한 최상품의 가격은 놀랄 만큼 비싸다. 아시아인들은 인삼을 활력을 주는 강장제로 존중하며, 노후를 위해 미리 준비해 두어야 한다고 말하는 이들도 있다. 인삼은 규칙적으로 복용하면 원기, 생명력, 성적 활력을 증대시키고, 피부와 근육의 조절력을 개선해주며, 모든 종류의 스트레스에 대한 저항력을 키워준다. 인삼은 대개 독성이 없기 때문에 유용한 강장제의 조건에 부합한다.

1) 마늘

마늘은 많은 요리에 이용되는 대표적인 조미료다. 많은 문화권에서 마늘은 약용 식물로 존중되어 왔고, 최근의 연구는 민간요법에서 말하는 마늘의 치유 성분이 실재함을 증명했다. 마늘은 생물학적인 작용을 하는 유황 화합물들의 보고다. 수많은 엄격한 실험을 통해 마늘이 건강에 이롭다는 사실이 알려지고 있지만, 구체적으로 어떤 성분이 그런 작용을 하는지는 아직 모른다. 마늘의 효과는 많기도 하고 워낙 다양해서, 치유에 관여하고 있는 신체의 여러 체계에 영향을 미친다. 마늘의 광범위한 작용으로 미루어, 마늘은 진정한 강장제의 범주에 속함이 마땅하다.

마늘의 효능 가운데 가장 극적인 것은 심장혈관계에 미치는 효과이다. 마늘은 콜레스테롤과 혈액 내의 지방을 낮춤과 동시에 총 콜레스테롤 가운데 보호적(HDL)요소를 증가시킨다. 마지막으로, 동맥경화로 손상된 울퉁불퉁한 동맥벽에 혈소판이 응집하게 되면 심장마비와 발작을 일으키는 혈액 덩어리가 형성되기 시작하는데, 마늘은 혈소판이 서로 엉겨 붙는 것을 방지함으로써 혈액의 응고 경향을 감소시킨다. 이 모든 이유로, 마늘은 우리 몸을 심장혈관계 질병으로부터 지켜주는 중요한 보호수단으로 보이는 것이다.

마늘은 또한 강력한 방부 작용과 항생 작용을 가지고 있어서, 우리 몸 안에서 질병을 일으키는 많은 종류의 세균과 곰팡이의 성장을 방해한다. 나아가 마늘은 면역체계의 작용을 향상시키고, 암의 확산을 억제하는 자연적인 대항세포의 수를 증가시킨다. 마늘은 면역활동을 자극하는 것 이외에도 내장에서 형성되는 몇 종의 발암물질을 억제하고 그 밖의 발암물질에 의해 DNA가 손상되는 것을 예방해 준다. 마늘이 지닌 수많은 효과 중에는 간과 뇌세포를 퇴행성 변화로부터 막아주고 혈당을 낮추는 역할도 들어 있다.

2) 생강

마늘과 마찬가지로 생강(Zingiber officinale)도 치료효과가 있는 식물로 오랜 세월 동안 각광을 받아온 친숙한 조미료다(식물의 학명에 'officinale'이라는 특별한 형용사가 들어 있으면 그것이 과거에 의학에서 공식적인 지위를 누렸음을 나타낸다). 오랜 옛날부터 중국과 인도의 의사들은 생강을 최고로 우수한 약품으로 여겨왔고, 심신의 균형을 잡아주고 영혼을 고양시키는 성질 때문에 약을 조제할 때 생강을 첨가했다. 오늘날에는 세계 곳곳에서 많은 사람들이 생강이 몸을 따뜻하게 하고 소화를 촉진하며 뒤집어진 속을 진정시키고 통증을 완화시켜 준다는 이유로 가치 있게 여긴다. 최근에 일본과 유럽을 중심으로 이루어진 많은 연구들은 생강과 그 안의 성분들이 놀라운 치유효과를 지니고 있음을 증명하고 있다. 생강의 화학적 구성은 너무나 복잡하여, 400가지 이상의 성분이 생강의 맛과 향, 그리고 생물학적인 작용에 기여하는 것으로 알려져 있다. 많은 연구의 초점은 생강 특유의 매운 맛을 내는 두 가지 성분 계열[진저롤 (gingerol)과 쇼가올(shogaol)]에 맞추어져 있다. 그 밖에도 생강에는 여러 가지 효소와 항산화제가 들어 있는데, 이들 역시 매우 중요한 성분이다.

생강이 소화기에 강장 작용을 하는 것은 분명하다. 생강은 단백질의 소화를 돕고 구토와 멀미의 치료에 효과가 있으며 상부 위장관의 점막을 강화시켜 궤양의 발생을 방지하며 장내 기생충에 대항하는 광범위한 작용을 한다. 중국의 요리사들은 소화불량을 일으킬 수도 있는 성분, 특히 육류와 생선의 해로운 성질을 생강이 중화시켜준다고 믿기 때문에 수많은 요리에 신선한 생강을 넣는다.

생강은 치유와 면역을 촉진하는 에이코사노이드(eicosanoid)라고 불리는 한 무리의 생물학적 반응 조절 물질의 생산과 배치에 영향을 미친다. 신체는 필수지방산으로부터 이런 중요한 성분들을 합성해서 중요한 세포 기능을 통제하는데 이용한다. 그 밖에도 생강은 일부 발암물질이 DNA에 돌연변이를 일으키는 경향을 차단함으로써 항암효과를 발휘할 뿐만 아니라 순환계의 건강을 지켜준다.

생강을 먹는 방법에는 그대로 먹거나 사탕조각처럼 만든 것을 먹는 방법, 꿀을 넣어 달여먹거나 추출물 캡슐을 먹는 방법이 있다.

3) 녹차

녹차는 카멜리아 시넨서스(Camellia sinensis)라는 차나무의 생잎으로 만든다. 이 생잎을 무더기로 쌓아 수분을 빼면 서양인들에게 더 친숙한 홍차가 되는데, 이러한 자연발효 과정에서 잎이 검게 되고 향과 맛이 변한다. 최근에 의학 연구자들은 녹차가 여러 가지로 건강에 유익하다는 사실을 알아냈다. 그것은 카테킨(catechin)이라는 성분과 관계가 있는데, 이 성분은 홍차로 변환되는 발효 과정에서 대부분 파괴된다(우롱차는 이 둘의 중간 상태로 변한다). 카테킨은 콜레스테롤을 낮추어주고 지질(脂質)의 신진대사를 전반적으로 향상시킨다. 항암 효과와 항세균 효과도 빠뜨릴 수 없는 카테킨의 기능이다.

모든 차(녹차, 홍차, 우롱차)에는 카페인의 가까운 친척뻘 되는 테오필린(theophylline)이라는 성분이 들어 있는데, 그 함량이 많으면 매우 자극적이 되며, 커피에 중독 되듯이 중독될 수도 있다. 약간 쌉쌀한 맛과 은은한 향을 지닌 적당한 농도의 녹차는 식사에 즐거움과 건강을 더 해준다.

현재 커피, 홍차, 콜라 애음가라면 녹차로 바꾸는 문제를 고려해보는 것이 어떨까. 녹차는 그 안에 든 카페인도 비교적 순할 뿐만 아니라, 일반 강장제로서도 유용하다.

4) 마리아엉겅퀴

유럽에서 전통적으로 내려오는 민간요법 중에서 가장 흥미로운 강장 약초는 마리아엉겅퀴(Silybum marianum)이다. 간세포의 신진대사를 증가시키고 간 세포를 독성의 손상으로부터 보호하는 실리마린(sily-marin)이라는 추출물이 바로 이 식물의 씨앗으로부터 얻어진다. 제약산업이 지금까지 간을 손상시키는 약물은 많이 만들어냈지만, 마리아엉겅퀴의 보호 효과에 상응할 만한 것은 아무것도 만들어내지 못했다. 마리아엉겅퀴는 독성이 없다.

화학요법 치료를 받는 암환자를 포함해서 간에 부담을 주는 약물을 이용하는 환자들뿐만 아니라 과음을 하는 사람들은 규칙적으로 마리아엉겅퀴를 복용해야 한다. 만일 여러분이 유독성 화학물질을 다루는 일을 하거나 어떤 종류든 독성에 노출되어 괴로움을 겪는 일이 있다고 생각되면 마리아엉겅퀴를 먹으라.

5) 황기(黃耆)

동양인이라면 이 강장약초를 단번에 알아보았을 것이다. 황기는 감기와 유행성 독감의 치료를 위해 단독으로 혹은 여러 가지 약초와 섞어 조제한 형태로 널리 팔리고 있다. 콩과(科) 식물의 큰 속(屬)으로, 그 가운데 몇 가지 종(種)은 가축에게 해를 미칠 수도 있다. 그러나 독성은 땅 위로 올라온 부분에만 있고 뿌리에는 없으며, 약으로 쓰이는 것은 독성이 없는 중국산 종의 뿌리이다. 이 중국산 황기는 다년생 약초로 섬유질의 긴 뿌리를 지녔으며, 중국 북부와 몽고 내륙지방이 원산지다.

한의들은 이 식물을 쇠약해진 환자들을 건강하게 하고 다양한 질환에 대한 저항력을 증진시킬 수 있는 진정한 강장제로 여긴다. 그들은 황기를 에너지를 증가시키고 소화를 도우며 피의 생산과 순환을 자극하는 것으로 알려진

다른 약초의 작용 촉진제로도 이용한다.

서구에서 행해진 약리학적인 연구 역시 황기가 면역기능을 향상시킨다는 사실을 확인해준다. 황기는 항체와 인터페론의 생산을 증대시킬 뿐만 아니라 여러 종에 이르는 백혈구 세포의 활동을 촉진한다. 이러한 성질들은 황기 뿌리가 함유하고 있는 다당류와 관련이 있다. 다당류는 면역성을 증가시키는 수많은 약초들이 지닌 공통적인 성분이고, 우리는 아직 그것들의 성질을 충분히 이해하고 있지 못하다.

6) 시베리아인삼

시베리아인삼(Eleutberococcus senticosus)은 중국 북부와 시베리아가 원산지로, 가시가 많고 넓게 퍼진 관목의 뿌리이다. 세계적으로 가장 널리 이용되는 강장 약초 중의 하나이며, 수요가 너무 많아 정품을 구하기가 어려울 때도 있다. 이 약초는 인삼이라는 이름이 붙었지만 진짜 인삼이 소속된 파낙스 종과는 전혀 다른 종이다. 옛 소련의 과학자들은 인삼의 대체물질을 찾는 과정에서 이 시베리아인삼이 지닌 놀라운 스트레스 예방 효과를 발견했다. 그 뒤로 이 약초가 많은 효과를 지니고 있다는 소식이 널리 알려지면서 소련의 수많은 체육인과 군인들이 신체적 능력과 지구력을 향상시키기 위해 시베리아인삼을 복용하기 시작했다.

동물과 인간을 대상으로 한 수많은 연구들은 시베리아인삼이 면역 기능을 강화해 줄 뿐만 아니라 질병 예방 효과도 지니고 있음을 증명했다.

7) 인삼

파낙스 가운데에서 두 가지 종이 가장 귀하고 유명한 강장제인데, 중국 북동부가 원산지인 고려인삼(Paax ginseng)과 북아메리가 북동부가 원산지인 아메리카인삼(Panax quinquefolium)이 그것이다. 두 가지 종류 모두 현재 상업적으로 널리 재배되고 있다. 둘 다 비슷한 강장효과를 가지고 있으나, 동양의 인삼은 좀 더 자극이 강한 정력제의 성격이 강하고, 아메리카 인삼은 스트레스 예방 물질의 성격이 강하다. 인삼은 성장 속도가 매우 느린데, 오래된 뿌리가 어린 것보다 치유 효과가 높은 것으로 여겨지고 있다. 인삼은 여러 가지 형태로 시장에 나와있는데, 건삼(乾蔘)에서부터 인삼주, 인삼차, 인삼사탕, 그리고 정제와 캡슐 형태로 된 다양한 인삼추출물이 있다. 주의할 것은 이들 제품 중에는 인삼이 아주 소량 들었거나 전혀 들어 있지 않은 것도 있다는 점이다. 고려인삼의 유익한 효과는 다른 종에서는 발견되지 않는 진세노사이드(gonsenoside)라는 일군의 특이한 화합물에서 나온다. 인삼 제품이 진짜라면 거기엔 반드시 진세노사이드가 들어 있어야 하는데, 이 성분이 많으면 많을수록 좋은 제품이다.

중국 사람들과 한국 사람들 사이에서 인삼이 노인들의 강장제로 특히 높이 평가되는데, 그 이유는 인삼이 식욕과 소화력을 증가시키고 피부와 근육을 매끄럽게 해주며, 고갈된 성에너지를 회복시켜주기 때문이다.

인삼은 대체로 안전하나, 동양산은 일부 사람들에게는 혈압을 상승시키거나 과민 반응을 일으킬 수도 있다. 이런 부작용이 있는 사람들은 복용량을 줄이거나 아메리카인삼으로 바꿔야 한다(아메리카산을 더 좋아하는 동양인들도 많다). 전세계 어느 건강식품점에서나 스위스 공법으로 만들어진 표준화된 인삼 제품을 살 수 있다.

8) 당귀(當歸)

당근과 함께 미나리과에 속한 식물인 승검초(Angelica sinensis)의 뿌리인 당귀는 한방에서 혈액순환을 개선시키는 보혈 강장제로 알려져 있다. 금세기에 들어와 서양에서 여성들의 일반 강장제로 널리 이용되기 시작했으며, 서양의 많은 약초 전문가와 자연요법가들은 여성의 생식계가 비정상일 때, 특히 생리불순에 당귀를 처방한다. 한의들은 여성의 자궁을 정상으로 만들어주고 여성호르몬 작용의 균형을 잡아주는 당귀의 약효를 인식하고 있으나, 당귀가 또한 남녀 모두에게 도움이 된다고 생각하여 종종 인삼과 하수오와 섞어서 남성의 강장제로 처방한다. 당귀는 근육과 혈액의 생성에 도움을 주는 것으로 여겨지고 있다.

9) 하수오(何首烏)

하수오는 한방에서 피를 맑게 하고 원기를 북돋을 뿐만 아니라 머리카락과 치아에 영양을 공급하는 보혈제로 잘 알려져 있다. 이것을 정기적으로 복용하면 강력한 성 강장제로 작용하며, 남성의 경우에는 정자의 생산을 늘려주고 여성에겐 가임 능력을 증가시켜 주는 것으로 믿어지고 있다. 중국에서 행해진 연구는 이 약초가 상승된 콜레스테롤 수치를 낮추어 준다는 사실을 보여주었다.

10) 무이

무이는 미국의 버섯 채취자들에게는 '숲속의 암탉'이라고 알려진, 그리폴라 프론도사(Grifola frondosa)라는 맛있는 식용 버섯의 일본식 이름으로, 나무나 그루터기 아랫부분과 땅이 맞닿는 곳에서 커다란 덩어리를 이루며 자라는데, 그 덩어리가 마치 알을 품고 있는 암탉의 부푼 꾸리깃을 닮았다고 해서 그렇게 부른다. 이탈리아 사람들은 이 버섯을 파스타 소스에 살짝 데쳐서 올리브유와 식초로 만든 마리네이드에 절여 먹는 것을 좋아한다. 무이는 한 장소에서 여러 해에 걸쳐 계속 자라나기는 하지만, 불행히도 야생 상태의 무이는 흔하지가 않다.

1980년대 초반에 일본 과학자들이 톱밥을 이용해 무이를 재배하는 법을 발견한 뒤로 상황은 전혀 달라졌다. 지금은 재배된 무이가 전 일본의 식료품점에서 적당한 가격에 판매되고 있다. 현대적인 실험결과 저령에 함유된 다당류는 항암 효과와 면역기능 향상 효과를 지닌 것으로 밝혀졌다. 일본의 연구자들도 무이를 실험해서 유사한 효과를 찾아냈는데, 그 무이 추출물은 이제까지 실험 한 그 어떤 약용 버섯보다도 강력한 항암 효과와 면역기능 향상 효과를 지니고 있다는 사실이 밝혀진 것이다.

11) 동충하초(冬蟲夏草)

동충하초는 나무가 아니라 살아있는 나방의 애벌레의 몸 위에서 자란다. 가느다란 실 모양의 버섯 유기체는 애벌레를 뚫고 들어가 그것을 죽여서 미이라를 만들어 버린다. 그런 다음에는 꼭대기에 둥근 자실체가 달린 가느다란 줄기가 솟아나오는데, 이 자실체에서 포자가 방출된다. 동충하초는 중국과 티벳의 산악지역에서 자라며, 요즈음은 신체의 활력과 정신의 에너지, 정력을 증대시키는 효능을 지닌 최고의 강장제로 수요가 늘어나서 재배하기도 한다.

이 장에서 소개한 정보를 간단히 요약해보겠다.

- 마늘과 생강을 많이 섭취한다. 이 식품들은 맛도 좋을 뿐 더러, 그 이로 운 점은 일일이 헤아릴 수가 없다.
- 만일 카페인 음료를 마시고 있다면, 항상 혹은 가끔이라도 녹차로 바꾼다. 녹차 (Camellia Sinensis, Silybum Marianum)는 카페인이 들어 있는 음료 중에서 건 강에 가장 좋기 때문이다.
- 독소에 노출된 것이 염려스럽거나 독소가 몸 안에 누적되었다고 느껴지면, 몸의 회복을 돕기 위해 마리아엉겅퀴를 먹는다.
- 몸이 늘 허약하거나 기력이 부족하면, 시베리아인삼이나 동충하초를 먹는다.
- 면역능력이 떨어져 잔병치레가 많은 사람은 황기나 무이를 이용한다.
- 나이로 인해 무기력감을 느끼거나 정력이 결핍된 것 같으면 인삼과 하수오를 써 본다. 인삼은 남자들에게 좋은 광범위 강장제이고, 당귀는 여성에게 좋은 광 범위 강장제이다.

13. 기생충

1) 기생충

기생충 하면, 회충, 편충, 십이지장충 등과 같은 선충 종류에만 관심을 가 져왔는데, 선충은 수많은 기생충 중 극히 일부에 지나지 않다. 기생충이란 우 리의 몸 안팎에 살면서 생존을 위한 먹이를 우리에게서 취해가는 생명체들을 의미한다. 크기나 위치에 상관없이 우리 몸을 이용해서 살아가며 해를 끼치 는 것들은 모두 기생충이라 부른다. 넓은 의미에서 보면 박테리아나 바이러 스도 기생충에 속하지만 여기서 그것들은 제외한다.

기생충은 소장이나 대장 같은 장에서만 사는 것이 아니다. 간, 뇌, 폐, 몸통, 피부와 근육 사이, 혈액 등 인체의 어느 조직 부위에도 살고 있다. 현재 의학계에서 파악하고 있는 기생충의 종류는 현미경으로 보이는 것을 포함해서 120여 종류이다. 기생충 중에는 우리의 입 속이나 치아 사이에서 사는 것들도 있다. 우리는 이 기생충이 입 속에 기생하는 것조차 모르고 산다. 이 기생충은 장으로 내려가서 12cm 크기로 자란다.

또 어떤 기생충은 간이나 뇌, 폐 등에서 살기를 좋아하고 몸 속 깊숙이 사는 기생충, 피부와 근육 사이에 사는 기생충도 있다. 피부로 들어와 사는 아프리카의 기생충은 피부가 가려워서 계속 긁다 보면 기생충이 토막토막 잘라지고, 잘라지면 잘라지는 대로 한 마리, 두 마리 계속 증가해 피부 통증을 유발시키는 경우도 있다. 어떤 기생충은 심지어 우리 눈에서 살기도 한다.. 이 경우 눈의 흰자위를 잘 들여다보면 힘줄 모양으로 맑은 선이 지나가는 것을 볼 수 있는데 그것이 바로 기생충이다.

그러나 많은 사람들은 눈에 보이지 않는다는 이유로 기생충에 대해 다소 무관심한 편이다. 하물며 눈에 보이지 않는 몸 속의 기생충은 어떨까? 크기로 따지면 현미경으로만 확인되는 것에서부터 길이가 7~8m, 10m에 이르는 기생충들도 있다. 미국과 캐나다에서 잘 알려진 보봐인 촌충은 12m, 아프리칸 파이어 기생충은 심지어 30m나 된다.

현미경으로만 보이는 작은 기생충들은 우리 피부에 달라붙어 혈관을 타고 몸 속을 돌아다니다가 장으로 들어가기도 한다. 어떤 기생충은 우리의 몸 속에 칭칭 감겨 있어 혈관인지 림프관이지 분간하기가 어렵다. 또 어떤 것들은 수명이 15~30년 정도로 오래 사는 것들도 있다. 그렇게 살면서 날마다 우리의 피와 영양분을 조용히 빨아먹는다. 그래서 우리는 아무렇지 않은 듯 기생

충들과 함께 살아가고 있는 것이다

기생충이 병을 일으켰다고 생각하는 사람도 거의 없을 뿐만 아니라, 설사 기생충들이 병을 일으켰다 해도 인체에 피해를 주는 속도가 너무 느리기 때문에 대수롭지 않게 여기고 방치하는 경향이 있다. 기생충의 입장에서는 오히려 다행인 셈이다.

유명한 기생충 연구가인 클리브 뷰캐넌의 말 이다. 한 여성 환자가 기력이 떨어져 지팡이를 짚고 병원에 왔다. 몸이 빼빼 마른 그 환자를 진찰한 의사는 특별한 병증을 찾아내지 못했다. 검사결과 이상이 없다는 의사의 말을 듣고 집으로 돌아왔지만, 그녀는 나날이 더 힘들어지고 급기야 누워 있는 시간이 더 많게 되었다.

환자는 수소문 끝에 뷰캐넌을 알게 되었고, 뷰캐넌은 그 환자를 보자마자 기생충 감염증으로 판단하고 기생충 약초를 먹였다. 자연약초의 강한 약성 때문에 입술 아래서 사는 기생충이 잇몸 사이로 기어 나온다. 눈에서 사는 기생충은 눈알 뒤에서 기어 나오고 귀에서 사는 기생충은 귀로 나온다. 그리고 날마다 배변 시에 각종 기생충이 나온다 그 후 그녀는 건강을 되찾았다. 믿기 어려운 사실이다.

병원에서 간단한 혈액 검사와 함께 정상이라는 진단을 받은 환자들도 때로 원인 모를 신체적 괴로움을 토하는 경우가 있다.

2) 기생충 예방법

기생충증은 예방이 최상의 치료이다. 기생충의 인체 유입 경로를 안 이상 예방은 어려운 문제가 아니다. 호흡으로, 피부로, 성관계를 통해 들어오기도 하지만, 입으로 들어오는 경우가 가장 많으므로 이를 조심하는 방향으로 예방해야 한다. 그 방법으로는 우선 육식은 완전히 익히거나 끓여서 탕으로 먹는 것이 좋고, 외출 후에는 반드시 비누로 손발, 얼굴을 잘 씻고 목구멍은 소금물로 헹궈주어야 한다.

또 한가지 기생충 예방법은 배변으로 장을 깨끗이 해주는 일이다. 배변을 잘해주지 못하면 거기서 기생충이 자라나 장벽에 붙어 살기 때문이다. 또 섬유질을 많이 먹으면 장을 깨끗이 청소하는데 큰 도움이 된다. 배변 때 반드시 기억해야 할 것은 손과 항문을 씻되 일반 비누가 아니라 세균을 죽이는 비누로 씻어야 한다는 것이다. 이것은 어른들뿐만 아니라 어린이들에게도 해당된다. 기생충 문제는 바로 위생문제와 직결되기 때문이다.

사람들이 기생충에 많이 감염되는 이유는 하루에 배변을 몇 번 해야 하는지를 잘 모르기 때문이다. 하루에 두세 번은 배변을 해야 가장 이상적이다. 배변에 좋은 약초로는 카스카라 사그라다, 레스베리 잎, 생강, 골든실, 센나, 카이엔, 로즈힙, 우바얼시, 카모밀 등이 있다. 약이 듣지 않으면 양을 조금씩 늘리면 된다. 이 약초들은 배변을 자주 할 수 있게 도와주어 기생충이 장에서 살 기회를 주지 않는다. 장에 기생충이 이미 살고 있다 해도 이 약초들 때문에 기생충이 변과 함께 초록, 검정, 갈색으로 나오게 된다.

실리엄 허스, 슬립퍼리 엠박도 좋은 약초이고 수용성 섬유질을 더 먹는 것도 매우 유익하다. 섬유질은 장 속에서 물, 기름기 등과 섞여 양이 16~20배로 늘어난다. 그래서 하루 이틀 이상 정체 된 변을 배설시켜주고 결국 오래된 변 속에 기생충도 딸려 나가게 된다.

또 물을 많이 마시는 것도 좋다. 콜라나 사이다 같은 소다수는 카페인이 들어 있어 아무리 많이 마셔도 배변에는 도움이 되지 않는다. 카페인은 이뇨 작용을 하기 때문에 장으로 내려가기보다는 신장으로 더 많이 나간다. 커피나 차 역시 카페인이 많아서 장으로 내려가 장을 청소하기 보다는 신장으로 내려가 오히려 부담을 준다. 물은 하루에 열 컵, 2400cc 정도를 마시는 것이 좋다. 넉넉히 마신 물은 온몸을 적셔서 피부에 윤기가 나게 해주고 장도 활발하게 해주어 장에서 기생충을 내보내는 데 큰 역할을 할 것이다.

3) 기생충 치료 약초

건강을 유지하려면 기생충을 박멸해야만 합니다. 약초로는 쑥의 일종인 웜우드가 있고 흑호두 호박씨 등이 기생충을 죽이는 좋은 약인데 기생충의 종류에 따라 치료기간이 달라진다. 또 기생충은 냄새가 고약하거나 쓴 것을 싫어하는데, 그 중 하나가 마늘이다. 마늘은 기생충 치료에 매우 좋은 식품이지만, 그렇다고 생마늘을 너무 많이 먹으면 오히려 다른 문제가 생길 수 있다. 생마늘을 찧어서 발바닥에 붙이면 발바닥이 두꺼워도 거기에 물집이 생길 만큼 강하기 때문에 위장을 상하게 할 수도 있는 거시다.

기생충약을 복용한 후에는 신장과 간을 청소해주어 기생충에 의해 생성된 몸의 독소를 없애주는 것이 반드시 필요하다. 그러지 않으면 기생충 독소들이 몸에 그대로 남아 몸의 면역성을 크게 떨어뜨리기 때문이다.

호박씨와 마늘은 기생충을 죽이기도 하고 예방도 한다. 생 비트는 어떤 기생충에도 매우 효과가 크고, 홍당무와 파파야 씨는 장에 있는 기생충을 몰아낸다. 이외에 흑호두, 골든실, 알로에베라, 파슬리, 웜우드, 우엉 등이 모두 기생충의 치료와 예방에 탁월한 효과가 있다.

물론 한약에도 효과가 뛰어난 구충제가 있는데, 9가지 기생충을 죽이는 관중환, 목향삼릉산, 웅사환, 만웅환, 하충산, 우선단 등등 충의 종류에 따라 다양한 처방이 있다.

14. 미생물과 열

자연의학에서 미생물과 세균은 존재를 인정하지만 이것으로 기관이 작동하는데 난맥을 가져오는 원인은 아니라고 본다.

맑은 공기의 호흡과 소화의 부양 그리고 피부, 신장, 장의 자극적인 배설에서는 강력한 세균이 체내에 들어 갈지라도 그로 인해 사망하지는 않는다. 하지만 사람이 살아가는데 세균이 위험하다는 것을 일반 대중에게 교육하도록 힘써야 한다.

인류를 더럽히고 오염시키는 기생행위를 하는 것은 거의 중요성이 없거나 조금도 중요하지 않다. 본질적으로 미생물이 체내에 존재하는 것은 상이하며 그것이 체내 영양을 섭취 부양하도록 두어 혈액을 흡수하여 체내 문질에 손실을 준다.

세균은 기관의 부패 물질에 의해 번성한다. 동시에 죽은 물질에서 발생하는 체온의 열을 요구한다. 체내 물질의 부패로 세균의 분열을 도와준다.

세균은 이와 같이 사람을 교란시키는 요소로 사람을 죽음에 이르게 하고 세균은 기관의 생활과 연합 구성을 하는 물질의 영양을 섭취해서 신체의 조직과 혈액을 섭취하게 된다. 또한 우리 몸의 기관에 들어온 불결한 식품으로 장의 부패가 유도되고 이들을 피부, 신장, 장의 불완전한 제거로 세균을 잡아두게 된다. 따라서 조직을 청결히 하여 기관을 죽게 하는 부패물질을 제거시키는 일이 중요하다.

질병은 무질서하고 비정상적인 곳에서 일어나지만 자연법칙을 준수하여 나간다면 세균이 수행 하고저 하는 것들을 이룰 수가 없다. 질병은 비정상적인 결과에서 이루어지며 자연법칙을 위반하여 부조리한 결과를 받아들여 얻어지는 원인으로 세균을 발달시켜서 발생한다.

사람들은 본인의 일을 알려고 하지 않고 그들이 병들면 세균에 의한 원인을 나무란다. 자연법칙을 위반하고 적대하는 것은 나쁜 결과를 가져온다. 성숙한 과실 나무열매로 영양을 섭취하면 그 식품은 생명에 힘을 주며, 부패물질을 먹으면 몸에 부패물질을 축적 시키므로 세균을 번성시키게 된다.

사람은 이유 없이 그들의 잘못된 생활을 알지 못하고 부패로 인한 혈독을 나무라며 그들 자신의 질병에 일찍 준비하지 못하고 자가중독으로 비극적인 죽음에 이르게 되는 것이다. 사람의 장에서 미생물은 영양물질을 분쇄하여 신체에 유리하게 분리작용도 하고 합성도 한다. 질병은 세균이 일으키며 그 결과 건강한 사람을 감염시켜 환자로 변화시킬 수 있다.

피부배출 작업이 불완전하고 오랜 소화의 난맥이 이루어지고 또한 불순한 공기를 호흡하면 혈액은 불순화 된다. 알아야 할 중요한 사실은 질병의 유발 근원은 우리 몸의 내부이지 신체 외부는 아니다. 내부열에 의한 온도로 불순화된 부분이 없어지면 부패균의 발육은 불가능 하다.

환자의 몸에서 세균의 부패를 저항하는 것을 바란다면 뱃속의 열을 저항시켜 축적된 불순물을 장과 신장, 피부제거를 도와주는 일이다.

러시아의 유명한 세균학자 메스체니코프(Metschenicoff)는 파리의 "파스테르 저온 살균 학회"의 보고에서 오랜 조사결과에서 결론을 내린 것은 "사람은 생명이 끝나는 것은 모두가 '장에서의 부패'에서이다. 또한 이것은 조로(早老)의 원인이 된다"고 하였다.

여름철의 무더운 날 주부가 아침에서 저녁까지 방치한 식품을 보면 알 수 있는 것이 하루 동안이면 발효와 부패하는 것이다. 식품을 청량한 곳에 보관함으로써 이 현상을 차단하는 것이 냉장고이다. 여기에서 보듯이 소화기구를 청량하게 한 사람은 장의 부패를 차단하게 되고 그렇지 못하면 부패와 오염을 초래하는 것이다.

열이 높아지면 세균에 의한 독은 높아지고 환자의 상태에서 몸은 매우 위험한 상태에 빠진다. 세균의 중독으로부터 구제될 수 있는 길은 바로 열을 제거하는 일이다. 모든 "세균의 오염"은 환자의 뱃속을 청량케 함으로써 벗어날 수 있으며 피부를 비롯 신장과 내장으로부터 배설하도록 지원하는 것이다.

제9장

물과 식물 즙 및 과일 식

1. 물의 중요성

사람은 산소 없이는 단, 몇 분밖에 살지 못하며 물이 없이는 며칠 밖에 살수 없다. 바다와 육지의 분포 비율이 약 7:3으로 물이 지구 표면의 70% 정도를 차지하고 있듯이 우리 인체도 약 70%가 물로 구성되어 있다.

체내의 물을 1~3%만 잃어도 심한 갈증과 괴로움을 느끼고 5%정도 잃으면 반 혼수상태에 빠지며 12%를 잃으면 생명을 잃는다. 사람은 음식을 먹지 않고서도 4~6주 정도는 생존이 가능하지만 물을 마시지 않으면 신진대사가 원활이 이루어지지 않아 체내의 독소를 배출 시키지 못하여 자가중독을 일으키고 1주일도 못 가 사망하게 된다. 인체 내의 물은 잠시도 쉬지 않고 돌아다녀 몸의 어느 부분이든 항상 있다. 그리고 이 물은 수초 후에는 또 다른 장소로 이동하고 새로운 물의 1분자로 대치되고 있다. 그러나 1일 약 24L 정도는 여러 경로로 빠져나간다. 따라서 생존하기 위해서는 매일 일정량의 물을 마셔야 한다.

매일 마시는 물은 입→ 위→ 장→ 간장, 심장→ 혈액→ 세포→ 혈액→ 신장→ 배설 등의 순으로 순환하며, 생명유지에 필수적인 매우 중요한 역할을 한다. 그러므로 한번 신체에 들어간 물이 오줌이나 땀 등의 형태로 배설되어 나갈 때까지 인체 내를 순환하면서 얼마나 그 역할을 잘 수행하느냐가 바로 건강의 척도라고 할 수 있다. 따라서 좋은 물을 마시는 것이 건강의 기본임을 알 수 있다. 최상의 물을 우리 몸에 공급해야 한다.

우리가 일상적으로 생활하면서 몸으로부터 나가는 수분량은 2.4L 정도이다. 무의식간에 내뿜는 날숨이나 땀 등으로 몸 밖으로 나가는 수분이 약 1L, 오줌으로는 약1.4L가 배설된다.

하루에 식사를 포함하여 보충되어야 할 수분은 2.4L이다. 식료품에 포함된 수분량은 1L이며, 몸 안의 영양소가 연소될 때에 생기는 수분은 0.3L 정도이므로 약 1.2L의 수분을 물이나 차로 보충하여야 한다.

대게 물은 아침에 자고 일어나서(아침식사 할 때, 오전 10시, 점심식사 때, 오후 3시, 저녁식사 때, 저녁식사 후)6~7번에 나누어 약 1L정도 마시는 것이 좋다.

40살이 지난 사람에게서(수분을 보충해 주지 않으면)수분부족으로 피가 굳어져 혈전이 생기고 이것으로 뇌경색이나 심근경색 등의 발작을 일으키는 것이다.

잠자는 동안은 수분이 공급되지 않고 또한 한 컵 이상의 땀을 흘리며 숨쉬는 과정에서 수분을 잃는다. 대체로 잠에서 깨어 난 3시간을 심근경색이나 뇌경색이 잘 생기는 시간이라 부르는데 이것은 잠에서 깨어 났을 때 피가 굳어져 있는데다가 운동 등에 의하여 위험이 더 높아지기 때문이다.

때문에 잠 잘 때는 머리맡에 마실 물을 준비해 놓고 밤에 눈을 떳을 때나 아침에 일어났을 때에 물 한 컵을 마시는 것이 좋다.

밤중에 물을 마시면 오줌을 누는 것 때문에 마시지 않을 수 있는데 이것은 그리 좋은 일이 못 된다. 몸에 보충된 물은 일반적으로 2시간이 지나면 배설된다. 심장이나 콩팥이 나쁜 사람도 하루 1.2L의 물을 마시는 것이 좋은데 한 번에 많이 마시지 말고 조금씩 여러 번 마시는 것이 좋다.

밥은 우리가 수일을 먹지 않고도 살 수 있지만 물은 며칠만 마시지 않아도 살 수가 없다. 즉 물은 밥보다도 여러 배 더 중하다는 말이다. 물과 식품, 물과 우리 몸과의 관계에서 물이 어떠한 식품이나 영양소보다도 더 중요하고, 또 그것들을 다 합친 것보다도 더 중요하다는 이치가 거기에 있는 것이다.

① 공업과 물의 관계 : 자고이래로 사람이 산 곳들은 다 물이 있는 곳들이었고, 문명이 건설된 곳들도 예외 없이 다 물이 많은 곳들 이었으니 이를 테면 나일 강변의 이집트문명, 티그리스— 유브라데스 강변의 메소포타미아 문명과 황하 유역의 중국 문명 같은 것들이다.

근래에 와서 큰 공업 도시들이 세워진 곳들도 다 물이 많은 곳들이었다. 즉 미국의 피츠버그가 그러하고, 독일의 함부르크가 그러하고, 일본의 대판이 그러하며 또 우리 한국의 공업단지들도 그러한데 그것은 이 지역의 공장들이 다 물을 많이 요구하기 때문이다.

② 농업과 물의 관계 : 미국에 있어서 물을 공업용수 다음으로 쓰는 부문은 농업이고, 농업용수로 쓰는 물의 양은 전체 물의 양의 약42%인데 그것은 하루에도 1,100억 갤론(4,160억 리틀)이나 되는 양이다. 그리고 그것도 어마어마하게 많은 양이다.

③ 물과 우리의 가정 생활과의 관계: 물이 우리 가정생활에 있어서 얼마나 중요한가 하는 사실에 대해서 잠시 생각해 보려고 한다.

미국에서 한 개인이 하루에 쓰는 물의 양은 평균해서 약 70갤론 이라고 한다. 그러면 그 70갤론이나 되는 물은 다 어디다 쓸까? 전문가들의 말에 의하면 70갤론의 물의 1%는 차를 씻는 일 즉 세차에 쓰이고, 3%는 원예에, 또 다른 3%는 음료수로, 4%는 가내청소에, 5%는 세탁용으로, 7%는 취사용으로, 37%는 목욕을 하는데 쓰며, 그리고 나머지 40%는 화장실 용으로 쓴다고 한다.

2. 생명필수의 물

장수촌에서 사는 사람들이 오래 사는 원인은 그 지방의 물에 칼슘등의 무기질이 많기 때문이라고 하는 것은 다 잘 알려진 사실이므로 우리는 할 수만 있으면 이같이 무기질이 많은 천연 생수를 마시는 것이 제일 좋다. 장수촌이 아닌 다른 지방의 생수에는 대개 병균들이 많고, 또 몸에 해로운 불순물들이 많은 것이 예사이기 때문에 부득이 그것을 마시려고 하면 끓여서 마셔야 하지만 끓인 물은 거기에 용해된 산소량이 적으므로 생수만큼 건강에 좋을 리가 없고, 끓인 물에는 그것을 식힌 후에라도 거기에 물고기를 넣으면 살지 못하고 죽는 것이 끓인 물의 실체요, 또한 그것의 한계다.

유기체의 복잡한 생명현상은 물을 매개로 하여 진행되며 물질대사 과정도 역시 물이 있으므로 이루어진다. 물은 사람뿐 아니라 모든 생물의 생존에 없어서는 안 되는 성분이다. 사람이 영양물질을 소화흡수하고 그것을 몸 안의 필요한 곳에 나르는 모든 과정은 물을 떼어 놓고 생각할 수 없다.

사람의 몸은 일정한 양의 물을 받아들이고 동시에 그것을 내보냄으로써 늘 평형을 이루고 있다. 사람 몸무게의 약 75%는 물이다. 몸 안의 물은 성별과 나이에 따라 다르다. 몸 안의 물은 젖먹이에게서는 몸무게의 약 70~80%이고 어른 남자는 약 60%, 어른 여자는 약 45%이다. 몸 안에서 진행되는 모든 대사과정은 물이 있는 조건에서만 진행된다. 즉 생화학적 반응과정을 거쳐 진행되는 모든 물질의 흡수와 배설, 분해와 합성의 모든 것은 물을 매개로 하여 진행된다. 그러므로 물이 없는 곳에는 생명현상이 있을 수 없다. 러시아 속담에〈오래 살려거든 수도꼭지를 물고 있으라〉는 말도 있다.

뇌경색은 잠자는 도중에 잘 생긴다. 잘 때는 머리를 쓰지 않기 때문에 뇌수

의 혈관들이 가늘어지고 또한 오랜 시간 물을 마시지 않으므로 피의 점조도
가 높아져 혈관이 막히기 쉬운 조건이 마련된다.

대체로 늙으면 피부에서 물이 빠져 주름이 생기기 쉽고 콩팥기능도 낮아져
있기 때문에 마신 물이 곧 방광 쪽으로 흘러 내린다. 노인들에게서는 물을 축
적하는 예비력이 낮기 때문에 점차 물 부족을 느낀다. 따라서 뇌수세포를 포
함한 몸 안의 세포는 수분을 잃고 위축되며 나아가서 활동이 나빠져 바보가
된다. 노인들이 물을 충분히 섭취하면 고목에 물이 닿은 것처럼 뇌수세포가
활기를 띠고 활동이 좋아진다.

피가 희석 되면 혈관이 메지 않고 혈압이 낮아진다. 즉 물을 충분히 섭취하
면 바보로 되는 원인을 동시에 해결하는 것이 된다. 물론 뇌졸증이나 심근경
색을 막는 효과가 있다는 것은 더 말할 것도 없다.

고혈압이 있는 중년 나이에는 의식적으로 물을 많이 섭취하는 것이 좋다.
나이 많은 사람들 중에 밤에 오줌을 누는 것을 피하기 위해 물을 덜 마시는 사
람도 있는데 한 컵의 물이 뇌종증을 막는다는 것을 잊지 말아야 한다.

심장이나 콩팥이 나쁜 사람도 하루 1.2L의 물을 마시는 것이 좋은데 한 번
에 많이 마시지 말고 조금씩 여러 번 마시는 것이 좋다.

3. 물 마시는 요령

① 물 한잔으로 하루를 시작 : 240ML의 깨끗한 물과 유기농 레몬 4분의 1
쪽으로 아침을 시작한다. 아침에 기상하자마자 마시는 물은 밤새 몸 속에 축
적된 노폐물을 씻어주면서 위의 활동을 촉진시킨다. 특히 위장이 나쁜 사람
에게는 좋은 약이 된다.

② 식사 30분 전에는 물 한잔 : 식사하기 30분 전에 레몬 몇 방울과 물 한잔을 마시면 위액을 분비시켜서 식욕을 돋운다. 식사 중에는 물을 마시지 않는다. 식사 1시간 후에 다시 깨끗한 물을 마신다.

③ 식사 30분 후에 물 한잔 : 식후 30분에 물 한잔을 마시면 몸 안의 자연치유력이 강화되어 질병완치 효과가 있다.

④ 물 한잔으로 이 닦기를 대신한다 : 바쁜 생활에 음식 먹고 난 후 이를 닦기가 힘들다. 양치질을 하기 어려울 때 물 한 컵으로 입 안을 헹구면 세균번식을 방지해준다. 음식물 속의 당분이 포함되어 치아 표면에 만들어지는 산을 물이 씻어주기 때문이다.

⑤ 하루 최소 2.5L 이상의 물을 마신다 : 나이가 어릴수록 몸에서 수분이 차지하는 비중이 크고 나이가 들수록 체내의 수분 함유량은 줄어든다. 신진대사가 원활하지 못하여 장 기능이 떨어지게 되면서 몸 밖으로 내보내는 수분의 양이 증가하기 때문이다. 수분이 올바르게 공급되지 않으면 노폐물이 잘 배설되지 않게 되고 신진대사도 원활하지 않게 되어 혈액의 농도도 짙어져 뇌경색을 일으키기 쉽다. 특히 노인들은 탈수증이 되지 않도록 수분을 적당량 섭취해야 한다. 그렇다고 너무 많이 마실 필요는 없다. 체중의 50~75%를 계산해서 리터 단위로 매일 마신다.

⑥ 스트레스를 물 한잔으로 푼다 : 긴장을 하거나 심한 스트레스를 받을 때 사람들은 냉수 한 컵을 찾는다. 실제로 차가운 물은 심리적으로 도움을 준다.

⑦ 조금씩 천천히 마신다 : 체온과 물 온도차가 클수록 목이 마르고 땀을 많이 흘릴수록 홀짝홀짝 천천히 마셔야 된다. 찬물을 급히 마시면 식도와 기관지가 수축하게 되며 식도는 뒤 따르는 찬물을 거부한다. 차갑거나 뜨거운

음료를 빨리 마시면 위에 자극이 되어 위암의 원인이 되기도 한다. 늘 상온의 물을 마시자.

⑧ 물은 수시로 마신다 : 물을 한꺼번에 많이 마시게 되면 위가 늘어져 소화도 안되고 속이 더부룩한 증세를 발생하게 한다. 식사 전에 많이 마시면 위의 소화효소가 묽어져 자신의 역할을 제대로 하지 못하게 되고 식사 중에 물을 많이 마시는 것은 위에 부담을 준다.

⑨ 끓인 물보다는 생수를 마신다 : 물을 끓이면 대부분의 세균은 죽으나 물에 있는 용존 산소와 미네랄 등의 성분 또한 파괴된다. 물을 끓일 수 밖에 없을 때는 식혀서 마신다.

⑩ 감기에 걸리면 물을 마신다 : 우리가 마신 물은 30초 후 혈액의 일부가 된다. 따라서 물을 적당히 마시게 되면 혈액의 흐름이 부드러워지고 신진대사가 좋아져서 독소가 체외로 배출되므로 감기가 빨리 치료된다.

⑪ 맑은 물은 인체에 해를 끼치지 않는다 : 오히려 맑은 물이 체내로 유입되면 체내에 축적되어 있는 일정량 이상의 염분과 유해물질을 흡수하여 밖으로 배출시킨다. 그러나 인체가 물통처럼 물이 가득 찰 필요는 없다. 대략 1리터 정도의 물이 몸에서 필요로 하는 최소치가 될 것이며 3.5리터 정도의 물이 그 최대치가 될 것이다. 목이 마른 정도에 따라 이 범위 내에서 물을 마시면 될 것이다. 아마 겨울보다는 여름에 물이 더 필요하게 될 것이다.

4. 균형을 위한 물 열쇠

1) 알맞은 형태의 구조화된 생리수(육각수)또는 미네랄이 풍부한 생수로 하루 종일 수분을 섭취하라

2) 적절한 식사 프로그램을 따르고, 잘못된 세대 간 및 사회적 식습관을 바꾸라.

3) 혈통으로 물려받은 취약 부분을 바로 잡아라

4) 매일 아침 그리고 식사 전에 레몬수나 물을 마셔라

5) 몸에 필요하지 않은 것은 먹지 않는다. 평생 매 식사마다 기준을 정해 바른 형태의 다양한 영양소를 섭취하고 신체 스스로 필요한 것을 선택하라

6) 식탁용 소금을 버리고, 균형 잡힌 비정제 소금을 섭취하라.

7) 천연의, 가공하지 않은, 자연의 형태로 만들어진 음식을 주로 생식하라.

8) 음식물은 유동체가 될 때까지 씹어서 삼켜라.

9) 음식을 요리하기 전이나 요리한 음식을 통해 효소를 섭취하라

10) 해독, 탈회(脫灰), 융해시켜라

패턴을 바꾸어 부지런히 건강을 회복하기로 결심했다면, 남은 일생 동안 이 균형을 위한 열쇠를 매일 실천해보라. 마법처럼 하루 아침에 고쳐지지는 않겠지만, 시도와 동시에 우리의 몸은 이미 치료될 준비를 갖춘 것이다. 시간을 내어 꾸준히 하다 보면, 곧 믿기지 않을 정도로 몸의 상태가 호전될 것이다. 이 균형의 열쇠는 여러분의 활기찬 건강을 되찾아줄 것이다.

5. 물의 역할과 생리 작용

아기가 감기에 걸려 식욕이 없어졌을 때 가장 신경을 써야 할 것은 탈수증상이다. 물만 제대로 마셔도 열과 바이러스에 대한 저항력이 유지되며 탈수에 의한 쇼크를 방지할 수 있다. 체내에서 물이 하는 역할을 간단히 살펴보면,

■ 각 세포에 산소와 영양을 공급한다.

- 땀이 대소변에 섞여 노폐물을 배출시킨다.
- 소장과 대장에서 음식물을 녹이고 희석시켜 소화 흡수시킨다.
- 혈액을 중성이나 약알칼리성으로 유지시킨다.
- 세포 속의 형태가 변하지 않도록 혈액 속 조직액의 순환을 촉진시킨다.
- 열이 나며 땀을 흘려 체온을 조절해 준다.
- 각 관절에서 윤활유 역할을 하여 뼈마디 움직임을 원활하게 해준다.
- 모든 신체기능을 원활하게 해주어 생명유지에 필수적인 역할을 수행한다.

따라서 오염된 물을 마시게 되면 각종 세균에 감염되고 중금속 등의 찌꺼기가 체내에 축적되어서 모든 질병을 유발하게 된다.

자연계의 맑은 물은 이 세상의 모든 것들 중에서 최고의 맛을 가질 뿐만 아니라 자연수야말로 백 가지 약 가운데서 가장 으뜸가는 것이라고 할 수 있다. 사막에서의 한 컵의 물을 생각해보면 누구나 물의 귀중함을 짐작할 수 있다.

물은 우리 몸에서 생리적 바탕물질일 뿐만 아니라 진정약, 열 내림약, 독풀이약, 오줌 내기약, 강장약, 최면약으로서의 효과를 낸다. 지나치게 정신상태가 긴장되거나 마음이 초조해 질 때, 성이 날 때 한 컵의 물을 약 3분 동안에 천천히 마시면 긴장감도 풀리고 마음이 진정되어 기분도 가라앉는다.

매일 세 번 자세를 바로 가지고 숨을 쉬면서 한 컵의 물을 천천히 마시는 것을 습관화하면 정신상태가 안정되고 신경질이 적어지며 침착한 기분으로 일에서 능률을 낼 수 있다. 음이온을 공기비타민 또는 공기보약이라고 한다면 알카리이온수는 물 보약 또는 물 비타민이라고 한다. 이온수는 보통 먹는 물을 전기분해 하여 칼슘을 기본으로 하는 광물질을 이온화한 물이다. 사람의 건강은 산과 알카리평형을 어떻게 보장하는가에 많이 관계되는데 체액의

pH가 0.02만 변화된다 해도 효소반응이 심히 장애된다. 사람이 건강한 상태를 유지하려면 체액의 수소이온 농도를 약알카리(pH 7.35)로 보장하는 것이 좋은데 알카리이온수를 마시면 건강에 아주 좋다.

물을 양극과 음극으로 전기분해 하면 양극은 알카리수, 음극은 산성수인데 알카리수에는 무기염류가 2~3배 더 많다. 몸 안에서는 대사과정에 늘 산성물질이 만들어진다. 탄수화물과 단백질로부터 젖산과 초산, 포도산 등이 생기는데 이것은 칼륨, 나트륨, 마그네슘 등 알카리성 물질에 의해 중화된다. 이런 알카리성 물질이 잘 작용하는 것이 알카리이온인 칼슘이다. 알카리이온수에는 칼슘이온이 많다. 이온수는 고혈압, 동맥경화증, 심장병, 당뇨병, 콩팥병, 대장병, 간염, 취장염 그 밖에 어깨와 허리아픔, 암을 미리 막는데도 좋다. 이온수는 자라나는 어린이들의 발육에도 좋고 노화를 막으며 대변에서 냄새가 나지 않게 하는데도 좋다.

6. 물의 종류와 기능

최근에 물에 대한 중요성이 부각되면서 여러 종류의 물이 나타나고 있다. 과거 동양의학에서는 오염이 없던 시절에 물을 질병 치료에 쓰는 약용, 된장과 간장을 담그는 식용, 소원을 빌 때 쓰는 의식용으로 사용하였다. 동의보감에는 정화수(새벽에 처음 길은 우물 물), 한천수(찬 샘물), 국화수(국화 밑에서 나는 물) 등 3가지 종류의 물이 실려 있기도 하다. 기타 알카리수와 산성수, 미네랄 수, 광천수, 이온수, 해양심층수 등이 있다. 사람이 만든 구조화된 물과 생수는 큰 차이가 있다. 인간이 만든 구조화된 물인 인공의 물과 자연에서 나온 천연수의 구조는 어떻게 다른가 하는 내용은 다음과 같다.

1)수돗물 : 수돗물을 이른바 결합수(結合水;bound water)로 불리는 이유는 분자 구성상 구조가 매우 작을 뿐 아니라, 수돗물의 분자가 물리적으로 다른 분자에게 잘 결합되기 때문이다. 결합수는 이런 이유로 세포벽을 통해 자유롭게 이동하기가 매우 어렵다.

2)샘물 : 어떤 천연 샘물을 시험해보니 비록 수돗물보다는 오염물질이 적게 들어 있었지만, 일부는 수분 흡수도가 일반 수돗물보다 낮았다.

3)생수 : 생수의 질에 따라 수돗물보다 깨끗하고 안전하다는 것이 입증 되었다. 하지만 생수에 따라 구조와 미네랄의 균형은 천차만별이다. 생수가 다른 것보다 수분이 더 잘 흡수되는 이유는 미네랄들이 균형을 잘 이루고 있기 때문이다. 다양한 생수를 적절히 마시는 것이 현명한 선택이라고 생각한다.

4)증류수 : 증류수는 수분 흡수가 매우 양호하다. 그러나 생물학적으로는 죽은 것이므로(모든 미네랄이 제거되었다), 워커 박사에 따르면 증류수는 미네랄과 결합해 그 미네랄을 체외로 빠지도록 부추긴다. 일정 기간 증류수만을 마신 환자를 관찰한 결과, 일부 이로운 미네랄과 원소들을 함께 내몰아서 근육 경련과 불균형을 초래하는 것으로 보였다.

5) 육각수: 육각수의 원천은 자연이 만든 것으로, 빗물이나 눈송이 등의 형태로 자연이 인류에게 내린 가장 완벽한 선물이다. 하지만 불행하게도, 현재의 빗물이나 눈은 오염된 대기로 인해 점차 그 순수를 잃어가고 있으며, 오히려 인체를 해롭게 한다.

우리 몸에는 두 가지 유형의 유동체가 있다. 세포 사이에 있는 유동체와 세포 내부에 있는 유동체가 있다. 둘 다 세포가 적절한 기능을 하는 데 중요하다. 우리가 마시는 물의 구조에 따라 세포 내부에 있는 유동체에 많은 영향을 미친다.

우리가 마시는 물의 분자 구조가 너무 크거나 많으면 세포 속으로 침투할 수 없고, 이로 인해 세포 주변에서 씻겨 내려가기 때문에 탈수현상이 일어난다. 식수의 구조가 적절하면, 세포 속으로 들어갈 수 있기 때문에 충분한 양의 물을 섭취할 수 있다. 육각수의 물 분자는 서로 작은 고리집단이 긴밀하고 적절히 유지된다.

몸의 세포가 수분을 적절히 섭취하면 팽창해서 동화작용인 치유반응을 일으킨다. 이것이 pH의 균형을 불러오고, 지방의 연비(燃比)를 높이며, 병원체에 대한 면역성을 높여주고, 급격한 손상을 막아준다. 반면에 탈수된 세포는 이화작용을 촉진해 염증을 높이고, 조기 노쇠현상과 조직의 퇴화를 불러온다.

세포의 탈수는 세포 밖으로 산소를 몰아내고, 에너지를 생산하는 세포의 능력을 봉쇄하며, 세포의 DNA를 손상시키고, 세포의 산성도를 촉진해 급기야 세포를 죽음으로 내몬다. 오랫동안 심한 탈수가 진행된 세포들은 심각한 질병을 유발할 수 있다.

우리 세포의 건강은 우리의 몸에 얼마나 많은 물이 실제로 세포 속으로 들어오느냐에 달려 있다. 아이 시절에 우리 몸은 다량의 구조화된 물(육각수)을 함유하고 있었다. 그러나 우리가 늙어가면서 우리 몸을 순환하는 비구조화된 물의 수치가 늘어나고, 신진대사 기능이 줄어들고, 우리 조직 내에 구조적 변화가 일어나는 것이다.

사람의 몸을 이루고 있는 60개조 남짓한 세포는 내외가 다 수분으로 충만되어 있다. 또한 피 속 액체성분인 혈장이 차지하는 비율은 55%인데 그 혈장의 90%는 수분이다. 피는 몸의 곳곳에 닿으면 여과되어 조직액으로 되고 세포조직 사이에 스며든다. 조직액에는 적은 양의 염류와 단백질 등이 포함되어 있는데 거의 대부분이 물이다. 조직액에 의하면 운반된 영양물질은 주변의 세포에 흡착되고 그 대신 세포에서 쓸모 없는 노폐물은 물과 함께 세포 밖으로 나간다.

노폐물에서 회수된 세포액은 일부분이 모세혈관에 들어와 정맥에 합류되며 나머지는 조직액체로 임파관에 들어간다. 임파관은 목, 겨드랑이, 서혜부 등을 향하여 모여서는 정맥에 들어간다. 몸 안의 혈관과 임파관을 합친 총 연장길이는 실로 20만Km나 된다. 즉 몸 안은 길고 긴 시냇물의 흐름이 있어 살아 있는 한 물이 계속 흐르고 있다. 시냇물과도 같은 이 흐름이 멎으면 몸 안의 노폐물이나 독소를 제대로 배설하지 못하며 몸 안에 수분분포가 나빠지면 여러 가지 질병이 생긴다.

7. 물의 필요량과 신석방지

사람의 체질에 따라 물 마시는 습관도 달라져야 한다. 사람의 물을 많이 마시는 것이 건강에 좋다느니 혹은 적게 마셔야 한다느니 하는 상반되는 견해가 논의되고 있지만, 사실상 이 두 견해가 모두 정확하지 않다.

한의학에서 음적인 성질은 대체로 차고 어둡고 하향적이고 억제적인 것을 의미하며 양적인 성질이란 덥고 밝고 상향적이고 흥분적인 것을 의미한다. 그러므로 체질적으로 양적인 성질 즉 평소에 열이 잘 나고 기운이 우로 잘 뻗치며 쉽게 흥분하는 기질을 가진 사람은 물이라든가 과일류와 같은 음적인 성질의 음식을 많이 섭취해야 하며 이런 사람들은 바로 물을 많이 마셔야 건강하다.

그러나 음적인 성격을 가진 사람들 즉 평소에 몸이 차고 기운이 없고 온 몸이 아래로 처지는 듯 하거나 소극적인 성격을 가진 사람들이 물을 많이 마시면 소화기계통을 중심으로 여러 가지 질병이 생길 가능성이 높다. 예를 들어, 변비가 있으면 아침에 일어나 찬물을 마셔야 좋다고 하는데 일상적으로 몸에 열이 많아서 생긴 변비라면 몰라도 기운이 없고 소화기 계통이 좋지 않은 사람인 경우에는 오히려 변비가 더 악화된다.

또한 평소에 식곤증을 많이 느끼는 사람들도 대부분 음적인 체질에 속하는데 이들은 식사하면서 물이나 국물 등을 적게 마셔야 식곤증에서 벗어날 수 있다. 그러므로 무조건 물을 많이 마셔야 좋다거나 혹은 적게 마셔야 좋다는 말은 고려해야 하며 일상적으로 자신의 몸이 음적인가 혹은 양적인가 하는 것을 잘 알고 그에 맞게 물을 마시는 습관을 가져야 건강한 생활을 할 수 있다.

체질에 따라 마시는 물량도 다를 수 있다. 대체로 몸 안에 물이 부족하면 갈증을 호소한다. 물을 덜 마시면서 한증하거나 운동으로 땀을 많이 흘리면 피가 걸어져 혈전이 생기는 경우가 간혹 있다. 될수록 물을 많이 마시면 좋다.

물을 덜 마시는 사람에게서 오줌길에 돌이 생기는 병이 나타난다. 40살 이상 되는 사람이 필요한 수분을 보충하지 않으면 뇌경색이나 심근경색을 일으킬 위험이 많다는 것은 이미 알려진 사실이다.

'나는 아직 젊으니까…'고 안심하고 마음 놓는 경우가 있는데 젊은이들에게도 돌이 생기는 병이 있을 수 있으므로 물을 충분히 섭취하는 것이 좋다. 왜냐하면 뜻밖의 질병도 물을 잘 마시고 〈몸의 물솥〉을 잘 운영하면 예방할 수 있기 때문이다. 남자에 비해 요도가 짧은 여자에게는 요로감염이 많은데 이때는 수분을 많이 섭취하는 것으로 균을 씻어내고 막아 낼 수 있다.

오줌내기약을 주어 몸 안을 씻어내고 오줌을 희석하는 것으로 돌이 생기지 않도록 예방하는 경우도 있다. 또한 뇨산값이 기준값보다 약간 높을 때는 곧

약을 쓸 것이 아니라 물이 더 효과적이라고 할 수 있다. 뇨산값이 높으면 콩팥결석으로 되기 쉬운데 돌이 아직 생기기 전단계라면 물을 마셔서 오줌량을 늘이는 것으로 흘려 보낼 수 있는 것이다. 여기서 말하는 수분이란 어디까지나 음료수나 차를 두고 하는 말이다.

8. 알카리 이온수와 건강장수 음료수

최근 도시에서는 생수를 사서 마시지 않는 사람이 거의 없다. 7,8년 전에는 음료수조차 돈을 내고 사먹는 것을 망설였지만 지금은 물을 사는 것에 대해서 거부감을 느끼는 사람은 거의 없다. 수돗물에 대한 불신의 골이 이만큼 깊은 것이다

수돗물을 조금이라도 맛있게 마시는 가장 간단한 방법은 정수기를 설치하는 것인데 물이 맛있고, 맛없고의 차이는 미네랄(칼슘 · 철분 · 아연 · 코발트 · 망간 등)의 함유량과 종류와 관계 있다. 미네랄이 너무 지나치게 많으면 맛있는 물이라고는 평가하기 어렵다. 물을 맛없게 만드는 미네랄은 마그네슘이나 유산염 등이며, 칼슘, 칼륨, 규산 등은 맛있게 하는 성분이라는 학설도 있다.

그러나 맛없는 것으로 정평이 나있는 유럽의 수돗물은 대개 고 칼슘, 고 마그네슘의 경수이기 때문에 역시 칼슘도 도가 지나치면 맛이 없다는 것을 알 수 있다.

한편 같은 정도의 미네랄 함유량에서도 맛에 차이가 있다. 일반적으로 우물물 쪽이 수돗물보다 맛있다. 그것도 깊은 우물 쪽이 좋고, 더욱 좋은 것은 미네랄 워터라는 조사결과가 있다.

요즈음은 알카리 이온수라는 것이 인기를 끌고 있다. 물을 전기 분해하면

음극(마이너스극)에 칼슘, 마그네슘, 나트륨 등 플러스 전기를 띤 미네랄이 모여서 알칼리성 물이 된다. 이것이 건강 촉진을 돕는다는 것이다.

또 이런 물로 밥을 지으면 보통 물로 밥을 짓는 것보다도 칼슘이나 마그네슘이 2배나 증가한다고 선전하고 있다. 그러나 알카리성이 위산을 중화하고 소화물의 살균작용이 저하된다는 반대 견해도 있기 때문에 과다한 이용은 삼가는 편이 좋을지도 모른다.

한편 양극 쪽에서는 마이너스 전기를 띤 물질이 모이고, 강한 산성수가 되어 살균 작용을 하기 때문에 식기 세척 등에 유효하게 사용된다. 아토피성 피부염 치료에도 좋다.

또, 오존 발생기에서 만들어진 오존수가 있다. 오존은 활성 산소라고 해도 몸 속에서는 오히려 나쁜 것으로 취급된다. 그러나 강한 살균작용을 하기 때문에 병원에서는 기구 소독에 이용되고 있다.

이처럼 물이라는 것은 단순하며 아직 판명되지 않는 부분이 있다. 이 밖에도 물 활용법으로 해양심층수 이용도 있다. 해수는 표층 부분은 해류로서 움직이지만 어느 일정한 깊이 이하에서는 거의 움직이지 않는다. 이 부분을 해양심층수라고 한다.

태양빛이 거의 미치지 못하는 200미터 이상 깊은 심층수는 플랑크톤이 성장하지 않기 때문에 적조 등이 번식하지 않는 청정한 영양수로 평가 받고 있다. 이 영양수는 미네랄 농도가 높고 질소, 인이 많은 것이 특징이며 온도도 8.1에서 9.1도로 낮다(표층수는 16.1에서 24.9도).

이것을 이용하여 두부나 술을 만들거나 또는 아토피성 피부에 바르는 약을 개발하는 등 여러 방면으로 개발이 연구되는 중이다.

21세기에 유행될 몇 가지 새로운 건강장수의 음료수들이 개발되어 인기를 끌고 있다.

① 나무즙 음료 : 붓나무즙, 단풍나무즙이 새로 개발되었는데 이 음료수는 노인들의 건강장수와 어린이 들의 발육에 매우 좋다.

② 꽃가루 음료수 : 소나무꽃가루 음료수는 건강장수에 매우 좋다는 것이 과학적으로 밝혀지고 있다.

③ 야채즙 음료수 : 시금치, 무우, 홍당무, 마늘, 미나리 같은 채소들로 음료수를 만든다. 최근에는 복합 야채즙 음료수와 발효 야채즙 음료수도 개발하고 있다.

④ 특수 음료수 : 이 음료수는 고전해질 음료수로써 운동선수들을 비롯한 특수 소비자들이 마신다. 새로 개발된 음료수들은 화학첨가제를 쓰지 않으므로 건강장수에 매우 좋다.

9. 세계 물의 날

유엔총회 제 47차 회의에서는 날로 심각해지는 세계적인 물 위기에 대처하여 해마다 3월 22일을《세계 물의 날》로 제정하였다.

물은 사람들의 생활과 경제발전에 없어서는 안될 필수적인 자연원천이다. 지금 세계적으로 80여 개의 나라가 물 부족 난을 겪고 있으며 12억의 사람들이 물이 충분치 못한 관계로 건강에 지장을 받고 있다. 이집트에서는 앞으로 10년 안으로 한 사람당 물 공급량이 3분의 1로 줄어들 것으로 예견되고 사우디아라비아에서는 곧 물 자원이 고갈될 것으로 예측되고 있다. 그리고 환경오염과 사막화로 인한 음료수 고갈로 물이 다른 식료품들보다 훨씬 더 귀중하게 여겨지는 나라들, 다른 나라에서 물을 사들이는 나라의 수가 늘어나고 있다.

이와 같은 사정으로 하여 일부 나라에서는 지금 물 공급제를 실시하고 있고 물을 헛되게 낭비하는 사람들에게 벌금을 지우는 법을 적용하고 있다.

세계 물 자원 특히 음료수의 위기가 초래되고 있는 데는 여러 가지 원인이 있다. 우선 인구의 증가로 물 사용량이 세계적으로 늘어나는데 비해 물 자원이 제한되고 게다가 환경오염으로 마실 물량이 감소되고 있는 사정과 관계된다.

또한 지하수가 계속 낮아져 물량이 줄어들고 물 자원이 심히 낭비되고 있는 사정과도 관련된다. 지금 하나의 강물줄기를 놓고 그와 접하고 있는 여러 나라들 사이에 의견상이와 대립이 격화되어 분쟁에까지 이르고 있는 나라들도 있다.

이러한 물 자원의 위기는 다음 세기에 가서 더욱더 악화될 것으로 예측된다. 앞으로 세계 인구의 증가와 도시화로 인하여 세계인구의 절반 이상이 도시에서 살게 될 전망은 그에 상응하게 물 자원을 적극 개발 보호하여 합리적인 이용대책을 예견성있게 세울 것을 요구하고 있다.

최근 유엔이 제출한 보고에 의하면 물 부족으로 말미암아 사람들의 건강과 농업생산에 나쁜 영향이 미치며 물로 인한 국제적인 분쟁도 더욱 빈번해질 것으로 예상된다.

인구증가, 공업생산, 농업생산의 확대로 더욱 큰 규모로 물에 대한 수요가 늘어나고 있는 반면에 생활용수, 공업용수, 공장폐설물 등으로 물 오염이 늘어나 이용할 수 있는 물량이 계속 줄어들고 2025년에 가서는 세계 인구의 2/3가 물 부족상태에 놓이게 될 것이라고 보고서는 경고하였다.

10. 메밀차와 감나무잎차

1) 메밀차

메밀(Fagopyrum Ssagottatum)은 여뀌과 식물이다. 메밀은 알곡작물 가운데서 영양가가 높은 작물의 하나이다. 메밀에 포함되어 있는 주요 영양성분은 흰쌀이나 밀보다도 더 많으며 린, 칼륨, 마그네슘, 철, 칼슘과 같은 무기물 및 미량원소의 함유량은 메밀이 3~4배 더 높다.

메밀에는 또한 비타민P, B1, E, C와 필수아미노산, 그리고 혈관을 유연하게 하고 시력을 보호하며 뇌출혈을 예방하는 작용을 하는 루틴이 있다.

메밀에 있는 루틴은 비타민C가 산화되어 파괴되는 것을 막으며 혈관벽을 세게 하기에 혈관의 노화와 고혈압을 막아낸다. 메밀꽃과 메밀짚의 침출액은 기관지염과 기관지천식에서 가래를 삭게 할 뿐 아니라 강장약으로도 이용된다.

메밀침출액을 만드는 방법: 메밀꽃이 떨어지기 전에 대와 함께 거두어 더 여물도록 널어 놓았다가 한달 반 또는 두 달이 지나 충분히 마른 다음 가루로 낸다. 이 가루를 차숟가락으로 1개정도 뜨거운 물 한 컵에 넣고 물이 식을 때까지 우려서 약천으로 밭으면 된다. 이렇게 밭은 물을 40~50g씩 식사하기 20~30분 전에 마신다. 어린이들은 어른의 절반량을 마시면 된다. 마시는 주기는 2~3주간 마신 다음 2~3주간 휴식한다. 이렇게 여러 번 거듭할 수 있다.

건강한 사람들이 병을 예방하려고 할 때에는 처음에 2~3주간 마신 다음 석 달 지나서 반복할 수 있다. 이 침출액은 부작용이 없다.

2) 감나무잎차

감나무(Diospyros Kaki)는 감나무과 식물로 감이 식용식물이라는 것은 이미

다 알려진 사실이다. 떫은 감물은 동맥경화, 고혈압, 중풍 등에 효과가 있다. 떫은 감물 약 20~50ml정도(처음에는 적은량을 마시고 익숙되면 많이 마시게 한다)를 같은량의 무우즙과 함께 빈속에 하루 3번 먹으면 동맥경화나 고혈압, 중풍 등에 좋다.

떫은 감물의 수용액이 혈압을 낮추는 강장작용을 한다는 것이 밝혀졌다. 떫은 감물을 1주일동안 계속 쓰고 다음 1주일은 쓰지 않는 방법을 써보는 것도 좋다. 떫은 감물을 만들 때에는 될수록 푸르고 떫은 맛이 센 감을 택하는 것이 좋다.

감을 그대로 절구 같은데 넣고 거기에 약 10~20%의 물을 두고 짓찧는다. 이것을 매일 한 번씩 뒤섞으면서 약 1주일 정도 놓아 둔다. 1주일이 지나면 병에 넣어 서늘하고 어두운 곳에 밀폐하여 저장한다. 저장기간은 오랠수록 더 좋다. 적어도 3달 지나면 약천으로 여과하여 쓸 수 있다. 오랜 것일수록 마시기 쉽고 효과도 좋다.

떫은 감물도 좋지만 간편하게 만들어 쓸 수 있는 감잎으로 만든 차가 또한 더 좋다. 체취하는 감잎은 그 어느 계절이나 다 좋은데 6~10월경에 따들인다. 이보다 먼저 어린잎을 채취하여 찌는 기구를 이용하여 짧은 시간(약2~4분간)찌는 방법도 있다. 찐 후에 잎을 주물러서 건조시켜 보통 차처럼 써도 좋다. 그러나 초봄의 작은 순이면 채취하는 양이 많지 않기 때문에 잎이 성장한 시기에 채취하는 것이 좋다. 그리고 9~10월 경의 잎은 굵고 비타민C의 함유량이 적으며 반대로 타닌의 양이 많다. 그렇기 때문에 위장이 약한 사람이나 변비가 있는 사람들은 감차를 마시고 입맛이 없거나 변비가 더 심해 지는 경우도 있다. 그러므로 될수록 잎이 연할 때 빨리 채취하여 차를 만들어 두는 것이 좋다. 비타민의 파괴를 막기 위하여 한줌 가량의 감잎차를 넣고 여기에 약간 식힌 물을 넣은 다음 10~20분 정도 있다가 이것을 마신다.

한번 마시고 난 것도 위와 같이 물을 넣어 2~3번 같은 잎을 이용하면 효과적이다. 이 차물을 일상적으로 마시면 건위, 강장제도 되고 동맥경화, 고혈압, 뇌종증, 중풍 등의 예방에도 좋다.

11. 참나무버섯과 다시마 우린 물 및 질경이

1) 참나무 버섯과 다시마

말린 참나무버섯에 들어 있는 엘리타데닌성분과 다시마 속에 들어있는 요드와 알긴산성분들은 피 속의 콜레스테롤 값을 낮추고 고혈압병과 동맥경화증을 치료하는 작용을 한다.

말린 참나무버섯과 다시마를 우린 물속에 들어있는 칼슘은 뼈나 치아를 튼튼하게 하고 신경을 진정시키며 불안감이나 불면증을 없앤다. 참나무 버섯에 들어있는 비타민D는 칼슘이 더 잘 흡수되게 한다. 비타민D는 햇빛에 쪼이면 그 양이 늘어나기 때문에 우린 물을 만들기 1시간 전에 참나무버섯을 햇빛에서 말리는 것이 좋다.

만드는 방법: 말린 참나무버섯 10g과 다시마 5g을 전날 밤에 150ml의 물에 담그어 놓는다. 다음날 첫새벽에 우린물을 마시면 된다. 하룻밤이상 담그어 두면 물에 우러 나왔던 약효성분이 참나무버섯과 다시마속에 다시 흡수된다. 최근에 참나무버섯에 들어 있는 레틴난성분과 다시마 속에 들어 있는 요드성분이 암 억제 작용도 한다는 것이 밝혀졌다.

바다나물로 불리우는 다시마에는 칼슘과 요드, 인, 마그네슘, 철분 등이 많다. 다시마에 있는 칼슘은 몸 안에서 나트륨의 배설을 촉진하고 혈압을 낮춘다. 또한 섬유질은 노화를 막는다. 엽록소는 콜레스테롤을 청소해내고 요드는 노화를 막으며 암 억제작용을 한다는 것이 밝혀졌다.

2)질경이

동의보감에는 질경이가 고기를 먹고 체 한데도 사용한다고 되어있다. 찔광이 나무 우린물은 관상동맥의 피순환을 활발하게 하며 심장근육을 튼튼하게 하고 심장박동도 좋게 한다. 질경이는 주로 노인들의 심장근육 기능을 회복시키고 관상동맥의 피순환을 좋게 하는데 쓰인다.

젊은이들 속에서 스트레스나 질병으로 하여 심장기능이 약해 졌을 때에도 쓰인다. 질경이는 심장조절제로서 직접 고혈압에 작용하지는 않지만 심장기능을 개선하여 혈압이 정상으로 되게 한다. 열매에는 레몬산 포도주산을 비롯한 유기산과 플라보노이드, 비타민C가 있다.

열매는 중추신경의 흥분성을 약하게 하는 진정작용도 한다. 꽃에는 항경련작용, 열내림작용, 약간의 잠 작용을 하는 성분이 들어 있다. 이전에는 주로 질경이나무의 열매를 많이 썼으나 꽃망울 상태의 꽃과 잎, 껍질이 많이 쓰인다. 제일 간단한 방법은 질경이 뿌리를 쓰는 것이다. 질경이 뿌리 엑스나 팅크를 쓸 수도 있고 우림액을 만들어 쓸 수도 있다. 끓는 물에 질경이 뿌리 약재 2숟가락을 넣고 20분 동안 우린 다음 이것을 아침과 저녁으로 마신다.

12. 팥 달인 물과 땃두릅 달인 물

1)팥 달인 물

간장질병이 있는 환자가 팥 달인 물을 마시면 몸이 피곤하고 늘어지던 증상이 없어지고 간 기능이 회복된다. 먼저 10~20g의 팥을 600ml정도의 물과 함께 냄비에 넣고 끓인다. 물이 끓기 시작하면 불을 약하게 하여 30분 정도 더 끓여 물이 절반으로 줄어들 때까지 달인다.

다 달인 물에 약간 소금을 넣는다. 이 물을 하루 3번에 나누어 마신다. 간이 나쁜 경우에는 팥 달인 물 600ml를 만들어 놓고 하루 6번으로 갈라 마셔도 된다. 건강한 사람은 달이고 난 팥도 먹으면 좋다. 그러나 간 기능이 낮아져 원기가 없거나 입맛이 없는 사람은 억지로 팥까지 먹으려 하지 말고 물만 마셔도 충분하다. 팥 달인 물을 마시면 오줌이 잘 나간다. 이렇게 오줌이 잘 나가면 한 주일이 다르게 간의 상태가 점점 좋아지는데 한 달 동안 날마다 팥 달인 물을 먹으면 간 기능 검사수치도 좋아질 뿐 아니라 몸이 피곤하고 나른해지는 증상이 없어지고 몸이 거뜬해진다.

2) 땃두릅 달인 물

땃두릅(Aralia Cordate)은 두릅나무과(북에서는 오갈피 나무과)로 다년생 초이다.

만성 머리아픔에 땃두릅 달인물이 좋다. 땃두릅은 일명 독활 이라고도 하는데 땃두릅에는 열 내리기, 아픔 멎이 효과가 있다.

땃두릅 달인 물은 말린 땃두릅뿌리 10g을 600ml의 물에 넣고 물이 절반으로 될 때까지 끓인 다음 약천 같은 것으로 받으면 된다.

마실 때마다 다시 데워서 하루 3번 식사 전이나 식사 후에 마신다. 만성적인 머리아픔 환자가 땃두릅 달인 물을 마시면 땀이 충분히 나와 머리가 거뜬해지고 머리아픔이 없어진다.

13. 구기자 절임과 구기자 차

1) 구기자 열매 초절임

구기자(Lycium Chinense)나무는 가지과 식물이며, 구기자 열매에는 비타민 B1, B2이 많고 비타민C, 루틴, 아르기닌과 글루타민산을 비롯하여 20종의 아미노산, 칼슘과 초산칼륨과 같은 광물질 그리고 베타인 등 특수한 성분들이 들어 있으며 이러한 유효성분들의 상호작용으로 여러 가지 약효가 있다.

구기자는 피 흐름을 좋게 하여 위장과 간 등의 내장기능을 세게 하고 낮아진 시력과 눈의 피로를 개선하며 혈관벽을 유연하게 하여 혈관 노화를 막고 수분대사를 조절하여 변비를 예방하며 허약자와 위가 약한 사람, 만성병 환자들에게서 강장 및 보신작용을 한다.

그러므로 여러 가지 아미노산과 유기산, 광물질이 많이 들어 있는 자연발효식초로 구기자 초절임을 만들어 먹으면 당뇨병, 고혈압, 시력저하와 노시, 눈 아픔, 머리아픔, 어깨아픔, 손발의 찬감, 비만증, 입맛 잃기, 위장허약, 변비 등 여러 가지 병의 치료와 예방에 효과가 있다.

초절임을 만들려면 먼저 깨끗이 씻고 물기를 잘 닦아 낸 밀폐된 용기에 쌀초나 사과식초 같은 자연발효식초 500ml를 부은 다음 기호에 따라 꿀 300g을 두고 섞는다. 그 다음 구기자 100g(식초와 5대 1의 비율)을 두고 뚜껑을 덮어 어둡고 서늘한 곳에 놓아 둔다. 하루가 지나면 구기자는 먹을 수 있지만 적어도 10일 정도 지나야 절임액에 감칠맛이 생기며 좋기는 2~3달 정도 놓아 두어야 한다. 하루에 구기자는 5~6g(1숟가락 또는 2숟가락) 정도 먹으며 절임액은 25ml를 2배 가량의 물에 섞어 마시는 것이 좋다. 구기자 초절임은 냉장고가 아니라도 어둡고 서늘한 곳이라면 1~2년 정도 보관해 두고 먹을 수 있다.

2) 구기자 차

오 랜 옛날부터《구기는 하늘이 백성들에게 준 과실》이라는 말이 전해지고 있다. 〈신농본초경〉이라는 유명한 약학책에는 365종의 약물이 서술되었는데 그 효능에 따라 상약, 중약, 하약으로 나누었다.

상약은 계속 먹어도 독성이 없고 불로장수라는 효과가 있는 것들인데 구기는 단연 상약에 속한다. 그 효능을 보면《오래 먹으면 근골을 굳게 하고 몸을 가볍게 하며 늙어서도 추위와 더위에 견딘다》고 한다.

봄에 따는 잎은 구기엽으로서 천정초라 하였고 여름에 꽃을 채취한 것은 장생초로 썼으며 가을에 붉게 익은 열매는 구기자로 약효가 또한 좋고 겨울에 캐는 뿌리는 지골피로 한약성분에 들어 간다.

구기자 잎에는 비타민B1, B2, C가 많고 잎과 열매에 있는 알칼로이드는 다른 채소의 7~8배나 된다. 구기자잎차는 위강장약, 혈압개선, 동맥경화 예방에 좋고 뿌리는 구기자탕, 지골피탕, 청심련 자음 등으로 처방하여 고혈압에 쓴다.

구기자의 효능은

① 노화를 막는데 효과가 있고 면역력을 높이며 동맥경화를 막고 노안을 예방한다. 또한 고혈압을 개선하는 작용이 있다.

② 자양강장 효과, 정력체력 증강, 피로회복 효과가 있다.

③ 내장기능을 세게 한다. 위장기능을 높여 입맛이 좋아지고 소화가 촉진되며 건위작용이 있고 간에 작용하여 지방간을 예방하고 간을 보호한다. 피순환을 좋게 하고 냉증을 개선한다.

④ 초기 당뇨병 때 혈당을 낮추고 오줌내기, 열 내리기, 변비방지, 가래 삭임, 천식을 낫게 하고 기침을 멈춘다. 필수아미노산인 타우린, r-아미노산버터산이 포함

되어 있다.

14. 무우즙과 마즙

1) 무우즙

무우가 나는 계절에는 의사가 필요 없다는 말이 있다. 특히 무우즙에는 여러 가지 병 치료에 특이한 약 효과가 있다. 무우에는 여러 가지 비타민과 단백질 분해효소와 같은 소화효소들이 많이 들어 있다.

무우즙은 몸 안에 있는 노화된 염분을 녹여 오줌으로 내보내고 피를 맑고 묽게 하며 물질대사를 촉진시키는 작용을 한다. 그러므로 무우즙은 목과 어깨의 신경통, 관절염, 고혈압치료에 좋으며 급성방광염이나 요도염, 신우염, 위장염에 효과가 있고 고기나 물고기에 의한 식중독을 막는데도 좋다.

그리고 열을 내리고 땀내기에 효과가 있으므로 감기치료에도 쓴다. 무우즙을 만드는 방법은 무우즙을 술잔으로 석잔, 생강 간 것은 무우의 10분의 1, 간장은 1.5~2잔을 섞은 다음 끓인 물 400ml에 섞어 뜨거울 때 하루 한번 마신다. 어린이에게 먹일 때에는 절반량을 쓴다. 다음 무우즙 한 술잔을 끓인 물 2잔에 섞어 살짝 끓인 다음 소금을 약간 넣어 하루 한번 뜨거울 때 마시면 콩팥으로 생긴 부종이 내리고 오줌이 잘 나가며 어지럼증, 머리아픔, 냉이 심할 때에도 효과가 있다.

2) 마즙

마(Dioscorea Batatas)는 마과 식물이며, 마는 한의학에서 《산약》이라고 하는데 성호르몬과 신상선피질호르몬 등 호르몬의 분비를 좋게 하여 생명력과 성능력을 다스리는 작용을 한다.

한의학에서 말하는 비의 기능을 활발히 하는 효과도 있다. 예로부터 마를 먹으면 자양(몸의 영양으로 되는 것)이 생긴다고 한다. 그것은 콩팥과 비장의 기능이 강화되는 것과 주요하게 관련되어 있다.

비장의 상태가 좋아지면 위는 튼튼해 지고 소화흡수가 잘 되어 체력이 좋아진다. 신경성 위염으로 창백해 진 사람에게 마를 주면 아주 좋다. 마에는 센 소화효소인 디아스타제(아밀라제)라는 성분이 많이 들어 있다. 즉 마는 센 소화작용능력을 가진다.

마를 강판에 갈아서 만든 진득진득한 즙을 먹으면 위가 거뜬하고 체한 것이 내려간다. 이것은 진득진득한 즙에 들어 있는 디아스타제가 소화를 촉진시키기 때문이다. 과식했을 때 무우를 강판에 갈아 먹는 사람들도 있는데 그 이유는 무우에 소화촉진제인 디아스타제가 들어있기 때문이다.

마에는 디아스타제가 무우의 4배 이상이나 들어있다. 그러므로 과식했을 경우 무우를 갈아 먹는 것보다 마를 갈아먹는 편이 위를 고달픔에서 빨리 해방할 수 있다. 위염이 없는 건강한 사람은 마를 먹으면 소화가 잘 되고 더 건강 해 진다.

적어도 한 주일에 한번 정도 마를 먹는 것이 좋다. 또한 술을 마시고 다음 날까지 깨지 못했거나 입맛이 없을 때에도 아침식사 시간에 마를 먹으면 곧 거뜬해지고 입맛이 당긴다.

15. 생감자즙과 채소즙

1) 생감자즙

생감자즙은 암, 간염, 당뇨병, 위궤양 등 여러 가지 병 치료에 효과가 크다. 대지의 사과로 불리 우는 감자는 비타민C, B와 철, 인, 칼륨 등의 광물질을 충분히 포함한 영양가 높은 식료품이다. 감자는 생명에너지를 늘이는 작용을 하는데 생감자즙을 마시면 체력이 증진되고 암에 대한 저항력도 세진다. 또한 여러 가지 질병치료에 효과가 있다.

몇 십 명의 암환자에게 생감자즙을 매일 1~2컵씩 마시게 하였는데 진행되던 암이 멎었다고 한다. 유선암으로 수술을 받은 한 여성이 10년 동안 생감자즙을 마시고 지금까지 살아 있다. 만성 간염환자가 생감자즙을 계속 마시고 간 기능검사를 한 결과 간 기능 지표가 정상으로 되었으며 당뇨병 환자가 인슐린 치료를 하면서도 혈당 값을 130~150mg 아래로 떨구지 못하였던 것을 생감자즙을 마시고 100mg으로 내려 간 후에 인슐린 주사를 끊은 예도 있다.

위 및 십이지장 궤양 때 생감자즙을 마시기 시작하여 2주일 만에 심한 아픔과 트림, 불쾌감이 없어지고 입맛이 좋아졌다. 40년 동안 외과의사로 일해 온 한 의사가 경한 뇌혈전에 걸린 후 6달 동안 생감자즙을 먹은 다음 다시 수술칼을 쥐고 일하는 예도 있다.

만드는 방법 : 감자 100g을 껍질 벗기고 눈을 떼버린 다음 즙을 내어 엷은 면 천으로 짜서 180~200ml정도되게 만든 즙액을 매일 아침 또는 저녁 식사 전 30~60분에 마신다. 궤양이 있을 때는 즙을 마신 다음 몸을 움직여 위벽에 다 묻도록 하는 것이 좋다.

생감자즙을 그대로 마시기 힘든 사람은 사과나 홍당무즙 30ml를 섞어서 마시는 것이 좋다. 식초 한 두 방울 섞으면 빛깔이 달라지지 않고 마시기도 좋다. 암 수술 후 재발을 막자면 1년 이상 마시는 것이 좋다. 이 밖에 고혈압, 심장병, 상처, 허리 아픔, 어깨 뻐근한데 그리고 그 밖의 병에도 쓰면 좋다.

2) 채소

채소에 있는 풍부한 비타민이나 염류는 몸의 기능을 정상으로 유지하는데 없어서는 안될 불가결한 요소이다. 최근 채소에 활성산소를 없애는 SOD(수페르옥시디스무타제)라는 항산화효소가 많다는 것이 밝혀졌다.

활성산소는 인간이 산소를 이용하여 에너지로 전환할 때 흔히 생기는데, 활성산소가 많아지면 세포와 유전자까지도 《곰팡이가 끼고》 결국 손상된다. 활성산소가 몸에 많이 생기면 생활습관병을 비롯하여 암이나 간염, 위염, 고혈압, 동맥경화증 등 여러 가지 질병의 원인이 된다고 본다. 고혈압에도 예외가 아니다. 콜레스테롤이나 중성지방 등의 지질이 활성산소에 의해 산화되며 과산화지질로 되면 미크로파쥐라는 면역세포가 이를 둘러싸고 모인다. 이것이 과산화지질과 싸워 죽으면 그것이 혈관벽에 스며들어 혈관을 손상시키고 탄력을 잃게 한다. 이것이 이른바 동맥경화인데 이것으로 피 흐름이 나빠지면 고혈압의 원인으로 된다.

사람은 원래 활성산소를 없애는 항산화물질을 가지고 있다. 효소는 몸 안의 제반 생화학반응을 원만히 하게 하는데 SOD 효소는 좋은 항산화(곰팡이 제거)능력을 가진다. 그러므로 SOD를 많이 포함하고 있는 채소를 많이 섭취하여 활성산소를 없애면 고혈압을 비롯한 생활습관병을 막을 수 있을 것이다.

신선한 채소로부터 SOD를 효과적으로 섭취하기는 어렵다. SOD 등 채소의 유효성분은 섬유질의 세포벽에 포함되어 있다.

그런데 사람은 섬유질을 소화할 능력이 없기 때문에 세포벽을 깨뜨리지 못한다. 결국 어떤 채소를 먹는다 해도 세포벽을 파괴하지 않는 한 SOD의 대부분은 흡수되지 않은 채 배출되어 버린다. 때문에 채소의 세포벽(섬유질)을 미리 분쇄하여 유효성분을 포함하는 세포액을 짜낸 것을 먹으면 그 흡수율은 거의 100%에 이른다. 녹황색 채소를 중심으로 여러 가지 채소를 이와 같은 방법으로 하면 영양물질을 고르게 섭취할 수 있다.

동시에 채소에 포함된 모든 비타민이나 염류도 청즙이라면 효율 좋게 흡수된다. 이렇게 되면 성인병을 예방할 뿐 아니라 세포의 하나하나에 충분히 염류나 비타민을 남겨 주고 세포의 활동을 활성화하는 내장의 활동을 개선시킬 수 있다. 또한 장내 세균의 균형도 바로잡고 대변을 쉽게 볼 수 있다. 청즙에는 불면증이나 노화를 막는 천연호르몬인 메라토닌도 많이 섞여 있다. 청즙을 마시면서부터 쇠약해진 체력이 회복되고 혈압이 170mmHg로부터 116mmHg로 되고 오랫동안 고생하던 만성설사도 나았다는 자료도 있다.

16. 홍차, 쑥차 및 두충잎차

1) 홍차

연구결과에 의하면 차를 마시는 사람들 가운데 심장발작은 차를 마시지 않은 사람에 비하여 44%나 적다고 한다. 차 2컵에는 사과2알, 양파 5개, 귤 7알, 붉은 포도주 2잔과 맞먹는 산화방지제가 들어 있다고 한다. 이 연구는 홍차에만 국한된 것인데 녹차도 종양의 생존과 증식에 필요 되는 물질을 막는 데 도움이 된다고 한다.

2) 쑥차

쑥은 피를 깨끗이 하고 피 순환을 좋게 하며 몸 안의 노폐물을 없앤다. 변비가 있는 사람이 쑥차를 3~4일 마시면 뚜렷하게 나아진다.

쑥 잎에서 독특한 향기가 나는 것은 시네올알파수은과 같은 기름성분이 들어 있기 때문이다.

또한 쑥잎의 아데닌과 콜린은 심장의 피 순환을 좋게 하며 협심증과 심부전을 막는 강심작용을 한다. 쑥잎은 그 유효성분이 많이 들어 있는 시기인 6월에 따서 물에 잘 씻어 잘게 썬 다음 바람이 잘 통하는 그늘진 곳에서 10일 정도 말린 것을 주전자에 넣고 300g의 물을 넣어 200g㎗ 될 때까지 달인 것을 하루 동안에 마신다.

식사 후 차 대신 데워서 마시는 것이 좋다. 이 쑥차는 맛이 쓰지 않으며 고유한 향기를 풍긴다. 계속 마셔도 나쁠 것은 없다. 쑥 건강법을 적용하여 여러 가지 고질적인 병을 고친 사람들이 많다.

3) 두충잎차

두충나무(Eucommia Ulmoides)는 두충나무과로 낙엽 교목이다. 두충나무는 잎과 껍질에 약 성분이 들어 있으며 고혈압과 허리증에 효과가 있고 신경보호와 건강장수에 효능이 높은 보약재이다.

두충잎차는 비타민C와 아미노산의 함유량이 홍차보다도 높고 특히 마그네슘, 철, 나트륨, 칼륨, 칼슘, 아연, 동 등 광물질이 많이 들어 있다. 두충잎차에는 흥분제인 카페인이 없으므로 어린이나 노인들이 마음 놓고 마실 수 있는 건강음료이다.

두충잎차는 또한 정신적 충격으로 건강이 좋지 못한 사람들에게 매우 효능이 높은 건강음료이다. 두충잎차는 두충나무잎을 따서 말린 것을 물에 달이는 방법으로 만들어 쓴다.

4) 녹차

녹차는 동서양을 막론하고 건강에 좋다고 증명이 되었다. 녹차는 애당초 약용으로 개발이 되었다. 4000년 전 최초로 녹차를 마시기 시작한 중국사람들은 지금도 녹차를 두통에서 우울증에 이르기까지 만병통치약으로 사용하고 있다. 흡연율이 75%를 웃돌고 기름진 돼지고기 요리를 상시 즐기는 중국인 남성들의 심장마비 발병율이 세계에서 가장 낮은 것은 양파와 함께 녹차의 효능 덕분이라는 분석도 있다.

일본인도 약 800년 전부터 중국에서 전해진 녹차를 국민 건강음료로 애용하고 있다. 이에 비해 우리나라 사람들은 녹차보다는 커피를 더 선호하는 경향이 있다.

녹차에는 항산화력이 비타민C 보다 훨씬 강한 폴리페놀이 많이 들어있다. 그 중에서도 녹차 특유의 떫은 맛을 내는 카테킨은 항암 및 심장질환 예방효과가 탁월한 것으로 알려졌다. 켄사스 대학팀은 카테킨이 적포도주의 레스베라트롤보다 항산화효과가 2배나 더 강력하다고 보고했다.

미국립 암 학회지는 녹차가 식도암 발병율을 60% 가까이 낮춘다고 밝혔다. 퍼듀대학팀도 녹차가 건강한 세포는 해치지 않는 대신 암 세포만을 골라 죽인다고 결론지었다.

녹차에는 비타민C, E, 카로틴, 칼륨, 마그네슘등 무기질도 풍부하다. 현대인들에게 가장 고통스러운 것 중 하나인 비만에도 녹차는 효과가 큰데 녹차를 계속해서 마시면 음식물의 과다섭취로 인해 체내에 쌓이는 글리코겐을 분해하는 효과가 있고 신진대사를 촉진시켜 체중을 감소시키는 효과가 있다. 일본 쇼와대학 의학부 연구팀의 실험결과에 의하면 녹차는 병원성 대장균

O-157균도 죽인다는 사실이 발견됐다.

〈동의보감〉에 보면 녹차가 소화를 잘 시켜주고, 소변을 잘 나오게 하며 머리와 눈을 맑게 해준다. 또 오래 마시면 지방이 적어지고 몸이 날씬해 지는 효과도 크다. 기호식품으로서는 이보다 더 좋은 것을 찾기 어려울 정도이다.

스위스 제네바 대학팀은 녹차를 마시면 콜레스테롤이나 기름 중금속 등의 유해물질을 체외로 배출 시켜주는 작용을 촉진 시켜준다. 춘곤증환자나 졸음이 많은 입시생, 야간 근무자에게 각성 효과를 준다고 했다. 그 외에 녹차는 박테리아를 죽이기 때문에 식중독도 예방해 준다. 녹차를 우린 물로 몸을 헹구면 노폐물과 땀냄새를 없애고 여드름이나 비듬 예방에도 도움이 된다. 마시고 남은 녹차물로 손이나 행주, 도마 등을 닦아내면 비린 냄새 등을 제거할 수 있다.

17. 은행나무잎 추출액과 율무즙

1) 은행나무잎 추출액

은행나무잎에는 플라보노이드라는 성분이 들어있다. 플라보노이드의 약리적 효과는 피 흐름을 수월하게 해주고 혈압을 정상화해 주는데 있다.

은행나무잎에는 루틴 등의 유효성분과 10개 종류의 플라보노이드 그리고 2개의 플라보노이드가 합친 2중 플라보노이드가 4종류나 들어있어 쇠약해진 혈관벽에 작용한다. 이렇게 되면 약해진 활평근섬유를 자극하여 탄력을 가지게 할 뿐 아니라 혈당값과 콜레스테롤 값을 정상화 해준다. 또한 루틴도 플라보노이드처럼 혈압을 정상으로 되게 해주는 작용을 한다.

은행나무잎 추출액의 정제약은 이러한 성분들의 상승적 약효 때문에 노인병에 애 먹는 사람들에게 큰 관심을 불러 일으키고 있다. 노화현상은 많은 경우 혈관의 노화가 원인으로 된다. 혈관이 노화되면 몸의 구석구석까지 신선한 피가 운반되지 못하는데 특히 말초혈관과 모세혈관 그리고 쉼 없이 일하는 장기들의 혈관은 영양부족과 산소부족 때문에 빨리 쇠퇴된다.

은행나무잎의 플라보노이드는 혈관 투과성을 억제하면서 흡수력을 도와준다. 그러므로 플라보노이드가 몸 안에 들어가면 장애 부위에서는 약물적 효과가 나타나지만 건전한 부분은 그대로 지나가고 남은 것은 배설된다.

몸이 쇠약해진 노인들의 경우에는 짧은 기간에 센 효과가 나타나는 것은 좋지 않으므로 그런 의미에서도 은행나무잎 추출액의 정제약은 가장 적절한 약이라고 말할 수 있다.

뇌동맥경화성 노망증 때 은행나무잎 추출액의 정제약은 모세혈관의 피 흐름을 좋게 하고 뇌의 동맥경화를 막는 작용을 한다.

이 밖에도 피 순환을 좋게 하여 어깨아픔, 냉증, 손발저림, 허리아픔 등 만성화되기 쉬운 증상을 없애는 효과가 있다. 또한 갱년기장애가 원인으로 되는 식물신경실조증이나 신경쇠약증에도 은행나무잎 추출액의 정제약은 확실히 훌륭한 효과를 나타낸다.

독일에서는 은행나무잎엑기스도 기억력 감퇴와 같은 노화현상을 없애는데 쓰며 피순환을 개선하고 혈소판에 작용하여 피의 점성을 줄이며 항산화제로 비타민E보다 낫다는 것을 밝혔다. 말초 피순환도 좋게 한다.

2) 율무즙

율무(Coix Ma-yuen)는 벼과 식물로 1년생 식물이다.

율무의 잎과 줄기에서 짜낸 푸른 즙을 말려 만든 가루는 피 속의 총 콜레스테롤 농도를 낮추며 동맥경화의 예방에 효과가 있다는 것이 밝혀졌다.

쥐에게 지방이 많이 들어있는 먹이를 준 무리와 같은 먹이에 율무즙을 첨가하여 준 무리를 비교한 결과 율무즙을 첨가한 무리의 피 속의 총 콜레스테롤 값이 훨씬 적어지고 반대로 지방이 많이 들어있는 먹이를 준 무리의 피 속의 콜레스테롤 값이 높았다고 한다. 율무는 당뇨병에도 효과가 있다.

18. 이상적인 과일식과 과일 선택

1) 이상적인 과일식

생을 영위함에 있어 가장 적합한 음식을 들라고 한다면〈에너지의 효율성이 높은 음식〉이라고 할 수 있다. 인체의 각 기관과 조직과 세포에 이상적으로 부합되는 음식은 자연식품이다. 이 자연식품은 우리 인체에 큰 부담을 주지 않기 때문이다.

자연식품인 과일은 전통적인 식품을 소화시키는데 필요한 에너지량의 단지 1/14만 가지고도 우리의 욕구를 충족시켜 주는 것이다. 뿐만이 아니라 과일은, 다른 식품은 에너지를 고갈시키고 심지어는 인체를 쇠약하게 만드는 경우가 있는데 반하여 어떠한 문제도 유발시키지 않는다.

따라서 식사에 있어서 가장 이상적인 식사라고 한다면 간단한 과일 식사라고 할 수 있다. 아침 식사를 사과나 바나나, 오렌지, 망고, 복숭아, 포도, 배나 그 밖의 다른 과일로 해도 무방할 것이다. 혹은 전에 여러 가지 골고루 먹는 습관이 있다면 과일 껍질을 벗기지 않고서 여러 과일을 분별 있게 섞어 먹어도 괜찮을 것이다. 피조물들은 보통 그 계절에 나는 과일을 먹고 있다. 인체의 요구와 가장 이상적으로 적합한 식품은 과일이다.

2) 과일의 바른 선택법

과일을 선택하는 데 있어서 가장 중요한 것은 맛과 향이다. 그러나 수박과 같은 것들은 잘 익었는지 파악하기가 무척 곤란하다. 그러나 과일을 선택할 때 다음과 같은 점들을 알아두면 매우 편리할 것이다.

빨간 사과 : 사과에 흠이나 긁힌 자국이 없으며 갈색 점이 없어야 하고 꼭지에 푸른빛이 없는 것이 좋다. 아주 새빨간 사과는 매우 잘 익은 것이다.

아보카도 : 아보카도는 굳은 것이 좋으나 너무 단단한 것은 좋지 않다. 살짝 눌렀을 때 물렁물렁한 것 역시 좋지 않다. 표면이 딱딱한 과일은 며칠 동안 방 안에 두면 잘 익는다. 표면이 부드러운 것은 매우 잘 익은 것이다.

바나나 : 바나나는 매우 영양분이 풍부한 식품으로 알려졌다. 바나나는 약간 노란색이며 갈색 점이 있는 것이 가장 좋은 것이다. 갈색 점은 녹말이 당분으로 변해 표면에 표출된 것이며 이때가 가장 달콤하며 푸른 바나나는 실내에서 익힐 수 있다. 바나나는 결코 냉장고에 보관해서는 안되며 다른 과일 음료수와 블랜딩하기 위해 얼려서도 안 된다.

밀감류(귤, 레몬 등등) : 밀감류 과일은 부드럽고 껍질이 얇은 것이 가장 좋다. 그리고 이 과일들은 주로 11~3월 사이에 나온 것들이 좋다.

무화과 열매 : 무화과 열매는 7~9월에 주로 생산된다. 만질 때 습기가 축축하고 부드러운 것이 좋다. 썩지 않았다면 부드러운 것일수록 달콤하다.

포도 : 포도는 축축하고 단단한 것이 좋다. 색깔은 진한 것일수록 좋다. 씨 없는 포도는 약간 노란 것이 좋다.

수박류(감로수박, 카사바, 켄터루프) : 수박류는 푸른빛이 없고 줄기와 반대편, 즉 밑바닥이 평평한 것일수록 잘 익은 것이다. 잘 익은 것은 아주 달콤한 향내가 난다. 수박은 손으로 두들겨 보면 아주 맑은 소리가 나는 것이 잘 익은 것이다.

복숭아, 오얏, 살구 : 어느 한쪽 부위가 튀어나온 것이 좋다. 잘 익은 것은 푸른빛이 없으며 약간 분홍색을 띤다. 오얏은 갈색 반점이 없는 것이 잘 익은 것이다.

배 : 배는 약간 푸르스름한 노란색을 띠는 것이 좋다. 표면은 단단한 것이 좋으나 지나치게 단단한 것은 좋지 않다.

파인애플 : 파인애플은 표면이 노란빛을 띠고 단단한 것이 좋다. 긁혀서 검게 된 부분이 있는가를 잘 살펴야 한다. 어떤 파인애플은 잘 익으면 붉은 빛을 띠는 것도 있다. 파인애플 밑바닥에서 달콤한 향기가 나는 것이 좋다.

19. 생명의 필수 요소와 적합한 식품 요건

1) 생명에 필수적인 요소

《라이프 사이언스(Life Science)》에서 조사한 인체의 건강과 생명에 필수적인 요소들을 살펴보면 다음과 같다.

① 신선한 공기

② 신선한 물

③ 인체의 청결

④ 적절한 온도

⑤ 수면

⑥ 생리적으로 적합한 식품(예를 들면 각종 과일)

⑦ 힘찬 활동

⑧ 휴식과 긴장 해소

⑨ 햇빛

⑩ 레크레이션과 놀이

⑪ 정서적 및 심리적 안정감

⑫ 삶에 대한 확신과 삶의 자세

⑬ 쾌적한 환경

⑭ 창조적 작업

이러한 생명에 필수적인 요인들은 ≪완전한 건강을 위한 프로그램≫이라는 책에서도 거론된 바 있다. 이러한 요인들 중 한 두 가지만 결핍되어도 건강에 상당한 지장을 초래하게 되는 것이다. 여기에서 수면 다음으로 중요한 것이 식품이다. 신선한 공기, 신선한 물과 가공되지 않은 천연과일 이외의 어떠한 것이라도 체내에 유입되면 인체에 부정적인 영향을 끼친다. 인간은 과일을 항상 먹어왔기 때문에 인체에 가장 적합한 식품이다.

추천 받고 있는 식품들은 사람의 건강을 위해서가 아니라 상업적 이해 상관에 의해서 비롯된 것들이다. 과일상식자로서의 우리의 본성이 사실상 억압받고 있는 것이다. 백과사전, 생물학 서적, 영양관계의 서적, 그 밖의 가정건강 백과 등에서도 우리들의 식사의 성격에 대한 거론을 모두들 회피하고 있다.

비록 우리가 미국에서 상당한 정도의 과일산업을 보유하고 있다고 할지라도 현재 이와 같은 상태로서는 그 수요를 충족시킬 수 없는 상태이다. 미국인들은 매년 과일에 포함된 당분만큼의 백설탕을 소비하고 있다. 우리는 달콤한 과일을 본능적으로 좋아한다. 그러나 설탕은 오늘날 우리의 건강을 해치는 대표적인 식품이다.

우리가 올바른 식사를 하려고만 한다면 여러 가지 과일들이 풍족하게 시장에 널려 있다는 데에 눈을 돌려야 한다. 예전에 맛볼 수 없었던 수많은 과일들 즉 바나나, 토마토, 사과, 복숭아, 포도, 아보카도(열대 아프리카의 과실), 켄터루프, 수박, 오렌지, 오얏, 배 등등이 오늘날 수 없이 생산되고 있다.

2) 인간에 적합한 식품의 요건

① 맛에 대한 고려인데 자연식품의 가장 선결적인 요건은 우선 눈을 끌어야 되며,

향기로운 냄새가 나야 되고 동시에 혀를 만족시켜야 한다.

②식품은 잘 익은 천연상태에서 그것만으로도 식사를 충족시켜야 한다.

③소화의 면에서 식품은 효율적이어야 하며 동시에 쉽게 소화·흡수·동화되고 활용 되어져야 한다.

④식품은 인체에서 요구하는 에너지를 충분하게 공급할 수 있어야 한다.

⑤식품은 인체를 정상적으로 유지하도록 해 주는 아미노산·각종 무기질·지방산·비타민으로 알려졌거나 알려지지 않은 그 밖의 필요한 물질들과 같은 중요한 영양분을 충분히 갖춘 것이라야 한다.

⑥식품은 결코 유독성이 있어서는 안 된다. 그 동안의 연구결과 모든 과일들에게는 이러한 독성이 없으며 또한 전통적인 식품에는 상당한 정도의 유독물질이 내포되어 있음이 이 연구결과 밝혀졌다.

⑦식품에는 우리 인체에서 요구하는 분량의 수분이 함유되어 있어야 한다.

⑧이상적인 식품이라면 원활한 신진대사를 위해 식품은 알칼리성이어야 한다. 인간의 신체는 알칼리성을 띠고 있으며 식품은 이러한 인간의 특성에 부합되고 이를 유지시켜 주는 것이라야 한다.

이러한 기준에 비추어 본다면 가장 이상적인 식품은 과일밖에 없다. 채소·육류·곡물류·건조식품·청량음료나 주스 등도 과일처럼 이러한 모든 조건을 충족시켜 주지 못한다. 세계에서 가장 장수하고 건강한 민족들은 그들 대다수가 과일식주의자들이다.

그러면 이제 비식품류 물질에 관해 간략하게 살펴보자. 비식품류 물질 중에서 가장 널리 이용되는 것은 소금일 것이다. 바다나 광산에서 채취된 소금은 인체를 중독시킨다. 소금은 인체에서 결코 소화시킬 수 없다. 인체의 어떤 특정 부위에 염분이 농축되면 부종을 유발시킨다.

소금은 신장을 파괴하며 내과 의사들은 공통적으로 무염분 식사를 권장한다. 이러한 처방은 다음과 같은 2가지 사실을 분명히 의미하는 것이다. ①소금은 인체에 해로우며, ②인간은 소금 없이도 훨씬 건강해질 수 있다. 맛있고 싱싱한 과일을 섭취함으로써 소금에 대한 욕구를 극복할 수 있을 것이다.

20. 과일식의 영양가

인간은 생물학적으로 과일식이 가장 적합하다. 이는 물론 과일이 인간의 자연식이라는 것을 말해 주는 것이다. 그러나 육류 소비나 낙농제품 · 곡물류나 그 밖의 유독성 식품에 대해 엄청난 광고가 행해지고 있다.

과일식을 하면 정상적인 식사를 하는 사람에 비해 60% 이상의 칼로리를 절약할 수 있다. 그 이유는 바로 과일식을 하면 에너지를 고갈시키는 유독물질의 부담이 보다 줄어들고 소화작용도 보다 용이하고 배설작용도 보다 간편해지기 때문이다.

과일식을 하는 사람은 하루에 단지 1,800칼로리만 섭취해도 매우 튼튼한 체력을 유지할 수 있다. 이러한 수치는 알렉산더 리프박사(Dr. Alexander Leaf)가 작성한 보고서에 의한 것이다.

만일 1,800 칼로리를 얻기 위해서는 1.2 파운드 정도의 과일(수분을 제외한 무게)을 섭취해야 할 것이다. 그러면 평균 30g정도의 아미노산을 섭취하게 된다. 30g 정도의 아미노산은 실제 우리 인체에서 필요로 하는 양의 2배에 해당되는 것이다. 또한 이 정도의 아미노산은 급성장하고 있는 아기에게 필요한 모유의 1.2파운드에 함유되어 있는 아미노산의 양과 같다.

만일 우리가 매일 1,800칼로리를 섭취하고자 한다면 대략 6파운드(과일 속에 있는 수분의 무게까지 포함하여)정도의 과일을 먹어야 할 것이다. 이 정도의 양이라면 매일 미국인이 섭취하는 음식량의 7파운드에 상당하는 것이며 미국인들은 칼로리의 43%를 소화시키기 힘든 지방질에서 얻고 있다.

1,800칼로리의 과일에는 우리가 필요로 하는 모든 영양분이 많이 함유되어 있다. 무엇보다도 엄청난 양의 비타민C가 함유되어 있다. 체중이 150파운드인 성인에게 필요한 비타민의 양은 50mg인데 사과에는 224mg, 바나나에는 180mg, 캔터루프에는 2,032mg, 포도에는 110mg, 귤에는 1,875mg, 수박에는 480mg이 함유되어 있다.

또 비타민A는 인체 필요량이 국제적으로 1,000mg으로 결정된 바 있다. 비타민A가 캔터루프에는 209,600mg, 복숭아에는 70,000mg, 망고에는 133,000mg, 수박에는 40,800mg가 함유되어 있다. 그리고 비타민 양이 많아서 인체에 해독작용을 미칠까 걱정할 필요는 전혀 없다. 과일내에 함유되어 있는 비타민은 유기물질의 형태(이에 비해 합성 비타민은 무기질 형태이다)이기 때문에 과도 섭취해도 체내에 아무런 이상이 없다. 과일은 우리 인체에서 필요로하는 온갖 비타민을 풍부하게 제공해 준다.

우리 인체에서 요구하는 1일 무기물질의 양은 대략 7g, 즉 1/4온스이다. 1,800칼로리의 과일에는 평균 1/2 온스 이상이 들어 있으며 경우에 따라서는 1온스까지 들어 있기도 한다. 아무리 무기물질이 적게 함유되어 있는 과일이라 할지라도 최소한 1/4온스 이상은 들어있다.

인체에서 필요로 하는 칼슘의 양은 800mg이다. 이 수치는 정상적인 사람이 필요로 하는 양의 10배 정도로 계산된 것이다. 바로 그 이유는 보통의 미국인들은 칼슘이 무기질화 되어 제대로 이용 할 수 없게 된 요리 음식들을 먹기 때문인 것이다. 그리고 또 보통사람들이 대부분 산이 축적되어 있는 곡물류·육류·낙동제품 등을 과다 섭취하기 때문에 이러한 산들을 중화시키고 인체의 알칼리성을 유지하기 위해서는 상당한 양의 칼슘과 무기물질이 요구되기 때문이다.

그리고 또한 보통의 사람들은 백설탕·흰 밀가루·백미 등과 같이 무기질이 거의 함유되어 있지 않은 식품들을 지나치게 섭취하고 있기 때문에 이러한 음식들을 소화·동화·흡수하기 위해서는 뼈나 이에 축적되어 있는 무기질들을 이용해야만 하게 되는 것이다.

과일식을 하는 사람들에게 있어서는 칼슘과 기타 무기물질들을 효과적으로 이용할 수 있으며 이러한 무기물질들이 결핍되는 사태가 없다.

1,800칼로리의 캔터루프에는 대략 863mg의 칼슘이 함유되어 있으며, 포도에는 845mg, 귤에는 1,640mg, 파파야 열매에는 900mg, 바나나에는 180mg정도의 칼슘이 함유되어 있다. 대부분의 과일에는 우리의 인체에서 필요로 하는 양 이상으로 무기물질이 들어 있다. 그러나 어떤 과일에는 몇 가지의 무기물질이 충분하지 않은 것들도 있다. 이런 경우에는 서로 다른 몇 종류의 과일을 함께 섭취하면 체내에서 필요로 하는 양의 무기물질을 적절히 섭취할 수 있을 것이다.

그리고 무기물질이나 비타민의 결핍을 시중에서 파는 무기질 형태의 합성물질로 충족시킨다는 발상은 인체는 이러한 무기질 형태의 비타민이나 무기물질은 대부분 이용할 수 없기 때문에 크게 잘못 된 것이다. 우리 인체에서는 식물이나 동물에 들어 있는 유기질 형태의 물질만을 주로 이용할 수 있는 것이다.

과일을 매일매일 먹는다는 것은 인간에게는 가장 자연적이며 적합한 식품이다. 식사 중에 과일의 섭취량이 많으면 많을수록 그만큼 건강에 좋으며, 식사를 완전히 과일만으로 한다면 그 이상 바람직한 것은 없다.

21. 과일과 생야채의 비타민류

■비타민A : 카로틴 혹은 프로비타민A

①녹색 잎사귀 - 배추, 양상추 등

②노란색 또는 붉은색 과일 및 야채 - 오렌지, 산딸기, 토마토 및 홍당무

녹색 · 오렌지 · 노란색 혹은 붉은 색이 진할수록 카로틴의 성분이 더 높다.

■비타민B : 비타민 B군은 서로 연관된 비타민들로서 대체로 함께 존재한다. 알려진 것으로 B1~B17까지 있다. 비타민 B가 풍족한 식품은 모든 너트류 대부분의 식물 - 특히 양상추, 브랏셀 양상추의 새싹 · 배추 · 케일 · 완두 · 땅콩 · 대두 등 콩과 식물 등이다

■비타민C : 모든 신선한 채소와 과일은 비타민 C를 지니고 있다. 그리고 그것이 풍부한 식품은 브랏셀 양배추의 새싹 · 케일 · 꽃양배추 · 양상추 · 검은 커런트(까치밥나무) · 딸기 · 레몬 · 오렌지 및 오렌지과 과일들이다.

■비타민D : 햇빛이 가장 좋은 비타민D의 공급원이다. 해바라기 씨가 가장 좋은 식물성 공급원이다.

■비타민E : 비타민 E는 대부분 씨앗(특히 해바라기 씨)의 눈에 가장 많이 포함되어 있다. 양상추 · 완두 및 대두 등 녹색식물에 포함되어 있다.

22. 푸른 야채의 섭취량과 과일

미국인들의 식사 습관에서 본 다면 매우 적은 부분이긴 하지만 이러한 샐러드를 먹는 습관은 바람직한 것이다. 이러한 샐러드는 비타민과 무기질과 우수한 단백질 공급의 원천이기도 하다. 이러한 야채 샐러드에 후추 열매 · 오이 · 호박 · 토마토 · 아보카도나 당근과 같은 것들을 곁들인다면 정말 훌

룡한 음식이 될 것이다.

대부분의 사람들이 육류 · 계란 · 낙농제품 · 빵 · 전분 · 곡물 · 양념 · 조미료 · 익힌 음식등을 지나치게 섭취하기 때문에 야채 샐러드는 정말 필요한 것이다. 보통 사람들이 먹는 대부분의 음식들은 부정적인 영향을 체내에 끼치며 몸의 신진대사와 원활한 배설활동을 위해서는 이러한 야채 생식이 반드시 필요하다. 대부분의 식품들이 가공되고 요리되기 때문에 인체에 반드시 필요한 영양분들이 제대로 유용하게 소화 · 흡수 · 동화되지 않는다.

그러나 우리 체내에서 필요로 하는 영양분은 별로 많지 않다. 따라서 많은 양의 야채를 섭취한다는 것은 불필요한 것이다. 대부분의 샐러드에서는 그 안에 함유된 칼로리를 우리 몸에서 완전히 섭취할 수 없다. 푸른 야채는 이런 점에서 다소 비경제적이다.

잘 익은 과일에는 단백질이 쉽게 흡수될 수 있는 아미노산의 형태로, 지방도 쉽게 흡수될 수 있는 지방산의 형태로 그리고 무기질, 비타민 및 그 밖의 필요한 요소들도 쉽게 흡수될 수 있는 형태로 저장되어 있다. 다시 말하자면 과일은 생물학적으로 우리 인간에게 가장 적합한 식품이며 잎이나 기타 다른 것을 섭취할 필요는 전혀 없는 것이다.

제 10 장

목욕과 황토

1. 목욕

목욕은 노폐물을 배출하고, 수분을 공급하며, 혈액순환을 촉진하고 근육의 긴장과 스트레스를 풀어주는 역할을 한다. 또한 피부 호흡 등 피부가 제 역할을 충분히 할 수 있게 돕고, 혈액순환이 원활해져 몸이 따뜻해지고 면역 기능도 강화된다.

일반적으로 목욕은 지나치게 뜨겁지 않고 적당히 따뜻한 물(38~40도)이 좋다. 목욕의 효과는 좋은 물에서 하면 더욱 높아진다. 천연 미네랄이 풍부한 온천 목욕은 면역력 강화에 도움이 된다. 냉온욕, 반신욕, 족욕 등 다양한 목욕 건강법 가운데 자신에게 맞는 것을 선택해 실천하는 것이 좋다. 냉온욕은 냉탕과 온탕을 1분 간격으로 번갈아 들어가 혈액순환을 촉진하고 면역력을 강화하는 목욕법으로, 단기간에 뛰어난 건강증진 효과를 발휘한다. 반신욕은 38~40도 정도의 약간 따뜻한 물에 10분 이상 명치 아랫부분을, 족욕은 42~44정도의 따뜻한 물에 15분 정도 두 발을 담그는 목욕법이다. 몸에 냉기가 쌓여 있거나 심신의 스트레스가 심할 때 목욕을 하면, 피로를 풀고 혈액순환을 원활히 해서 면역 기능을 활성화시킬 수 있다.

2. 냉수욕(찬물 목욕)

규칙적인 찬물 목욕은 성기능을 향상시키고, 감기를 예방하며 피 순환을 자극한다. 정기적으로 찬물 목욕을 한 사람 200명을 조사한 바에 의하면 찬물 목욕이 성호르몬생성을 높인다는 것이 밝혀졌다.

찬물목욕은 또한 여러 가지 바이러스에 저항하는 백혈구를 늘인다. 동시에 고질적인 피로를 느끼는 사람들도 찬물목욕으로 상쾌한 기분을 가지게 된다. 찬물목욕은 건강을 향상시키는데 거의 아무런 비용도 들지 않는 좋은 방법이다.

혈전연구소의 어느 한 교수는 찬물목욕을 《온도차이 조절 물요법》이라고 하면서 현대적인 과학분석수단을 통하여 네 가지 작용이 있다는 것을 밝혔다.

① 백혈구 수를 늘인다.

② 피를 맑게 한다.

③ 남성호르몬의 생산을 자극한다.

④ 여성호르몬의 수준을 높여 준다.

약을 쓰는 것보다 자신의 몸에서 분비하는 것이 더 좋은 것 만은 사실이다. 인류는 2천년 전부터 찬물목욕을 하여 왔다. 어떤 지방에서는 하나의 전통으로 되어오고 있다. 찬물 목욕이 사람의 활력을 더해 주고 일부 질병을 없애며 사람들을 건강하게 하고 장수할 수 있게 한다. 병이 없는 사람이 찬물목욕을 하면 비만을 막고 건강해진다.

3. 온냉 교대법

목욕을 좋아하는 사람은 대체적으로 진취적이고 매사에 적극적인 경우가 많다. 그러므로 이들이 건강하고 오래 사는 것은 이상한 일이 아니다.

목욕을 싫어하는 사람은 어딘가 모르게 위축되어 있고 자기 관리에 대한 의욕이 결여되어 있다. 온갖 잘못된 건강속설이 난무하는 현실에서 자신은 물론 자신의 주변을 청결하게 하는 간단한 습관이 건강의 주춧돌임을 명심할 필요가 있다.

최근 들어 따뜻한 물(40도)에 3분, 찬물(18도)에 1분 정도 하는 온냉 교대법을 2~3번 하면 스트레스 해소에 탁월한 효과가 있다는 사실이 과학적으로 입증되면서 전통적인 민간요법인 목욕에 대한 인식이 새로워지고 있다.

예로부터 목욕은 몸의 피로와 마음의 긴장을 풀어주는 피로 회복제와 긴장 완화제로써 널리 애용되어 왔다. 그리고 목욕은 혈액순환을 원활하게 하여 신진대사를 활성화시키고 피부호흡을 촉진시켜 준다.

특히 온냉 교대법의 경우 모세혈관의 팽창과 수축을 극대화 시켜 전신에 영양분과 산소를 공급, 혈관을 더욱 젊고 싱싱하게 해준다. 또한 땀을 충분히 흘리게 해줌으로써 노폐물을 배출하는 이른바 운동효과가 있다. 그러나 뜨거운 탕욕이나 사우나에 장시간 노출되는 경우 몸에 무리한 자극을 주어 체력소모와 부작용을 유발할 염려가 있다.

스트레스 해소와 피로회복을 위해서는 온냉 교대법과 중온장기법(40도에서 20분), 생활의 활력과 운동 전 워밍업을 위해선 고온 단기욕(43도에서 3분), 식욕증진을 위해선 점증 온욕법(20분에 걸쳐 38도에서 43도까지 점차로 올림)이 적합하다. 특히 위궤양이나 과민성 대장증후군, 신경성 위염, 긴장성 변비의 경우 중온장기법을 지속적으로 시행할 때 치료에 큰 도움이 된다.

목욕탕에 가면 무리한 힘을 주어 때를 벗겨내야 직성이 풀린다는 사람도 있으나 이는 피부를 손상시키는 경우가 많고 목욕 후에 맥이 빠지는 현상의 원인이 된다. 최근 첨단의학의 발달로 피부의 맨 바깥쪽에 붙어 있는 죽은 세포들로 알려진 각질세포층의 기능이 새롭게 부각되고 있음에 유념해야 한다.

즉 최근 연구에 의하면 각질세포층은 피부습도의 유지와 피부를 통한 신진대사에 중요한 역할을 담당하고 있음이 밝혀진 바 있다. 손으로 해도 충분한 것을 때밀이 수건이나 심지어는 '전문가'까지 동원하는 것은 피부건강 차원에서 생각해 볼 문제이다.

4. 나체요법

건강에 피부의 기능이 활발히 작용하는 것이 중요하다. 이를 위해 나체요법과 냉온욕의 두 가지를 추천한다.

이 두 방법은 모두 피부의 모세혈관의 확대와 수축을 목적으로 하고 동정맥 문합(그로뮤)을 활용하여 피부의 기능을 촉진한다. 한편으로는 산(酸), 염기(鹽基)의 평형을 유지하고 체액을 중성으로 함과 동시에(온에 의해 알칼리성, 냉에 의해 산성으로 된다. 양자를 번갈아 함으로써 체액을 중성으로 한다), 신경을 자극하여 전신적으로 병약체를 건강체로 바꾼다.

나체요법은 특히 피부의 호흡작용을 활발히 한다. 몸의 표면에서 요소를 비롯한 노폐물을 발산하고 공중에서 산소를 얻는다. 따라서 체내에 발생된 독소(일산화탄소)를 산화하여 탄산가스로 만드니까 건강체가 되는 것은 물론이고 감기에도 걸리지 않게 된다.

어쨌든 암은 체내에 일산화탄소가 증가하는 것이 참 원인이므로 나체요법을 하는 사람은 암에도 걸리지 않고, 암에 걸린 사람도 하루 7회 이상 11회의 나체요법을 함으로서 낫게 된다. 암에만 국한된 것이 아니라 천식, 류머티즘, 심장병, 간장병, 위궤양 등에도 탁월한 효과가 있으며 피부병에도 효과적이다.

나체요법은 옷을 입었다 벗었다 하는 것을 반복하는 요법이다. 의복은 가능하면 모두 벗어버리고 전신을 바깥 공기에 접하게 하는 것이 좋다. 옷을 입을 때에는 계절에 맞추는 것보다는 다소 얇게 입는다. 예를 들어 여름이라면 잠옷 두 겹 정도, 겨울에는 건강한 사람이라면 의자에 앉아서 담요를 덥는 정도가 좋으며 환자는 누워서 침구를 벗었다 덮었다 하면 된다. 스스로 할 수 없을 때에는 다른 사람이 해주어도 된다.

특히 환자가 처음 나체요법을 하는 경우에는,

1일째 : 20초에서 시작하여 70초까지 한다.

2일째 : 20초에서 시작하여 80초까지 한다.

3일째 : 20초에서 시작하여 90초까지 한다.

4일째 : 20초에서 시작하여 100초까지 한다.

5일째 : 20초에서 시작하여 110초까지 한다.

6일 이후 : 20초에서 시작하여 120초까지 속행한다.

횟수는 원칙적으로는 1일 3회지만, 1일 1회나 아침 저녁 2회도 좋다. 기간은 시작하면 30일 동안은 쉬지 않고 계속하고, 2일 내지 3일 쉬고 계속해서 하는데 약 3개월 이상은 할 것.

시간은 원칙적으로 일출 전과 일몰 후에 할 것. 병약자는 정오 무렵 가장 따뜻한 시각에 시작하여 매일 30분 또는 1시간씩 당겨서 오전 5시나 6시경이 되도록 한다. 또 식사 전이라면 식사 전후 약 30~40분의 시간 여유를 둘 것. 또 목욕 전은 상관없으나 목욕 후에는 약 1시간 이상의 사이를 두고 할 것.

5. 족욕

족욕을 하면 발끝부터 시작하여 몸 전체가 따뜻해져 좁아졌던 혈관이 확장되어 손발의 끝부분의 어혈이 풀리고 주변의 근육과 관절에 열을 가하므로 피로를 풀어준다. 족욕은 냉해지기 쉬운 하지 혈액의 알칼리도를 높이고 동시에 발한을 촉진하는 방법으로 20분 이내라도 충분히 땀이 나면 반드시 시간을 채울 필요는 없다.

족욕은 혈액순환을 좋게 해 스트레스를 풀어주는 효과가 있다. 화가 나거나 스트레스를 받았을 때 활성화되는 교감신경 작용을 억제하기 때문이라는 연구결과가 나왔다.

교감신경 작용이 억제되면, 뇌에서 엔도르핀 호르몬 분비가 많아져 통증을 덜 느끼게 된다. 동시에 쉬거나 안정을 취할 때 작용하는 부교감신경의 작용이 활성화 돼 피로가 풀리고 몸이 개운해진다는 것이다. 족욕은 전신욕 등과 달리 심장이나 혈압에 영향을 주지 않기 때문에 노인이나 고혈압 환자도 안심하고 즐길 수 있는 것이 큰 장점이다.

단, 전신욕이나 반신욕을 할 때는 5분만 욕조 안에 있어도 몸이 이완 되지만 족욕으로 같은 효과를 보려면 수분이 복사뼈 위 10cm까지 올라오게 한 상태로 최소 30분은 있어야 한다. 물 온도가 너무 높으면 교감신경이 오히려 활성화 될 수 있으므로 수온은 최고 43°C를 넘기지 않는 게 좋다.

족욕(더운물에 발을 잠그면) 무릎이나 허리아픔이 없어진다. 더운물에 발 잠그기에는 여러 가지 방법이 있는데 욕조나 큰 바케스에 42~43°C의 더운물을 무릎 아래까지 잠길 정도로 붓고 온 몸에 땀이 축축히 날 때까지 발을 잠그어 둔다. 발의 피로나 부종을 없애기 위해서는 더운 물에 발을 그저 잠그지 말고 발 밟기를 같이하면 좋다.

더운물에 발을 담글 때는 될수록 내장이 활동하기 시작하는 아침에 하는 것이 제일 좋은데 효과를 한층 더 높이려면 마지막 몇 초 동안 찬물을 끼얹으면 좋다. 찬물을 끼얹는 것이 불편한 사람들은 발끝을 찬물에 적신 수건으로 닦기만 해도 된다.

6. 손, 발, 온 몸 씻기

외출하고 난 뒤, 식사하기 전과 한 후에 손을 씻고 잠자기 전에 발을 씻는 것을 습관화하면 좋다. 발을 씻으면 발의 혈관이 수축되었다가 확장되면서 피순환이 좋아지고 기분이 거뜬해진다. 그리고 국소에 모인 대사산물의 하나인 젖산이 분산되므로 몸의 피로가 풀리고 뇌신경이 진정되어 잠을 잘 잘 수 있다.

피부를 단련하는데 냉수마찰이나 냉수욕, 수영만큼 좋은 것이 없다. 2m 안팎의 피부표면에는 수많은 세균이 있는데 여기에서는 작은 피부 소편들이 매일 떨어져 나온다.

냉수마찰, 냉수욕을 정상적으로 하면 찬물의 자극으로 백혈구수가 늘어나고 피가 맑게 되며 신상선피질 호르몬의 분비가 촉진되므로 몸의 반응이 조절되는데 그 결과 프레드니 졸론, 코르티존과 같은 약을 쓴 것 보다 더 좋은 효과가 얻어진다.

한편 피부에는 총 연장길이 10km나 되는 땀 선이 있는데 정상적으로 피부를 단련하면 방열기와 같은 작용을 하는 땀 선이 잘 열리고 땀이 잘 나온다. 수영을 하면 팔다리와 함께 호흡, 순환기의 활동이 세지면서 몸의 모든 부분이 종합적으로 단련된다.

물의 압력이 온 몸과 표면을 압박함으로 혈관들을 긴장시키고 심장을 더 세게 뛰게 하여 피 순환이 활발해 진다. 수영은 온 몸에 대한 하나의 안마와도 같은 것이다.

7. 사우나와 온천

사우나의 건조한 열기가 흠뻑 땀을 흘리게 하여 몸 속의 노폐물을 배출시켜 상쾌한 기분까지 들게 하여 스트레스를 푸는데 좋고 피부미용 효과도 있다.

온천은 만성질환 등 각종 질병을 치유하는 민간요법으로 알려졌다. 그날 그날의 피로를 씻는 일반 목욕과는 달리 일상에서의 스트레스를 씻는 등의 전지 휴양의 효과가 크다.

온천욕을 하루 4회 이상 하는 것은 오히려 몸에 해가 된다. 또 때밀이 타월로 피부를 미는 것은 피하고 온천욕 후에는 수건으로 간단히 닦은 뒤 자연상태로 말리는 것이 좋다.

8. 눈과 코의 세척

세면기에 깨끗한 물을 가득 채우고 그 물속에 얼굴을 담근 다음, 눈알을 돌리면서 씻는 방법과 눈알을 깜박이면서 씻는 방법을 배합하는데 눈을 위아래, 좌우로 경사지게 움직이면 한 방향이 40초 정도 걸리게 한번씩 한다.

이것은 노안뿐 아니라 눈이 피로할 때, 책을 많이 보았을 때 눈을 보호하는 좋은 건강법으로 된다.

코털은 숨을 쉴 때 공기 중에 있는 먼지나 세균이 들어가는 것을 막아 내는 하나의 공기세균 여과기와 같은 작용을 한다. 찬물로 엇바꾸어 코를 한쪽씩 씻는 것은 코안의 청결과 급성, 만성 코염을 막는 좋은 수단으로 된다.

하루 3번 물로 코를 씻으면 감기에 걸리지도 않고 코 위생을 보장하는 매우 좋은 방법이며 머리도 깨끗해져 좋다.

9. 입안 세척

목구멍은 입 안으로 들어오는 제반물질이 통과하는 관문이다. 감기 바이러스가 습기를 싫어하기 때문에 자주 입가심을 하면 감기에도 덜 걸리며 걸린다 해도 곧 낫고 편도염에도 덜 걸린다.

입 안에는 약 100여 종의 세균과 미생물이 있는데 입가심을 자주 하면 입안 세균 총수의 10~15%가 적어진다. 칫솔질을 하면 세균 총수의 약 40%가 적어지나 한 시간 지나면 세균수가 다시 전 상태로 불어난다.

입안의 세균수가 제일 많아지는 시간은 아침 일어난 후와 잠자기 전이며 다음은 점심시간과 저녁식사전이다. 외출 후에는 물론 식사하기 전과 후, 잠자기 전에 하루 여러 번 입가심을 하는 것이 좋다.

10. 황토란

주로 실트 크기의 지름 0.002~0.005mm의 입자로 이루어진 퇴적물로 이루어진다. 지표의 약 10%를 덮고 있는 황토는 다량의 탄산칼슘($CaCO_3$)을 가지고 있다.

이 탄산칼슘에 의해 황토는 쉽게 부서지지 않는 점력을 지니고 있으며 물을 가하면 찰흙으로 변하는 성질이 있다. 실리카(SiO_2), 알루미나(Al_2O_3), 철분, 마그네슘(Mg), 나트륨(Na), 칼리 등으로 구성되어 있다. 이러한 성분비와 다양한 효소들로 조성된 황토는 동ㆍ식물의 성장에 꼭 필요한 원적외선을 다량 방사하므로 일명 황토를 살아있는 생명체라 부른다.

황토는 표면이 넓은 벌집 구조로 수많은 공간이 복층 구조를 이루고 있다. 이 스폰지 같은 구멍 안에는 원적외선이 다량 흡수, 저장되어 있어 열을 받으면 발산하여 다른 물체의 분자활동을 자극한다. 즉 황토는 유수한 세월 동안 태양에너지를 흡수하고 규소성 광물로서 쉽게 말해 '태양에너지 저장고'라고 할 수 있다.

오늘날 지표면의 10%를 덮고 있는 황토는 반 건조 지역에 가장 넓게 분포하고 있다. 황토 한 스푼에는 약 2억 마리의 미생물이 살고 있어 다양한 효소들이 순환 작용을 일으키고 있다. 예로부터 황토는 살아 있는 생명체라 하여 엄청난 약성을 가진 무병장수의 흙으로 사용되어 왔다.

황토의 효소 성분에는 카탈라아제, 디페놀 옥시다아제, 사카라제, 프로테아제 등의 4가지가 포함되어 있다. 이 효소들은 각기 독소 제거, 분해력, 비료 요소, 정화 작용의 역할을 하고 있다.

풍화잔류토로서의 황토는 석영, 장석, 점토광물, 산화철광물 등의 여러 가지 광물들로 구성되어 있으며, 그 산출 지점에 따라 광물 종과 그 함량이 다르다. 주로 적색을 띠는 것은 소량의 산화철광물에 기인되는 경우가 많다. 이 중에서 점토광물이 일반적으로 가장 많은 함량을 나타내며, 점토광물로는 버미큘라이트, 고령석광물, 일라이트, 스멕타이트 등의 다양한 종류가 포함된다.

본래의 모암에 포함된 장석 및 운모 등의 광물이 화학적 풍화작용을 받으면 일반적으로 고령석광물, 일라이트 등의 점토광물로 변하기 때문에 황토에는 점토광물이 많이 포함된다. 이러한 점토광물은 비교적 많은 함량을 차지할 뿐만 아니라 다른 광물에 비해 주변 환경에 대한 반응성이 매우 높은 물질이기 때문에 황토에서 나타나는 대부분의 물리화학적 특성은 주로 이 점토광물에 의해 기인되는 것으로 생각된다.

즉 점토광물의 특성인 미립성, 가소성, 이온교환성, 흡착성, 촉매성, 현탁성 등에 의해 그 성질이 여러 가지 다르게 나타난다. 황토는 그 구성화학성분에 있어 유래된 암석의 종류와 그 생성과정에 따라 다소 다양하게 나타날 수 있다. 일반적으로 주로 Si, Al, Fe, Mg, Ca, Ns, k, Mn의 산화물성분이 대부분을 차지하고, 그 외에 소량의 미량성분들이 포함된다.

11. 황토의 효능

황토의 신비로운 효력은 과학으로 밝혀지기 전에 이미 황토의 활용으로 입증되고 있다. 황토는 혈액순환을 촉진시키고 신진대사를 왕성하게 한다. 관절염, 근육통, 요통, 자율신경 실조증(교통사고 후유증)에 좋다. 체내 노폐물을 분해하고 자정능력이 있어 피부미용에 좋다.

체내 독소를 제거하고 통증을 완화하며 염증을 제거하여 비세포(암)를 억제하는 효능도 있다. 마음을 진정시켜 심신을 튼튼하게 한다. 황토집에는 바퀴벌레가 살지 못한다.

아침에 일어나면 상쾌하고 활력이 넘치며 황토의 체감온도 파장은 부드럽고 포근하며 상쾌해서 자녀들 성격 형성에 좋으며 공부하는 수험생과 노인들에게 좋다.

① 적조를 막는 황토의 힘 : 우리나라 연안의 적조 현상은 어민이나 양식업자에게 큰 피해를 입히고 있다. 이 적조를 막을 수 있는 신비로운 힘을 가지고 있는 것이 황토이다.

② 황토의 제독력과 성장력 : 수질오염의 심각성은 양식업에까지 그 영향을

미치고 있다. 황토는 오염된 물과 독을 정화, 해독하는 능력을 가지고 있다.

양식장의 잉어가 농약 중독과 공업용수로 인해 병에 걸렸을 경우 황토 처방으로 치료하면 죽어가는 생명까지 살릴 수 있다. 황토수는 독을 제거할 뿐만 아니라 어류를 비롯한 동식물의 성장에 나쁜 요인들을 제독, 살균, 해독시켜주어 성장력을 높여주기도 한다.

③ 죽염의 효능을 높이는 진 황토 : 죽염은 오늘날에도 생활필수품에 이용되는 고급 약용이다. 우리 인체에 가장 중요한 수분을 유지 시켜주는 탁월한 효능이 있다. 특히 왕 대나무의 진 황토를 재료로 한 죽염은 더욱 그 효과가 뛰어나 위급한 환자에게 먹게 하여 고비를 넘기게 하기도 한다.

④ 황토에서 자란 우리 먹거리 신토불이 채소 : 우리 땅에서 자란 채소 중 황토로 키운 채소류는 단순히 식품이 아닌 약용으로 쓰이고 있다. 녹두, 메밀, 무가 대표적인 예인데, 황토에서 자란 녹두는 해독제, 치료제로 쓰인다. 메밀은 황토에서 잘 자라는 식물로 성인병 예방, 고혈압, 당뇨병 등에 치료제, 항암제로 쓰이며 황토에서 자란 무는 인삼에 버금가는 효과가 있다. 황토에서 자란 송이버섯은 인삼보다 항암 성분이 많다고 하여 외국에서 탐을 낼 정도이다.

이렇듯 황토가 키워낸 것들이 귀한 약재가 되고 있다.

⑤ 동물의 응급 치료제로 쓰인 황토 : 영화(베어)를 보면 총에 맞은 곰이 황토 흙탕물에 상처 부위를 담그고 치료하는 장면이 나온다. 황토는 짐승들의 상처에 훌륭한 치료제로 사용된다.

개가 흙 속에 몸을 뒹굴거나 닭이 주둥이로 땅을 쪼는 것은 상처를 치료하는 응급 처치로 볼 수 있다.

⑥ 피부에 좋은 황토물 : 맑은 물에 사는 물고기 보다 황톳물에 사는 물고기가 비늘이나 피부가 윤택하고 깨끗하다. 양어장에서도 물고기가 피부병에 걸리면 황톳물에 며칠씩 담가뒀다 상처가 아물면 다시 맑은 물로 옮긴다. 황톳물에는 미세한 점토광물이 섞여 있는데 미세한 다공성으로 이루어져 그 나름대로 이온 교혼 작용과 세균을 흡수하는 성질이 있다.

또한 산화철분을 함유한 점토는 태양광을 흡수하는 성질이 있다. 산화철분을 함유한 점토가 태양광을 흡수할 때 원적외선을 선택적으로 흡수하고 발산시켜 물고기의 생체 리듬을 활성화시켜 준다.

이런 세균의 흡착과 생체 활성화 작용은 물고기의 성장을 촉진시키고 육질을 높여준다. 가축에도 황토를 섞어 먹이는데, 이 또한 장내 세균 제거와 각종 광물질을 투여하는 이중효과가 있다.

우리 피부 미용에도 점토 마사지나 황톳물 목욕이 몸을 활성화시켜 주기 때문에 좋은 것이다. 그러나 황톳물에는 각종 중금속이나 무기물과 세균이 섞여 있으므로 그대로 먹으면 해롭다.

12. 황토의 활용

1) 현대인 : 생명수라 불리는 지장수는 황토를 걸러 받은 물을 말한다. 눈이 피로해 눈곱이 끼거나 가벼운 안질에 걸렸을 경우에 지장수에 씻으면 효험을 보고 채소나 과일에 잔류된 농약을 씻어 내리는데도 화학 세제보다 더욱 안전하다.

2) 야산에서 즐길 수 있는 황토욕법 : 황토욕법은 온 몸의 독을 제거하는 효과가 있다. 황토욕법의 방법은 야산에서 흙을 경사지에 1m 정도 파고 그 안

에 들어가 목만 내 놓은 채 흙으로 온 몸을 덮은 채 휴식을 취하면 된다. 황토 욕을 하기에는 여름철이 좋으며 일년에 단 한번만 하는 것으로도 충분히 건강을 유지할 수 있다.

3) 집안에서 즐길 수 있는 황토 목욕 : 황토 목욕은 집안 목욕탕에서 온 가족이 즐길 수 있는 건강법이다. 무명 자루에 황토 한두 되 정도를 담아서 묶는다. 이 자루를 섭씨 38~40˚C 정도의 물이 담긴 욕조에 넣으면 물이 옅은 노란색을 띠며, 이때 비누로 가볍게 샤워를 하고 욕조에 들어가면 된다.

욕조에 몸을 담근 후 15분 정도 지나면 몸 속의 노폐물이 제거되고 피부미용 효과가 있다.

4) 황토자루 찜질 요법 : 황토를 무명 자루에 5kg정도 넣어 아랫목에 묻어둔다. 시간이 지나 자루가 뜨거워지면 꺼내서 팔, 다리, 등 부분과 같이 아픈 곳에 갖다 대거나 베고 누워도 좋다.

한번 만든 황토 자루는 1주일 정도 쓸 수 있다. 감기가 걸렸을 때에도 황토 자루를 만들어 등에 대고 하룻밤 자고 나면 몸이 가벼워진다.

5) 민간요법으로 쓰인 기와 : 현대처럼 상비약이 없었던 시대, 조상들은 배가 아프면 황토로 구운 기왓장을 달구어 배위에 올려놓는 민간요법을 즐겨 사용하였다. 이는 황토가 제독제, 해독제로 쓰인 경우로 황토 기와의 원적외선이 인체 깊숙이 스며들어 몸의 독소를 없애주기 때문이다.

6) 부인병을 없애주는 아궁이 : 황토로 구운 아궁이에 불을 지피며 부엌일을 하던 옛 여인들에게 자궁암, 유방암이 없었던 것은 황토에서 방출되는 원적외선이 부인병을 예방하였기 때문이다. 이 황토는 복룡간이라 불리는 것으로 일상생활에서 미리 병을 예방하는 선조들의 지혜가 돋보인다.

7) 독충으로부터의 보호 기능 : 오동잎에다 황토를 섞어서 놓아두면 파리나 기타 곤충이 접근을 못하며 이것을 된장항아리에 넣어두면 쇠파리나 구더기가 생기지 않는다. 이 황토요법은 세계 원주민에게도 이용되고 있는데, 자연환경에서 살고 있는 원주민들은 온 몸에 황토를 발라 독충으로부터 몸을 보호하고 있는 것이며 황토 집에는 바퀴벌레나 잡균 등 혐기성 동물이 살지 못하는 것이다.

8) 질병치료에 효험을 보인 황토 : 산해경에 기록되어 있는 황토는 대체로 질병치료에 효험을 보이는 것으로 묘사되어 있다. 특히 소나 말의 질병치료나 옴과 종기를 낫게 하는 데에 황토요법의 사용법이 기록되어 있다. 또한 산해경에서는 흙을 생과 사의 매개물로 다루어 황토수를 죽지 않는 물로 비유하고 있다.

9) 북룡간의 효능 : 중국과 우리나라의 종합의학사전「본초강목」,「향약집성방」에는 복룡간의 효험을 중요시하고 있다. 복룡간은 아궁이속의 흙을 말하며 이는 부인의 어지러움이나 토혈 및 중풍 치료제로 쓰였다. 아궁이에서 주방일을 하던 옛날 여인들에게 암이나 기타 질병이 없었던 것도 복룡의 효험 때문으로 보고 있다.

10) 임금님의 병을 치료하는 황토방 : 왕실의 비전 양명술에는 뒷날 세상 사람들을 구하는데 황토가 큰 힘을 발휘할 것이라고 예언하고 있다. 특히 온천을 개발하여 눈병 등을 치료했던 세종, 세조 임금은 황토를 민간에게 알리게 했으며, 왕과 왕자들이 피로할 때 쉴 수 있도록 3평 정도의 황토방을 궁내에 만들어 피로 회복실로 사용했다고 한다. 황토는 상사병의 치료제로도 효력을 발휘했는데, 강화도령 철종 임금이 고향에 두고 온 첫사랑을 못 잊어 상

사병에 시달렸을 때도 황토방에서 요양을 했다고 기록되어 있다. 민간에서는 상사병을 앓고 있는 사람에게 황토를 은단 처럼 작게 만들어서 먹였다고 한다.

13. 황토 주택과 시멘트 주택의 비교

항목	황토 주택	시멘트 주택
집의 형태	온화하며 포근한 느낌이 든다.	삭막한 느낌이 든다.
생명력	황토에서 발생되는 원적외선 등의 황토의 자연 기운은 생명의 기(氣)로서 인체에 매우 유익하다.	시멘트에서 발생하는 독성 등으로 인한 호흡기성 질환, 피부과적 질환 및 성인병 유발로 인체에 유해하다.
해독력	인체 내의 나쁜 독인 과산화지질을 중화시켜 주는 역할을 한다.	유해물질 방출, 해독능력이 전혀 없다.
PH	PH 8.5~9.5로써 중성에 가까워 인체에 전혀 무해하다.	12.5의 강알칼리로 CaO에 의해 접촉시 피부에 손상을 준다.
습도 조절력	황토는 습도가 높을 때 습기를 흡수하고 건조 시에는 습기를 발산하는 등 자동습도조절력(호환작용)이 뛰어나다. 흡수율은 20~25%로 높다.	시멘트의 특징인 수화반응으로 바닥은 눅눅하고 방안은 건조하며, 습도조절 능력이 없다. 흡수율이 14% 정도로 낮다.
온도 조절력	바깥의 더운 열기를 막아주며, 날씨가 추울 때는 반대로 온기를 발산시킨다.	열전도율이 높아 쉽게 차가워지며 쉽게 더워진다.
통기성	황토미립자 속의 작은 기공으로 인하여 공기를 순환시키는 환풍기 역할은 물론 공기 정화기 역할을 한다.	통풍이 잘 되지 않아 장마철에는 방바닥과 벽면이 축축하며 곰팡이들이 잘 서식할 수 있는 환경을 만들어 준다.
열 효율성	축열 작용이 높아 난방비가 절약된다.	외기의 온도에 민감하여 열 손실이 높아 난방비가 많이 든다.
흡수력	음식 냄새, 담배 냄새 등 기타 유해한 냄새를 신속히 흡수, 정화 및 중화시킨다.	흡수력이 전혀 없다.

향균력	곰팡이 및 인체에 유해한 각종균류의 서식을 방지한다.	인체에 유익한 어떠한 균류도 서식할 수 없다.
개·보수력	개·보수력이 좋아 건축물의 사후 관리에 효과적이다.	개·보수가 어렵다.
건강성	고온의 원적외선 방사로 노화방지, 혈액순환 촉진, 스트레스 해소, 피부미용, 신경통, 요통, 만성피로회복 등에 아주 좋다.	강알칼리로 인한 다량의 라돈가스 방출로 각종 성인병을 유발시키며 항상 건조한 상태로 각종 기관지 질환을 유발한다.
쾌적성	향균, 탈취, 습기조절력으로 건물 내부를 쾌적하게 하여 숙면을 유도한다.	바닥이 항상 눅눅하여 곰팡이 서식, 쾌적성이 황토집에 비해 매우 떨어진다.
전자파 차단	다량의 원적외선 방사로 유해 전자파를 차단한다.	철골조 등에서 유해 전자파를 흡수하므로 오히려 유해 전자파를 확산시킨다.
난방효과	원적외선의 온열 효과에 의해 약 30%의 난방비를 절감할 수 있다.	온열 효과가 거의 없어 황토집 보다 약 30%의 난방비가 더 들어간다.

제11장

장 운동과
걷기 운동

1. 바른 걸음걸이

걸음걸이의 자세는 대단히 중요하다. 걸음걸이의 자세가 좋지 않으면 등, 목, 어깨 등에 부담을 주어 쉽게 지치고 피곤하게 되며 걸음 속도도 느리게 된다.

최근「올바른 걸음걸이」라는 책의 저자인 캐세이 마이어스는 미국의 건강지 헬스지에 잘못된 걸음걸이를 다음과 같이 지적하였다.

①고개를 숙이고 걷는 것은 좋지 않다. 머리를 숙이고 걸으면 목과 어깨 근육에 무리를 주게 된다. 고개는 세운 채 시선은 5~6m 전방을 응시하고 걷는 것이 좋다.

②비만인 사람들이 흔히 저지르는 잘못된 걸음걸이는 다리를 많이 벌려 걷는 것이다. 이 자세로는 빨리 걸을 수도 없고 상체를 흔들리게 해 안정감이 없다.

③많은 사람들이 빨리 걷기 위해 팔을 쭉 펴고 높이 들어 올리는 경향이 있는데 걸음을 더디게 할 뿐 아니라 피가 손가락에 몰려 좋지 않다. 팔꿈치는 90도 각도로 구부리고 다리의 리듬을 맞춰 가슴까지 들어 올리는 것이 좋다.

④빨리 걷기 위해 팔꿈치를 삐쭉 튀어 나오게 하여 걷는 사람이 많다. 이 자세는 등을 경직시키고 자연스런 걸음을 못하게 한다. 어깨 근육에도 무리를 주어 상체를 경직시킨다.

⑤보폭을 크게 하면 빨리 걸을 수 있을 것처럼 보인다. 그러나 빨리 걷기 위해서는 보폭을 크게 하는 것보다는 적당한 보폭으로 자주 발을 놀리는 것이 좋다. 큰 보폭은 히프를 불균형하게 만들 수 있으며 무릎에도 무리를 준다.

⑥어깨를 움츠리고 걸으면 등이 굽고 숨쉬기도 곤란해진다. 어깨는 항상 엉덩이와 일직선이 되게 펴는 것이 좋다. 다만 곧게 펴는 데만 신경을 써 무리를 주는 것은 좋지 않으며 힘을 빼고 자연스런 자세를 유지해야 한다.

⑦올바른 신발 선택도 중요하다. 발 뒤꿈치에 쿠션이 있는 것으로 부드러워야 좋다. 또 꽉 끼는 신발보다는 약간 헐렁해야 발에 무리를 주지 않는다.

⑧터벅터벅 걸으면 무릎과 등에 무리를 주게 된다. 발 뒤꿈치부터 내딛고 나서 발

전체로 땅을 디딘다. 또 발의 한쪽 부분을 먼저 디디는 경우도 좋지 않다.

⑨빨리 걷기 위해 앞으로 약간 기울여 걷는 것도 피해야 한다. 이 자세는 등에 무리를 준다. 평소에 골반을 어깨와 일직선이 되게 곧게 유지하는 것이 중요하다.

2. 걷기 운동의 자세

걷기운동은 ① 군살 제거와 성인병 예방 ② 다리 근육 단련 및 골밀도 증가 ③ 혈당, 중성지방 수치 개선 ③ 심혈관계 질환의 예방 등에 매우 효과적인 운동으로 꼽힌다.

하지만, 아무리 걷기 운동이라고 해도 준비운동이나 기본적인 운동에 대한 사전지식 없이 나선다면 오히려 건강을 해칠 수 있다. 전문가들의 도움말로 올바른 걷기 운동에 대해 알아본다.

1) 속도보다 시간이 중요

걷기 운동은 속도보다 지속시간이 더 중요하다. 대략 45분 이상, 거리는 3km정도를 일주일에 3~4회 정도 걷는 게 바람직하다.

이 정도가 숙달되면 걷는 속도를 변화시켜 점차 빠르게 걷도록 하고, 이후에는 걷는 시간을 늘려서 운동량을 증가시키는 방법이 효과적이다. 체력 수준이 낮거나 연령이 많다면 더 낮은 단계, 즉 운동시간과 속도를 줄여서 시작하고 익숙해지는 정도에 따라 점차 속도, 시간, 거리를 증가시키는 게 좋다. 만약 저혈압이라면 지치지 않을 정도로 운동량을 점차 늘려가야 한다. 그러기 위해서는 빨리 걷기와 천천히 걷기를 적절히 섞어 반복하는 게 좋다. 걷는 구간은 하루 1.5~2.0 Km 정도가 적당하다.

2) 충분한 준비운동이 필수

걷기 전에는 간단한 맨손체조 등의 준비운동을 통해 체온을 적절히 상승시키는 게 중요하다. 준비운동을 통해 근육 이완 효과를 더 좋게 하는 것은 물론 부상의 예방과 심리적 안정 등의 도움을 얻을 수 있다.

이때 준비운동 시간은 약 5~10분이 적당하다. 정지한 상태에서 힘을 가하는 동작인 스트레칭은 허리, 무릎, 다리, 발목, 목, 어깨, 팔, 손, 등의 순으로 한 동작을 약 15~30초 정도 유지하면 효과가 좋다.

3) 바르게 걷는 자세

① 앞발의 볼 쪽에 체중을 실으면서 몸을 약간 앞으로 기울인다.

② 팔을 흔드는 거리도 앞뒤가 같고 각도는 앞뒤로 각각 15도에서 20도 정도가 적당하다. 무릎은 약간 앞으로 부드럽게 굽힌다.

③ 발의 각도는 5도에서 10도 정도 바깥쪽으로 벌어지게 걸으며 다리 사이의 간격은 엉덩이 넓이만큼 벌린다.

④ 발을 땅에 디딜 때는 발뒤꿈치의 중앙으로 디딘다.

⑤ 정상적인 걸음걸이는 신발의 닳은 모습을 보면 알 수 있는데 뒤쪽 바깥면과 앞 안쪽면이 골고루 닳았다면 체중이 올바로 분산된 상태다

4) 잘못된 걷기

① 가슴 부위를 앞으로 내밀거나 들어 올리고 걷는 것은 좋지 않다. 이는 몸 무게를 뒤꿈치로 쏠리게 해 척추와 허리에 무리를 준다.

② 상체의 무게를 엉덩이 위에 두는 걸음걸이도 안 좋다. 머리를 앞으로 내밀게 만들어 어깨가 구부정해지는 결과를 초래한다.

③ 무릎을 지나치게 곧게 펴고 걷는 것도 나쁘다. 이런 자세로 오래 서 있거나 걸으면 다리 근육이 약해진다.

④ 엄지발가락이 안쪽으로 향해 휘어지는 자세도 지양해야 한다. 평발인

사람에게서 많이 나타나는데 무릎 관절에 엄청난 부담을 준다.

5) 자신에게 맞는 신발 선택이 중요

자신에게 맞는 신발을 고르려면 자신의 발과 다리의 특성에 대해 잘 알아야 한다. 발은 바닥의 가운데가 움푹 들어간 부분(아치)이 얼마나 깊은가에 따라 크게 '평발', '요족'(아치가 깊은 발), '정상발'로 구분할 수 있다.

자신의 발이 어떤 특성을 갖고 있는가는 간단히 '발도장 테스트(wet test)'를 해보면 된다. 목욕탕에서 발에 물을 적신다음 흐르는 물기는 털어내고 종이 타월에 발을 찍어보면 발자국이 남는다. 이 발자국을 살펴보면 어떤 유형에 속하는지를 쉽게 알 수 있다.

자신에게 맞지 않는 신발을 선택한 후의 대가는 혹독하다. 이럴 경우 발의 피로, 부기, 변형뿐만 아니라 요통, 전신피로, 요추디스크, 관절염 등을 일으킬 수 있다. 요즘 청소년들이 즐겨 시는 큰 사이즈의 신발은 정상보행을 가로막아 피로를 쉽게 느끼게 한다. 남자들의 키높이 구두 또한 하이힐과 마찬가지로 정상 보행에는 좋지 않다.

성인은 자기 발보다 1.2 cm, 청소년은 1.5cm 정도 여유가 있어야 한다. 특히 신발 앞쪽의 폭이 넓고 둥그런 신발형태가 바람직하며 뒷굽의 높이는 3.5cm정도가 적당하다. 또한 발바닥 중앙에 움푹 들어간 부분, 즉 아치부위를 받쳐주는 신발이 좋다.

3. 걷기 운동과 신발

걷기는 체력 관리를 위해 미국인들이 하는 운동 중에서 가장 많이 이용되는 것으로 조깅 인구보다 5배나 많다.

걷기의 장점은 일단 안정성에서 찾을 수 있다. 임산부, 노인, 비만자, 당뇨병 환자, 관절염 환자, 골다공증 환자를 비롯해 심장마비에 걸렸던 병력이 있는 환자들도 강도가 높지 않을 경우 안전하다.

또 다른 이점은 기구를 사용하지 않고 시간과 장소에 구애를 받지 않는다는 점이다. 집에서 뿐만 아니라 여행을 가서도 가능하고 체력 조건의 차이에 상관 없이 다른 사람들과 함께 할 수가 있다.

걷는 운동은 빨리 걸을수록 건강상 장점이 많아진다. 즉, 빨리 걸으면 더 많은 칼로리를 소비하게 되고 체중이 많은 사람일수록 동일한 운동량이라도 칼로리가 많이 분해된다.

또한 평탄한 길이 아닌 언덕길을 걸으면 칼로리의 소모는 증가한다. 68kg의 체중을 가진 사람이 10도 정도의 언덕길을 1시간에 걸쳐 5km걸으면 칼로리 소비는 500으로 늘어난다.

주기적으로 걸으면 나쁜 콜레스테롤이 체내에 쌓이는 것을 방지하는 좋은 콜레스테롤(HDL)이 증가한다. 좋은 콜레스테롤이 증가하면 심장마비, 골다공증, 고혈압, 당뇨병 합병증의 위험이 줄어 들고 관절염 등을 앓고 있는 사람들의 운동성이 증가한다.

또한 걷기는 신체상의 장점뿐 아니라 정신적인 면에서도 긍정적인 작용을 한다. 스트레스를 없애고 우울증을 치료해 정신을 맑게 하는 효과가 있다.

이렇듯 걷기가 신체적 · 정신적 건강에 유효하지만 자세가 잘못되면 기대했던 만큼의 결과를 얻을 수 없다. 특히 자세가 나쁘면 피로를 증가시키고 각종 사고의 원인이 된다.

바른 걷기 자세는 상체를 바로 세워 귀, 어깨, 엉덩이가 일직선에 놓이도록 한다. 또한 머리는 똑바로 세우고 턱은 목 쪽으로 끌어당긴다. 어깨의 힘을 풀면서 팔꿈치는 90도를 유지해 자연스럽게 겨드랑이를 스치면서 전후로 움직이고 이때 손은 주먹을 가볍게 쥐도록 한다.

걸을 때에는 눈은 전방 4~6미터 앞을 주시하고 지면에 장애물이 많아 시선을 발 쪽으로 가져가야 하는 곳에서는 운동을 삼가 한다. 보폭은 자연스럽게 최대한 벌리고 무릎은 많이 굽히지 않으며 발을 옮길 때는 가급적 일직선에 놓이도록 유의한다.

걷기 운동을 오래 해 속력을 늘려야 할 경우에는 보폭을 넓게 하기 보다는 발걸음 수를 늘리는 것이 바람직하다. 신체 조건을 고려하지 않고 보폭을 늘리다 보면 무릎에 이상이 생길 수가 있으니 각별한 주의가 필요하다.

언덕길을 올라갈 때에는 당연히 상체가 앞으로 숙여진다. 그러나 의식적으로 상체를 바로 세우려고 노력을 하고 턱을 목으로 당겨 시선은 전방을 쳐다 보아야 한다. 평지와는 달리 보폭이 좁아지면 무릎이 굽혀지게 되는데 이때에는 무리하지 않도록 특히 조심해야 한다. 언덕길의 각도가 클수록 발에 전달되는 체중이 가중되기 때문에 각종 사고의 원인이 될 수 있다. 또한 걷기 전에 발목 관절을 돌려 경직을 풀어주는 운동도 해야 한다.

걸을 때에는 신발의 선택도 중요하다. 부드러운 재질로 된 신발을 택하되 발꿈치 부분은 단단해 발목 부위를 지탱해주는 것이 좋고 신발 바닥은 쿠션이 있어 푹신한 느낌을 주어야 한다. 또한 신발 크기는 조금 넉넉해서 발가락 부분에 약간의 공간이 있어야 한다.

걷기 운동을 한 후에 신발의 바닥이 불규칙적으로 닳았거나 다리, 무릎, 엉덩이 등에 불편한 증상이 생기면 신발에 적절한 패드를 넣고 다시 시도해 볼 필요가 있다.

물건을 들고 걷는 것은 피해야 한다. 체중 이외에 물건 무게가 발목이나 무릎에 전달되는 것을 방지해야 한다. 손에 물건을 들고 운동을 하면 칼로리의 소비는 늘어나지만 팔뚝에 이상을 가져올 수가 있다.

전문가들은 약 2.3kg 이내의 물건을 등에 메고 뛰는 것은 신체에 아무런 이상이 없다고 한다.

4. 빨리 걷기운동

뇌수가 충분히 활동하기 위해서는 많은 양의 산소가 필요하다. 뇌수에 보내는 산소는 막대한 양에 달하는데 하루 24시간 동안에 사람이 소비하는 산소의 약 4분의 1은 뇌수에서 소비한다. 같은 시간 동안에 뇌수에 보내는 피 양은 약 2,160L 인데 이것은 드럼통 10개 분이 넘는 양이다.

이만한 피를 뇌수에 보내기 위해서는 폐에서 공기중의 산소를 피 속에 충분히 끌어넣고 이 피를 심장의 펌프기능에 의해 끊임없이 뇌수에 보내주어야 하므로 뇌수가 충분히 활동하도록 하기 위해서는 이에 알맞은 심폐기능을 가지고 있어야 한다.

사실 산소의 공급정지는 뇌수의 신경세포의 파괴와 연관된다. 30초 동안이라도 산소공급이 정지되면 뇌수세포는 파괴되기 시작하는데 2~3분 동안 정지되면 뇌신경세포의 흥분성은 회복할 수 없게 되고, 재생불능 상태에 도달한다.

뇌수에 산소를 충분히 공급하는 것이 뇌수의 노화방지에 큰 의의가 있다. 이렇게 하자면 충분한 심폐기능을 유지하는 것이 중요하다. 빨리 걷기 운동을 15분만 하여도 기분이 상쾌해지고 땀이 약간 나게 된다. 걷기 운동은 온몸의 운동이다.

30분만 빨리 걷기운동을 하면 몸 안에 축적되어있는 글리코겐(탄수화물의 하나로써 에너지의 공급원천)을 써먹고 에너지원천으로서 축적되어있던 지방을 융해한다. 그리고 에너지를 만드는데 필요한 비젖산성기구가 작용함에 따라 ATP(아트리포스)라는 물질이 재합성 된다. 이것은 몸 안에서 직접 에너지 원천으로 된다.

따라서 ATP가 재합성되어 에너지가 공급되면 일정하게 지속되는 빨리 걷기운동을 하여도 힘들지 않다. 이렇게 되면 폐와 심장이 모두 단련되기 때문에 심장이 수축하여 피를 내보내는 한 번의 심박출량이 증가되고 폐활량도 늘어난다. 다시 말하면 뇌수에 충분한 산소가 공급되기 때문에 심폐기능이 활발해진다.

빨리 걷기운동을 매일 30분 동안 계속하면 매일 수영이나 축구를 하는 체육인들의 심폐기능에 접근하게 된다. 종종 체력나이라는 말을 쓰는데 운동을 계속하면 체력나이가 젊어진다. 사실에 있어서 운동을 계속하는 사람의 체력나이와 아무 운동도 하지 않는 사람의 체력나이간의 차이는 나이가 들어감에 따라 더욱더 커진다. 이와는 반대로 심폐기능을 단련한 사람은 노화가 빨리 오지 않게 된다.

산소의 섭취량이 많을수록 생기발랄한 생활을 누릴 수 있다. 그리고 이 체력나이의 차이는 그 사람들의 다리 힘의 차이에 비례한다고 말 할 수 있다. 걷는 것이 인간의 기본동작이므로 평소에 걷기방법을 개선하여 빨리 걷는 습관을 붙이는 것이 좋다.

정신활동의 기초로 되는 것은 뇌의 활동이다. 뇌수가 젊음을 유지하는데 필요한 조건은 항상 신선하고 질 좋은 피가 뇌수에 공급되는 것이다. 피는 인체의 여러 기관에 필요한 물질을 보급하고 노폐물을 흡수하여 몸 밖으로 운반해가는 외에 병원체인 세균이나 바이러스와 싸우는 사명을 수행하는 생명의 원천이다. 뇌수의 노화를 방지하기 위해 피 속에 신선한 산소가 충분히 들어있어야 한다.

뇌수에 신선한 피를 보내기 위해서는 운동 하는 것이 필요하다. 운동하면 폐를 통해 많은산소가 흡수되고 피 순환이 좋아진다. 따라서 뇌수의 피 순환을 좋게 하는 운동의 습관을 젊었을 때부터 붙인 사람의 경우에는 뇌수의 노화가 지연되기 마련이다. 가장 간단하고 효과를 내는 방법은 일상생활 과정에 항상 빠른 속도로 걷는 것이다.

그러면 하루에 얼마만한 거리를 어느 정도의 속도로 걷는 것이 좋은가? 호흡과 맥박이 빨라져 숨가쁘다고 느껴지면 그 속도는 그 사람에게 있어서 지나치게 빠르다고 할 수 있다. 일반적으로 20대, 30대부터 빨리 걷는 습관을 붙인 사람은 50대에 이르러서도 걷기의 속도가 그다지 떨어지지 않는다. 그러나 중년에 들어서부터 시작하려는 사람들은 빨리 걷는 습관을 서서히 붙이도록 노력하는 것이 중요하다.

겨울에도 약간 땀이 날 정도에서 호흡도 가쁘지 않다는 정도가 그 사람에게 적합한 빨리 걷기의 기준으로 된다. 일상생활 속에서 하는 빨리 걷기운동은 생각만 하면 그 날부터 할 수 있는 것이다. 이것은 1주일에 한번 탁구를 치거나 공 다루기를 하는 것보다 건강상 훨씬 좋다.

빨리 걷기운동은 심장과 폐를 단련하고 피의 흐름을 좋게 하고 산소를 뇌수에 충분히 보내줌으로써 뇌수의 노화를 지연시킬 수 있다.

5. 걷기와 달리기 운동

최대산소 섭취량의 50%라는 이 운동강도는 주관적으로 말하면 '좀 힘들구나' 하는 정도의 강도이다. 이 강도는 숨도 그다지 가쁘지 않고 맥박도 그다지 빠르지 않으며 즐겁게 대화를 하면서 운동을 계속할 수 있는 정도를 말한다. 몸이 약한 사람도 안전한계를 넘지 않는 정도의 운동강도이다. 몸이 약한 사람에게 있어서는 이 운동강도는 빨리 걷는 운동에 해당된다.

고혈압의 원인에는 여러 가지가 있으므로 그 치료법에도 여러 가지가 있다. 특히 제 1차적인 원인이 심장이나 콩팥의 장애에 있는 경우에는 고혈압의 원인으로 되고 있는 질병을 먼저 치료해야 한다.

아무런 질병이 특별히 없는데도 혈압이 높은 사람이 있다. 이것은 본태성고혈압이라고 하는 것인데 운동요법은 이러한 고혈압 환자를 대상으로 하고 있다. 그 본질은 레닌이라는 물질에 있다. 레닌은 피 속에 있으면서 미세동맥을 수축시켜 혈압을 높이는 작용을 하는 물질이다.

운동요법은 본태성고혈압 환자들 중에서도 이 레닌의 활성이 낮은 사람들을 대상으로 한다. 레닌 활성이 높은 사람의 경우에는 약물요법과 함께 운동요법을 하는 것이 좋을 것이다

한편 고혈압환자들의 경우를 조사해 보면 거의 모든 사람들이 최대산소 섭취량이 낮다는 결과가 나타나고 있는데 이것은 산소운반 계통의 장애에 기인한다고 말할 수 있다.

고혈압환자들에 대한 운동요법이라는 것은 가벼운 운동에 의해 산소운반

계통을 강화하는 것이다. 이런 사람들에게 있어서 가장 적당한 운동강도라고 할 수 있는 최대산소 섭취량의 50% 정도의 운동강도는 걷는 속도로 환산해보면 남자는 1분간 105m, 여자는 97m이다. 즉 고혈압환자들에게 있어서 혈압을 낮추는 걷기운동 속도는 1분간 100m 정도라고 말할 수 있다.

그러면 얼마만큼 걸으면 운동요법으로서의 효과가 나타나는가. 1주일에 180분 동안 이러한 속도로 걷는 것이 좋다.《1주일에 6일 직장에 출근하는 것으로 보면 하루 약 30분 동안 걷지 않으면 안 된다》는 식으로 생각할 필요는 없다. 어떻게 하든지 간에 1주일 사이에 180분 동안 걸으면 그것으로써 효과가 있다.

6. 뛰지 말고 걷기

과거에 걷는 운동은 운동으로 취급하지 않았다. 그러나 1993년 이후 여러 보건 연구기관에서 걷는 운동의 중요성에 관한 보고서를 많이 발표했다. 그동안 뛰는 것만이 참 운동인 것으로 취급했고 생각해 왔으나 이는 잘못된 사고방식이었다.

뛰는 운동은 한 발자국씩 뛸 때마다 자기 몸무게의 3~4배를 자기 관절에 압력을 주는 결과를 가져온다. 이런 압력은 건강한 무릎이라도 놀라운 압력을 받게 된다. 특히 관절에 약간이라도 이상이 있는 사람은 뛰는 운동은 크게 문제를 야기시킬 수 있다.

시멘트 바닥에서 뛰는 것은 건막류, 햄머발톱, 티눈, 상처받은 발톱, 뒤꿈치 이상 등을 가져올 수 있다. 걷는 운동은 몸무게를 줄이는데 공헌한다. 1.6km를 걸으면 100칼로리를 태운다. 즉 3.2km만 걸으면 200칼로리를 연소시키는 결과를 가져온다.

걷는 운동으로 인해 체내 칼로리를 소모시킬 뿐만 아니라 몸 자체 내에서 에너지 소모를 지속적으로 진행시킨다. 걷는 동안에만 에너지가 소모되는 것이 아니라 걷는 운동 후 약 6시간 정도는 체내 지방분을 계속 소모시키고 있다. 그렇기 때문에 걷는 운동은 건강에 많은 도움이 된다는 결과를 가져온다.

보통 시간당 5~8km정도 걷는 것은 가벼운 운동이며 보행인데 이런 속도의 운동을 20~30분 정도 지속하면 에어로빅 운동을 하는 것과 같다.

걷는 운동은 심장마비를 28%나 감소시켰다고 보고한다. 걷는 운동을 주기적으로 함으로 금연에 공헌했다. 걷는 동안에는 담배를 피우지 않기 때문이다. 또한 금연으로 기분이 착잡하고 이상함을 느끼는 경우가 있으나 걷는 운동은 이것을 잊게 한다.

또한 천식 환자에게도 걷는 운동은 도움이 된다. 걷는 운동이 변비에도 공헌한다는 보고서도 나왔다. 물론 상기의 병들이 심할 때는 의사와 상의해서 걷는 운동을 함이 좋다. 걷기 운동으로 암도 예방할 수 있다는 사실이 밝혀지고 있다. 걷는 운동은 다리의 건강과 조건을 양호히 해준다. 걷는 운동은 뛰는 운동보다 몸무게에 의한 관절에 부담을 주지 않아 추천할 만한 운동이다.

걷는 운동은 관절뿐만 아니라 건약류, 통풍과 같은 병에 걸릴 확률을 낮추어 주고 있다. 걷는 운동은 골절 예방과 골다공증 예방에도 공헌한다. 워싱톤 대학의 연구 보고서에 의하면 폐경기 부인이 걷는 운동을 시작함으로 Bone Mass 증진에 도움을 주었다는 것이다.

정신적 육체적인 건강을 유지시켜 나가는 것이라면 자연스런 모습으로 걷는 운동을 권장하고 있다. 비만인은 뛰는 것이 심장에 크게 부담이 되므로 위험한 것이며 같은 거리를 갈 때 뛰는 것보다는 걷는 것이 지방질의 소모량이 많다고 한다.

발바닥 전체에 골고루 자극을 주는 것이 좋은데 이런 면에서 볼 때 뛰는 것보다는 걷는 것이 더 바람직하다는 결론도 나와 있다.

7. 천천히 걷기

60~70 살의 고령에 이른 노인들은 달리기를 힘들어 한다. 일부 노인들은 달리 수 없기 때문에 자기는 이제 운동과는 인연이 없어진 사람이라고 생각하게 된다.

사실은 이렇게 생각하는 것이 제일 무서운 일이다. 사람은 운동을 하지 않고 먹기만 하면 남아 돌아가는 에너지가 소비되지 않기 때문에 몸이 비대해진다. 다 알다시피 비대증은 여러 가지 성인병의 원인으로 될 수 있다. 또한 인체의 각 부위는 쓰지 않으면 않을수록 그만큼 기능이 쇠퇴해 버린다.

예컨데 몸을 지탱해주는 발 뼈 등이 그 대표적인 실례로 된다. 발 뼈는 운동에 의해 자극을 받으면 몸을 단단히 지탱하여야 한다는 것을 알아차리고 뼈 자체를 튼튼하게 하도록 반응한다.

발 뼈를 튼튼하게 하기 위해서는 발을 부지런히 움직이도록 해야 한다. 이렇게 하기 위해서는 운동하는 것이 제일 좋지만 노인들의 경우 과격한 운동에 의해 맥박수가 올라가고 혈압이 올라가고 심장병이 유발될 수 있으므로 달리지 않고 발을 움직일 수 있게 하는 간단한 운동으로서 걷기 운동이 좋다. 걷기 운동을 하면 뼈의 물질대사가 활발해지고 뼈가 튼튼해진다.

고통을 동반하는 달리기를 하지 말고 약간 시간을 들여 매일 천천히 걷는 것을 습관화하면 에너지 소비측면에서는 똑 같은 효과를 거둔다는 것을 의미한다.

몸무게가 80kg되는 사람의 경우에는 하루 54분간 걸으면 충분하다. 이것은 무거운 몸을 움직이므로 그만큼 에너지 소비가 많아지기 때문이다. 이와 같이 발을 사용함으로써 뼈를 튼튼하게 하고 비대증을 방지하는 것을 최대의 목적으로 한다면 달리기의 3배 정도의 시간을 걷는데 돌리면 충분 할 것이다.

그리고 걷기운동은 정신을 긴장시키거나 근육의 일부를 급격히 수축시키는 일이 없는 완만한 온몸 운동이다. 그러므로 가장 간단하고 위험성이 없는 걷기 운동에 관심을 돌리는 것이 좋다.

지금은 교통수단이 급속히 발전함에 따라 사람들이 걸어 다니는 것이 적어졌다. 이것은 사람의 건강장수에 매우 나쁜 영향을 미친다. 전문가들은 2~3km 되는 곳에 가서 일하거나 친구를 만나려 한다면 걸어가는 것이 좋으며 두 다리를 많이 움직이면 그 만큼 수명이 더 연장된다고 한다. 편안함을 추구하는 사람들은 흔히 편안하지 못하게 된다.

학자들은 연구를 통하여 사람이 매일 1만 1천 보를 걸어야 좋은 건강상태를 유지하는데 필요한 최소의 운동량을 보장할 수 있다고 인정하게 되었다.

그렇다면 우리가 출근 후 작업과정에 일반적으로 얼마나 걷게 되는가. 관찰해 본 결과 여러 직업을 가진 사람들이 8시간 동안에 걷는 걸음 수는 다음과 같다. 외과의사는 3,280보, 경제사는 3,344보, 승용차 운전수는 4,520보, 직장인은 7,208보, 기중기 운전공은 8704보, 실험공은 10,848보, 간호원은 14,906보, 전공은 17,408보이다. 직장에 오가는 걸음까지 합하여 11,000보가 안되면 달리기, 수영, 자전거타기, 스키타기 등 운동을 해야 한다.

8. 15분 걷기운동

요즈음 젊은이의 속성에 쿼터리즘(quarterism; 15OO)이라는 것이 있다. 젊은이의 관심의 지속 시간이 15분으로 단속(斷續) 된다는 것이다. 신문을 보는 시간도 15분에 끝나고 잡지를 보는 시간도 15분 분량만큼만 보게 되고 수필류도 15분대에 읽을 수 있는 분량이 인기가 높다는 것이다.

이 쿼터리즘의 촉매제로 체질화시킨 것이 텔레비전이다. 텔레비전의 프로의 기준이 15단위로 편성되고 있다. 이것은 젊은이들의 정신력 시한을 의미하기도 한다. 이를테면 무엇인가 참아내는 지속력이 약해지고 무엇인가에 열중하는 집중력이 약해진 것이 그 단적인 증거다. 이것은 15분을 넘기면 생체시계(生體時計)가 권태를 느끼기 때문이다.

옛날 농촌의 생체시간은 두 시간 단위였다. 모를 심거나 김을 매거나 벼를 벨 때도 두 시간 단위로 허리를 펴고 가마니를 치거나 꼴을 베어도 두 시간 단위로 쉬었고, 먼 길을 걸을 때도 두 시간 단위로 잠시 쉬어 갔다. 옛날 농민의 쿼터리즘에 비하면 요즘의 젊은이들의 지속력이 1/8로 줄어든 셈이다.

이제 보행도 30분 대에서 1/2로 줄여 15분 간 걸을 수 밖에 없을 것이다. 아침 산책길이나 약수터 나들이에 신선한 공기와 신선한 약수를 마시며 걷는 시간도 15분 단위로 걷고, 15분의 배인 30분으로 쿼터리즘에 적용되어야 한다.

보행은 1분에 평균 108보로 보는데 속보는 120보로 걷는다. 1분에 120보는 ×70cm(보폭) = 84cm를 걷는다. 이에 15분이면 1,260m를 걷는다.

15분간의 보행이면 신진대사가 촉진되고 소화기능을 비롯한 제 기능이 활발해지게 된다. 출근 시간에 15분, 퇴근 시간에 15분씩으로 나눠서 걷도록 하여보자. 고층 건물에서 엘리베이터를 이용하지 말고 걸어서 올라가고 걸어서 내려가보자. 60cm 가량 되는 대(臺)에 아무 것도 잡지 않고 다리만으로 올라설 수 있으면 다리와 허리의 힘은 장년 못지 않다고 하겠다. 60세에 그것을 할 수 있으면 훌륭하다며 케네디 대통령은 거실에서 의자에 오르내리는 연속 운동을 하자고 특히 주부들에게 권고한 바 있다.

9. 운동은 점진적으로

걷는 운동은 물론이요, 다른 운동일지라도 점진적으로 운동량을 증진시켜야 한다. 특히 처음 시작하는 운동은 더욱 그렇다. 그렇게 하지 않으면 그것은 운동이 아니고 통증을 유발할 수 있다.

모든 운동이 그러하듯이 걷는 운동도 점진적으로 강도를 증진시켜야 한다. 처음 시작하는 사람은 하루 20분 정도 일주일에 3번 정도 함이 좋다. 다음에는 일주일에 하는 횟수를 늘일 수 있다. 3~4개월 후에는 매일 45분 정도 주 5회를 하여도 무방하다.

이렇게 지속하여 한 시간에 5km 속도로 진행하면 에어로빅 운동과 같은 좋은 결과를 가져온다. 그러나 위와 같이 속보를 하지 않는다 하더라도 걷는 운동은 뼈의 근육과 뼈의 건강에 도움을 준다. 뼈의 사고를 예방하기 위해 운동 전에 근육과 건의 확장 운동이 필요하다.

만일 평균적인 운동이라고 하면 발목이나 손목 등에 부담을 주어서는 안 되는 것이다. 뼈가 확대된 곳에 힘을 주면 상처가 커질 수 있다. 지나친 걷기 운동은 바람직스럽지 못하다. 걷는 운동으로 숨이 가쁘면 좋지 않다. 걷기 전문가도 때로는 지나치게 하는 경향이 있다.

걷기 운동으로 근육이나 간에 부담을 주어 피곤을 느낄 정도가 되면 중단하여야 한다. 이로 인해 다리 근육과 건에 통증을 유발시킬 수 있다. 지나친 걷기 운동으로 몸에 탈수현상이 일어나 물을 많이 보충해 주어야 하는 경우도 나타난다. 걷는 운동은 혼자 하는 것보다 몇 사람이 모여서 같이 하는 것이 좋다. 부부가 하는 것도 권장할 만하다.

많은 쇼핑몰(Shopping Mall)에 아침 일찍 걷기를 위해 사람들이 모이도록 장소를 제공해 주기도 한다. 개업 전에 공강 이용을 허용한 의도이다. YMCA나 YWCA에서 이런 모임을 주선하기도 한다. 많은 사람들이 걷는 운동으로 건강에 도움을 받고 있다. 이런 걸음의 강도나 지속 시간에 대한 조언을 의사들은 해주고 있다.

10. 걷기의 효과

기본적으로 걷기와 달리기는 심폐기능을 높이고 반복운동을 통해 다리와 허리의 근육이 강화된다. 그러나 걷기는 달리기와 운동역학상의 차이가 있다. 걷기는 체중이 발 중앙으로 쏠리고 발과 지면의 각도가 크며 발이 지면과 맞닿는 시간이 길다.

반면 달리기는 체중이 발 앞쪽으로 쏠리면서 발과 지면의 각도가 작고 발이 지면과 맞닿는 시간도 짧다. 따라서 달리기는 착지 시 발목 관절을 몸무게의 3~5배 무게로 눌러 관절 부상의 위험이 높다.

다리 쪽 관절이 약한 중장년층에 걷기가 추천되는 이유다. 체력소모에 비해 칼로리 소모 효과도 높아 다이어트를 바라는 젊은층도 걷기를 선호한다.

미국 하버드대 스포츠과학 연구센터에 따르면 달리기와 자전거 타기, 걷기 운동의 효과를 비교한 결과, 달리기와 자전거 타기는 각각 6%와 5.7%의 체지방 감소 효과를 보였지만 걷기는 13.4%의 체지방을 줄였다.

이 밖에 정신과 전문의 이시형 박사는 "하루에 5분만 걸어도 세로토닌 분비가 촉진된다"며 걷기가 뇌 활동에도 도움이 된다는 점을 강조한 바 있다. 세로토닌은 뇌 속 신경 전달물질로 폭력과 파괴 충동을 조절해줘 '행복호르몬'이라고 불린다.

걷기는 하루 20~60분 1주일에 3~4회 꾸준히 하는 것이 좋다. 그러나 상황이나 방법에 맞게 걷지 않으면 되레 건강에 해가 될 수 있다.

관절염이 있다면 고운 흙이나 모래 위를 맨발로 걷는 것은 관절염에 좋다. 발바닥 전체가 흙이나 모래에 닿기 때문에 충격이 분산된다. 발걸음을 옮길 때 다리 근육에 들어가는 힘이 배가 돼 근력 강화에 효과적이다.

뒤로 걷기는 무릎에 무리가 적게 가 관절이 약한 사람에게 권장된다.

이성호 현대 유비스병원 원장은 "몸의 앞 방향으로만 쏠려있는 발목, 다리 근육, 인대근육의 무게중심을 뒤쪽으로 이동시켜 신체 균형을 높일 수 있다"며 "그러나 뒤로 걷기는 앞으로만 걷는 보통 사람들에겐 익숙하지 않은 동작인 만큼 평행감각이 떨어지는 노인들이라면 조심해야 한다"고 조언했다.

치매 예방에도 도움이 되는 뒤로 걷기는 처음엔 관절이 감당할 수 있을 정도로 천천히 걷는 것으로 시작하고 노인의 경우 앞으로 걷기와 뒤로 걷기를 번갈아 가면서 걷는 것이 좋다.

심장은 혈액을 힘차게 내보내서 몸 구석구석까지 산소와 영양분을 운반한다. 혈액은 끝부분의 모세혈관에서 이산화탄소를 포함한 더러운 혈액으로 바뀌어져서 심장으로 되돌아 온다. 끝부분으로 갈 때는 심장의 펌프 압력이 강하지만 되돌아 올 때는 매우 약하다. 그래서 정확하게 되돌아오기 위해서는 심장의 부담이 매우 크다.

이 때 걷는 것으로 발다리 근육을 움직이면 모세혈관이 수축하여 심장으로 되돌아오는 흐름이 강해진다. 근육의 활동이 되돌리는 힘을 만드는 것이다. 혈액의 흐름도 좋아지고 심장의 부담이 가벼워지기 때문에 심장의 병을 막게 된다.

특히 발은 심장에서 가장 멀고 낮은 곳에 있기 때문에 강한 힘으로 혈액을 눌러서 올려야 한다. 그 발을 움직이게 함으로서 눌러 올리는 힘이 강해진다. '발은 제 2의 심장'이라고 하는 이유도 바로 이런 까닭일 것이다.

걷는 것의 장점은 그 외에도 많다. 미국의 심장학회가 감수한 책에서는 심장병 외에도 다음과 같은 효과를 거둘 수 있다고 한다.

체중조절/ 고혈압 예방/ 혈중 콜레스테롤의 개선/ 골다공증 예방/ 불안감이나 우울증 해소/ 근력 강화.

걷기 운동은 심장 박동수를 일정하게 높인 상태에서 20분 내지 30분 계속하는 엑서사이즈형과 가사나 운동 등 일상 생활에서 걷는 합계가 하루 10분이상이 되면 좋은 라이프타일 형이 있다.

특히 엑서사이즈형은 모든 병의 근원이 되는 비만을 해소하는데 가장 적합한 운동이다. 지방이 연소하는 것은 혈액중의 지방과 산소가 근육과 결합하여 일어나는 현상인데, 근육을 사용하는 것으로 그 현상을 촉진하는 것밖에 지방을 태우는 방법은 없다.

사람은 항상 지방을 태운 에너지로 근육을 세밀하게 움직임으로써 체온을 유지한다. 20분 정도 걸어서 근육을 사용하면 이 체온유지 기능 최고조에 달한다.

11. 2km구간 걷기

현재 건강에 좋은 운동이라고 하면서 많은 사람들이 천천히 달리는 운동에 참가하고 있다. 그러나 누구나 다 이런 운동을 할 필요는 없다. 걷기만 하여도 충분히 그런 효과를 거둘 수 있다.

매일의 생활 속에 적극적인 걷기운동(빨리 걷기운동)을 도입하여 건강증진과 체력단련에 노력하는 것이 좋다. 보통 사람들의 걷는 속도는 대체로 1분간에 100~120m이다. 누구든지 이러한 정도의 속도를 낼 수 있다. 빨리 걷는 속도는 천천히 달리는 속도와 거의 비슷하다. 그리고 운동의 강도를 측정하는 기준으로 삼는 일정한 단위시간에 소모되는 칼로리량에 있어서도 빨리 걷는 것과 천천히 달리는 것은 거의 비슷하다.

다시 말하여 단순한 걷기운동이지만 속도를 내어 빨리 걸으면 호흡이 약간 빨라지고 심장에 일정한 자극을 주게 되므로 천천히 달리는 운동과 거의 같은 효과를 거둘 수 있다. 다른 한편 발에 주는 부담은 걷기운동이 달리기운동보다 적다. 걸을 때에는 항상 한쪽 발이 땅에 접촉하고 있기 때문에 다른 쪽 발이 몸질량을 받들어주고 있다. 이때 몸질량과 거의 같은 정도의 충격이 발에 가해진다.

달리는 경우에는 양쪽 발이 다 땅바닥에서 떨어지는 순간이 있기 때문에 발이 땅에 닿을 때에는 몸질량의 2~3배에 맞 먹는 힘을 땅에서 받게 된다. 즉 걷기운동 때의 2~3배의 충격이 발에 가해진다.

평소에 운동부족으로 인해 다리 힘이 약해진 현대인들에게 있어서는 갑자기 달리기를 시작하기 보다는 우선 걷기 운동을 시작하는 것이 좋다. 특히 몸이 비대해질 우려가 있는 중고령 사람들은 달리기보다 걷는편 이 더 좋다. 몸질량이 많이 나가는 사람은 그 만큼 발에 가해지는 부담이 커진다.

무엇보다 먼저 일상생활에서 걷는 거리를 늘이는 것이 중요하다. 2km의 구간이면 버스, 전철, 승용차를 이용하지 말고 걷는 것이 좋다. 이러한 정도의 거리이면 교통수단을 이용하여도 걷는 때와 거의 같은 시간이 걸린다.

5층까지는 승강기를 이용하지 말고 계단을 걸어 올라가는 것이 좋다. 이와 같이 기회만 있으면 걷는 것을 습관화하는 것이 대단히 중요하다. 습관적으로 걸어 다니기 위해서는 걷기에 편리한 신발을 선택하는 것이 좋다. 신발이 발에 잘 맞지 않으면 자연히 걷고 싶은 생각이 적어진다. 걷기 편리한 신발은 뒤축이 그다지 높지 않고 발가락 부분에 충분한 여유가 있는 것이다.

일상 생활에서 기회만 있으면 걷는 것이 중요하지만 될 수 있으면 15분 동안 지속적으로 걷는 것이 좋다. 걸음 폭을 크게 하고 유유하게 걷는 것이 좋다.

12. 참대밟기 운동

발과 허리를 단련하는 것은 발 뿐만 아니라 온 몸의 건강을 증진시키는 방도의 하나로 된다. 나이가 들어감에 따라 이것은 더욱 중요한 문제로 제기된다.

중고령사람들의 발과 허리 힘을 키우는데 적당한 운동은 참대밟기 운동이다. 이 참대밟기 운동은 옛날부터 많은 사람들이 건강법으로서 해온 것이다. 이것은 간단한 운동으로서 운동하는 시간과 장소를 특별히 선택할 필요도 없다. 이것은 아무데서나 아무 때나 할 수 있는 간단한 운동이지만 운동효과가 좋고 매일 계속하면 발과 허리의 힘을 키우는데 이바지 한다.

참대밟기는 발의 반사요법의 효과도 거둘 수 있다. 발의 반사요법은 1930년대에 독일에서 생겨났다. 현재는 독일과 스위스를 중심으로 하여 구라파 전체에서 이것이 유행되고 있으며 미주와 아시아에도 전파되어 관심을 끌고 있다. 사람의 몸 전체의 상태가 발에 반사된다고 생각하는 데로부터 출발하여 발의 반사요법이 생겨났다.

그리고 몸의 각 부위의 이상상태가 발의 특정부위에 반사되기 때문에 그 반사부위를 자극함으로써 그에 대응하는 몸의 각 부위의 이상상태를 개선할 수 있다는 것이다.

참대밟기 운동을 하였을 때 참대가 발바닥에 닿아 제일 시원한 기분을 주는 발바닥의 움푹 패인 곳에는 신상선반사부위가 있다. 신상성의 기능이 약해지면 곧 피곤해지고 전반적인 건강상태가 나빠진다. 신상선은 생명의 원천과 관련되는 중요한 장기이다. 참대밟기 운동에 의하여 발바닥의 움푹 패인 곳에 있는 신상선의 반사부위가 자극되면 그 자극이 신상선의 움직임을 활발하게 해준다.

신상선의 기능이 약해지면 온 몸의 기능이 쇠퇴해지는데 이렇게 되면 몸이 맥없고 나른해지며 머리칼이 빠지고 시력이 떨어지며 이빨이 빠지는 등 이러저러한 기능저하 현상이 나타나게 된다.

또한 신상선의 반사부위를 자극하면 온 몸의 물질대사가 촉진된다. 물질대사라는 것은 간단히 말하여 몸의 세포나 조직에서 낡아진 부분이 새것과 교체되는 과정인 것이다. 예컨데 어린아이의 피부가 매끈매끈한 것도 이러한 물질대사가 극히 활발히 진행되기 때문이다. 자극에 의하여 물질대사가 활발해 진다는 것은 온 몸의 노화방지에 이바지하는 것으로 된다. 또한 참대밟기 운동은 발바닥에 있는 용천혈, 족심혈 등 여러 가지 혈들을 자극하게 된다. 용천혈은 문자 그대로 샘물이 솟아나는 것처럼 온 몸에서 활력이 생겨나

게 하는 노화방지의 중요한 혈이다. 족심혈도 이와 같은 효과를 나타내는 혈
이다.

참대밟기운동 방법은 다음과 같다.

1) 참대밟기 속도를 빠르게 할 필요는 없다.

2) 처음에는 1분간에 30분 정도의 속도로 천천히 하는 것이 좋다.

3) 좀 익숙해지면 1분 간에 50~60번 정도까지 속도를 높여도 좋다.

이런 속도로 한번에 5분 정도 아침과 저녁에 참대밟기 운동을 한다.

참대를 밟을 때에는 발바닥의 움푹 패인 곳을 중심으로 하여 참대가 닿게
하면서 밟아야 한다. 이때에 기둥이나 창문 틀을 붙잡고 그 에 몸을 의지하면
서 등뼈를 펴고 올바른 자세를 취하는 것이 좋다. 참대밟기 운동은 매일 2변
계속하도록 해야 한다. 참대는 직경 15cm정도, 길이 30~40cm 정도의 것이
적당하다. 참대의 한복판을 쪼개서 사용한다. 직경이 15cm정도의 참대가 발
바닥의 움푹 패인 곳에 잘 들어맞고 적당한 자극을 준다. 30~40cm의 참대
길이는 양쪽 발을 그 위에 올려놓고 밟기 운동을 하는데 필요한 길이다. 만일
참대가 없으면 그와 비슷한 것(빈 병, 나무망치 등)을 대용으로 쓸 수 있다.

13. 걷기 운동과 노망증 및 협심증

노화에 동반되는 뇌기능저하는 노망증원인의 하나로 된다는 것이 알려지
고 있다. 그런데 발을 놀려 걷는 것은 이와는 반대로 뇌수의 기능을 활성화하
여 노화를 억제한다는 것이 여러 가지 연구를 통하여 밝혀졌다.

예컨데 우리들이 의자에 조용히 앉아 있으면 자기도 모르는 사이에 졸게
되는 경우가 있다. 이때 일어서서 허리를 펴거나 방안을 거닐면 졸음이 없어

지고 머리가 상쾌해지곤 한다. 이것은 허리를 펴는 동작으로 척추기립근이 수축되고 걷는 동작으로 대퇴사두근이 수축되면서 뇌수를 자극하기 때문이다. 뇌수는 활동하는데 대단히 많은 산소와 영양물질을 필요로 한다. 사람이 살아가는데 필요한 에너지의 약 3분의 1은 뇌수에서 소비된다. 피를 통하여 충분한 산소와 영양물질이 뇌수에 운반되지 않으면 뇌수의 노화가 촉진된다.

《발은 제2의 심장》이라고 이야기 될 정도로 발에는 많은 핏줄이 모여있다. 특히 발바닥에는 피를 심장에 돌려보내는 정맥이 밀집되어있다. 그러므로 걷는 것으로써 발바닥을 지극하면 온 몸의 피순환이 잘 되고 노페물이 제거되며 신선한 산소와 영양물질이 능률적으로 뇌수에 운반된다.

그런데 뇌수의 생리적인 노화는 노망증이 일어나기 쉬운 바탕으로 되기는 하지만 곧 노망증과 직결되는 것은 아니다. 생리적 노화는 누구에게나 도래되는 것이지만 노망증에 걸리는 것은 65세 이상의 노인들 중 20명에 한 사람의 비율로 나타난다고 보는 자료가 많다.

그러면 노망증의 직접적인 원인은 무엇 인가. 그것은 다른 사람들과의 마음의 교류를 끊고 고독한 생활에로 넘어가는 것과 관련되어 있다. 그러므로 노망증을 방지하기 위해서는 사회생활에 적극 참가하여 사람들과 활발히 교제하는 것이 중요하다.

나이가 들어 다리가 약해지면 밖으로 나가는 것을 싫어하는 경우가 많다. 이렇게 되지 않기 위해서는 평소에 걷는 습관을 들여 다리를 단련해 두어야 한다. 다른 운동에 비하여 걷기 운동이 좋은 점은 몸이 약한 사람이라도 자기 체력에 맞게 할 수 있는 것이다. 각자가 자기 나름의 목표를 설정하고 발을 단련하는 것이 제일 좋다.

또한 걷기 운동은 협심증 예방에도 좋은 운동이다. 협심증의 원인으로 되는 관상동맥의 경화를 촉진하는 인자로서는 고혈압, 비만, 운동부족, 정신적 긴장, 사탕과 지방의 과도한 섭취, 과도한 음주 및 흡연 등을 들 수 있다. 그러므로 협심증의 치료와 예방에는 이러한 위험요소들을 제거하는 것이 필요하다.

그런데 일반적으로 식사와 흡연 등에는 비교적 주의를 돌리는 경향이 있지만 협심증의 발작이나 가슴의 두근거림, 숨가쁨 등의 증상이 일어나면 겁을 먹고 안정하려고 한다.

이렇게 하면 협심증을 더욱 악화시킬 수도 있다. 협심증의 예방을 위해서뿐 아니라 회복을 위한 기능훈련을 위해서도 운동요법은 식사요법과 함께 대단히 중요하다. 이에 비추어보아 걷는 것은 무리가 가지 않는 온몸 운동으로 되고 언제 어디에서나 혼자서 할 수 있기 때문에 가장 이상적인 운동이라고 말할 수 있다.

14. 체중 감량과 식성

몸이 무거우면 발에 체중이 더욱 가중되게 된다. 걸을 때 각 걸음에는 자기 체중의 1.5배를 각 발에 가중시킨다. 특히 걷는 발의 앞발에 압력을 더 가중시킨다.

많은 사람들은 하루 평균 11~16km를 보통 일상생활에서 걷는다. 만일 티눈, 압박종, 건약류, 햄머 발가락, 발 뒤꿈치 갈라짐, 뉴로마, 힐스퍼 같은 발 문제가 있다면 그곳에 더욱 압력을 가해 걸음 운동으로 인한 고통을 받는다. 이런 경우 체중 감량에 더욱 신경을 써야 한다.

다른 문제로 발톱 같은데 문제가 있으면 다이어트나 운동은 체중을 감량시키는데 모두 좋은 방법이다. 이중 걷기운동 같은 것은 다리에 더욱 힘을 준다.

운동을 하면서 음식을 마음껏 먹으면 체중 감량에 더 오랜 시간을 요한다. 따라서 음식조절과 운동을 동시에 지속해야 체중감량에 효과가 크다. 환언하면 다이어트 계획을 잘 세우지 않고 운동만 계속하더라도 체중은 감량될 수 있으나 장시간이 요청된다.

하루 5km씩 주 5일 걸으면 주당 몸무게에서 0.2kg씩을 줄일 수 있다. 그러나 이런 경우 감량된 체중의 1/3은 지방분이 소모된 것이 아니고 근육에서 감량이 오게 된다. 근육 층을 잃어 감량되는 것은 바람직스럽지 못하다.

자기의 체중이 보통인지 과 체중인지는 의사에게 묻거나 표준 체중표를 보면 알 수 있다. 또한 펀치 테스트(자기 손으로 자기 배 가죽을 쥐어보는 것)로도 알 수 있다. 배의 군살 1/4인치(1인치는 약 2.54cm)를 빼기 위해서는 4.5kg을 감량시켜야 한다.

몸무게를 줄이기 위해서는 의사와 상의할 필요가 있다. 자기 배의 가죽을 쥐어서 그 두께를 짐작한 후 몸무게를 줄일 양을 짐작할 수도 있다. 배 가죽의 두께 1인치를 줄이려면 몸무게 18kg정도를 줄여야 한다.

복부비만의 주범이라고 할 수 있는 중성지방(Triglycerides)과다는 생활습관만 고치면 해소가 가능하다는 연구결과가 나왔다. 메밀랜드대학 의과대학 심장병 예방실장 마이클 밀러(Michael Miller)박사는 포화지방을 불포화지방으로 바꾸는 등 식습관을 바꾸고 운동을 하기만 해도 중성지방을 20%에서 50%까지 줄일 수 있다고 밝힌 것으로 사이언스 데일리가 보도했다.

또 빠른 걸음걷기와 같은 보통 강도의 운동을 1주일에 150분 이상 하는 것으로도 중성지방을 20~30% 줄이는 효과를 거둘 수 있다고 그는 강조했다. 중성지방이란 콜레스테롤과 함께 혈액 속에 있는 지질(lipid) 중 하나로 우리가 섭취한 칼로리 중 당장 필요치 않은 것은 중성지방 형태로 바뀌어 지방세포에 저장 되었다가 필요 시 에너지로 전환되어 사용된다.

15. 부채질

노인들은 무더운 여름철에 부채질을 하면 더위가 가시고 땀을 줄일 수 있을 뿐만 아니라 몸을 튼튼하게 하고 질병예방 효과를 볼 수 있다.

① 팔관절 근육의 단련을 촉진시키고 견갑주위염을 미리 막는다. 부채질은 손가락, 손목, 어깨 관절근육의 협동동작에 필요한 일종의 팔 운동이다. 노인들의 경우 여름철에 땀을 줄이기 위해 하는 정상적인 부채질은 팔관절 근육을 단련시키는 좋은 기회가 될 뿐 아니라 팔근육의 힘과 관절협동 동작의 활성을 높일 수 있다.

의학전문가들의 주장에 의하면 오랜 기간의 어깨관절 운동의 부족은 노인들의 견갑주위염을 일으키는 주요 원인의 하나가 된다. 여름철 부채질은 노인들의 어깨관절 운동의 가장 좋은 형식으로서 견갑주위염을 효과적으로 막을 수 있게 한다.

② 의식적으로 왼손으로 부채질을 하면 뇌출혈을 예방할 수 있다. 부채질은 한쪽 팔의 운동으로서 팔의 관절근육을 단련시킬 뿐 아니라 대뇌혈관의 수축과 팽창 기능을 단련시킬 수 있다. 유기체에 대한 대뇌의 통제는 교차 되어있기 때문에 왼쪽 뇌반구는 오른쪽 팔을 지배하고 오른쪽 뇌반구는 왼쪽 팔을 지배한다.

그러나 사람들은 대체로 오른팔을 쓰는데 습관되어 있고 왼손 운동의 기회가 비교적 적기 때문에 왼쪽 뇌반구의 단련은 여유가 있지만 오른쪽 뇌반구의 단련은 부족하다.

자료에 의하면 노인들의 뇌출혈 발생부위는 대체로 오른쪽 뇌반구이다. 그것은 노인들의 경우에 오랜 기간 오른손을 쓰는데만 습관 되어있어 왼팔의 활동을 지배하는 오른쪽 뇌반구의 혈관이 단련되지 못하고 비교적 취약한 상태에 놓여있기 때문이다.

그러므로 노인들인 경우 여름철에 부채질을 할 때에는 될수록 의식적으로 왼팔로 많이 하여 왼손운동을 강화하여야 한다. 이렇게 하면 왼팔의 영활성과 폐용성 위축을 개선할 수 있을 뿐 아니라 왼쪽 뇌반구 혈관의 탄력성과 견인성을 단련 강화하여 뇌출혈과 같은 혈관질병의 발생을 줄이거나 효과적으로 예방할 수 있다.

③ 바람의 힘을 자체로 조절할 수 있으므로 질병을 면할 수 있다. 노인들은 손으로 부채질을 하면 날씨와 자기 몸의 건강상태에 따라 바람의 속도와 바람 양을 조절할 수 있다. 그러나 바람 양이 크고 바람속도가 빠른 선풍기로 장시간 바람을 쏘이면 몸에 불리할 뿐 아니라 오히려 질병을 초래하는 것과 같은 현상을 면할 수 없다.

이 밖에 부채는 휴대하기도 편리하고 밖에서 땀을 줄일수도 있기 때문에 노인들이 모여 앉아 한담을 하면서 부채질로 땀을 줄이고 더위를 가시는 것도 노인들의 즐거운 여름철 생활의 일단이라고 말할 수 있다.

16. 눈 마사지와 운동법

① 따뜻해질 때까지 비빈 손바닥으로 눈을 덮는다 : 손 바닥을 비빈 후 그 대로 1~2분 눈을 가리고 있는다. 이때 호흡은 배가 나오도록 깊이 들이마시 고 몸 속의 노폐물을 다 내보낸다는 느낌으로 천천히 내쉰다.

② 시선을 고정한 채 코로 무한대를 그린다 : 3~5분간 실시. 눈을 뜨고 시 선을 정면에 고정하고 코로 공중에 무한대 표시(8자를 옆으로 눕힌 모양)을 그린다.

③ 먼 곳에 있는 큰 물체를 바라본다 : 그대로 2~3분 실시. 한 곳에 촛점을 맞추지 말고 10m이상 먼 곳을 이곳 저곳 바라본다. 자세히 바라볼 필요 없지 만 가능한 큰 물체를 본다. 또한 멀리 보이는 광고판을 읽는다.

④ 눈동자만 상하좌우 시계방향으로 움직인다 : 각 5회씩 실시. 얼굴은 움 직이지 않고, 눈동자만 상하좌우로 최대한 움직인다. 또한 시계방향, 시계 반대방향으로 번갈아 가며 천천히 원을 그린다.

17. 발지압

1) 지압(안마)이란

지압은 진단과 치료 두 가지 면에서 모두 가치가 있다. 만일 어떤 증상이 나타났을 때 즉시 그에 따른 적절한 지압점을 찾아내어 자극을 주면 증세를 가라앉히거나 치료하는데 도움이 된다.

또 누구나 쉽게 익힐 수 있으므로 건강한 사람도 매일 수 차례 실시함으로 써 건강을 지키는 비결로 간직할 수 있다. 발바닥 반사구란 다른 말로 반응구 라고 할 수 있다. 요컨대 인체 각 기관의 신경이 집중된 곳으로, 각각의 집중 점은 인체구조의 각부와 밀접한 반응관계를 가지고 있다.

발지압은 발에 집중되어 있는 반응구들을 자극하여 관련된 신체 기관의 기능을 촉진하여 자연적으로 어떤 병을 낫게 하는 것을 말한다. 그러기 위해서는 상호관련된 반사구를 누르기도 하고, 비비고 문지르고 주무르고 훑고 하여 결국 발에 쌓인 노폐물인 유해한 독소를 부수고 녹여서 정맥을 통하여 신장으로 운반하여, 신장에서 걸러서 피를 깨끗이 하고 노폐물을 몸 밖으로 배출하게 한다.

이들 지압점은 특별한 지시가 없으면 양 발을 모두 자극한다. 만일 대략의 위치에서 정확한 지압점을 찾지 못했을 때는 일반적으로 충분히 세게 자극하지 않았거나 그 부위를 치료할 필요가 없는 것으로 판단할 수 있다. 자극했을 때 언제나 가장 아픈 지점은 치료의 효과를 최대한 거둘 수 있는 지점이기도 하다.

2) 반사구란 무엇이며 그 반응은

반사구(Reflex Point)는 간단히 말해서 신경이 집결한 곳이다. 이와 같은 반사구는 몸 전체에 걸쳐 분포되어 있으나 이 항에서는 발에 분포된 반사구에 국한해서 소개한다.

발은 인간의 행동에 아주 중요한 역할을 담당하고 있다. 인간은 원래 맨발로 거칠은 땅이나 돌을 밟고 걷는다든지 뛰어다니거나 나무 등을 밟고 다님으로써 자연히 발바닥의 신경반사구가 자극을 받게 되어 건강을 유지할 수 있었다. 그런데 문명의 진전에 따라 교통기관의 발달과 도로의 개선으로 발바닥이 받게 되는 자극이 단조롭게 되었고, 신발을 항상 신고 다니게 됨으로써 발의 반사구가 받게 되는 외적인 자극이 더 제한을 받게 되었으며 혈액순환이 장애를 받게 된 것이다. 즉 발의 신경반사구가 담당하는 생리적 역할이 감소하게 되었다.

신경 반사구에 자극을 가하는 것은 문명의 발달로 잃어버린 자연마사지를 대신하는 것이다. 해부학적인 증명을 하기는 곤란하지만 실제 활용에서 확실한 예를 들 수 있다. 셋째 발가락을 안마하면 가운데 손가락에 기(氣)가 모여들고 손가락이 더워지는 것을 느낄 수 있는데, 그것은 셋째 손가락의 반사구가 셋째 발가락에 있다는 것을 입증해주는 것이다.

건강 안마법은 유아에서부터 노인에 이르기까지 모든 사람에게 적용된다. 반사요법 서적들에는 책마다 약간씩 다른 반사구를 표시하는 경우가 있는데 이것은 저자들이 실제 마사지를 하면서 최선의 결과를 얻었던 지점을 표시했기 때문으로 사람은 체질이 각기 다르므로 그 반사부위도 다를 수 밖에 없다.

같은 부위를 마사지했는데도 대장이 아프다는 사람, 신장이 떨어지는 것 같이 아프다는 사람, 자궁이 떨어질 듯 아프다는 사람, 심지어는 심장이 아프다는 사람까지도 있다. 사람에 따라 기관의 위치가 약간씩 다른 것과 마찬가지로 반사부위의 위치도 다르다는 것을 이해해야 한다. 확실한 것은 발을 전체적으로 마사지하면 좋은 결과를 얻을 수 있다는 것이다.

반사구를 눌러서 심하게 아픔을 느낄 때는 병이 있다고 여기는데 발바닥 어느 곳을 눌러도 아프다고 떠들어대는 사람이 있다. '모든 반사구에 반응이 있으므로 이젠 끝장'이라든가, '전신이 병투성이로 때를 놓쳤구나'하고 비관할 필요는 없다. 그 사람의 각 기관이 완전히 기능을 다하지 못하고 있는 것뿐이며, 증세는 가벼운데 반응은 심하게 나타날 수도 있다.

또 반대로 아무리 발바닥을 눌러도 어느 곳도 아프지 않은 사람이 가끔 있다. 말할 필요 없이 건강한 사람이라면 다행이지만 피부가 두꺼워져서 딱딱하게 굳어 누른 힘이 반사구 내부까지 이르지 못하기 때문일 수도 있다. 또 침전물이 너무 많이 쌓여 피부 밑에 두꺼운 층이 형성되어 있는 경우에도 아픔을 느끼지 못하는 때가 있다.

이런 경우에는 제일 먼저 단단한 피부를 주물러서 부드럽게 만들면 반드시 반사구에 힘이 미치게 되어 아픔을 느끼게 될 것이다. 또 침전물이 너무 많이 쌓여 통증을 느끼지 못하는 경우 계속 주무르다 보면 서서히 풀리면서 통증을 느끼게 된다.

발바닥 지압에서 증상이 나쁜 반사구만을 주물러서는 기대한 효과가 나타나지 않는다. 발바닥에서부터 무릎 위로 10cm 되는 곳까지 모두 주물러 약한 곳을 도와 강하게 해야 한다. 이것을 모르고 발바닥의 장기 반사구 분포도를 보고 증상이 나쁜 장기의 반사구 한 곳만을 주무른다면 효과는 조금밖에 나타나지 않는다.

발바닥을 주무르게 되면 발 끝에 쌓여있던 노폐물 즉 침전물이 녹는다. 그러나 녹은 침전물은 발끝에서 몸 밖으로 그대로 증발될 수는 없으며 발목과 무릎을 통하여 최후에 신장에 이르러서 배출된다. 애써 녹여낸 침전물도 발목이나 무릎에서 혈관의 흐름이 막힌다면 헛된 일이 되고 만다.

또 노폐물로 더러워진 혈액을 흐르게 하는 파이프의 역할을 하는 정맥에는 혈액이 역류하지 못하게 하는 판막이 있는데 이 판막 주위에 침전물이 생기기 쉬우므로 발바닥만을 주물러 바로 심장으로 통하는 무릎부터 아래쪽에 있는 혈관에 혈액이 잘 통하지 안게 내버려두면 효과가 없다.

이렇게 되지 않도록 장기의 반사구가 있는 발바닥을 중심으로 주무르고 그 후에 발목에서부터 무릎 위로 10cm 정도까지 잊지 말고 꼭 주물러야 한다. 이것이 건강을 증진시킬 수 있는 요령이다. 그리고 30분 이내에 온수를 마셔 노폐물의 배출을 촉진시킨다. 주전자에 끓는 물을 준비해 두고 찬물을 절반 섞으면 적당한 온도의 물이 된다. 이렇게 온수를 마시는 것은 몸의 불순물 배출을 촉진시키기 위해서이다.

3) 반사구 건강법의 원리

반사구 건강법의 원리는 반사원리와 순환원리로 되어 있다.

① 반사 원리 : 피츠제럴드의 반사이론으로 손과 발에는 신체의 각 기관과 연결된 반사구가 있다는 것을 알게 되었다. 또 실험에 의해서도 각 기관과 부위의 병에 가장 민감하게 반응하는 장소임이 확인되고 있다.

그리하여 어떤 기관과 부위에 병이 났을 때는 대응하는 발의 반사구에도 변화가 일어나는 것이다. 또 손과 발의 반사구에는 각각 상호대응 관계가 있으므로 발에 상처가 났을 경우에는 손의 반사구를 자극함으로써 발을 자극하였을 때와 마찬가지 효과를 얻을 수 있다.

반사구 건강법은 바로 이와 같은 원리를 기초로 하고 있다.

② 순환원리 : 신체에는 혈관이 종횡무진으로 뻗쳐 있다. 이들 혈관을 크게 나누면 동맥과 정맥, 모세혈관 세 가지로 나누어진다. 동맥은 영양과 산소를 나르고 정맥은 노폐물과 이산화탄소를 나른다.

어느 기관이나 부위가 만일 제 기능을 다하지 못하고 병이 난 경우 그 순환 기능에 이상이 나타나고 침전물이 각 반사구가 속하고 있는 말초신경, 특히 아래쪽 반사구에 고이게 된다.

그때 발의 반사구를 적절히 비벼주거나 자극을 가해주거나 하면 혈액순환이 좋아져 모세혈관을 통해 침전물이 제거되고 마지막으로 혈액을 여과하는 신장(腎臟)등의 배설기관에 의하여 체외로 배출된다. 즉, 신체 내 순환기능이 제 역할을 찾게 되는 것이다.

예로부터 발은 '제 2의 심장'이라고 불린다. 그것은 심장에서 내보내져서 발끝까지 내려온 혈액을 심장으로 다시 되돌리는 역할을 발바닥이 하고 있기 때문이다.

우리들이 발을 사용하여 걷는 것은 발바닥까지 내려온 혈액을 심장으로 되돌려 보내는 일을 하는 셈이며 혈액순환을 촉진시키는 일이 된다. 즉 혈액, 임파액(液), 호기(呼氣), 흡기(吸氣), 영양 등의 순환을 원활하게 하여 불필요한 유해물질을 신속하게 체외로 배출한다.

4) 반사구 건강법의 효능

오랜 동안의 임상경험에 따라 발의 반사구 자연 요법인 반사구 건강법에서는 아래와 같은 효력이 입증되고 있다.

- 혈액순환을 좋게 한다.
- 인체의 에너지 순환로의 장애를 제거한다.
- 각 기관이나 조직의 활동을 정상화시켜 각 기관의 계통 사이를 조화시킨다.
- 내분비선의 균형을 유지시키고 기관의 긴장을 완화시켜준다.

다시 설명하면 반사구 건강법에서는 인체 내부의 '각 인자(因子)'를 모두 동원시킨다. 결국 세포나 기관의 각 계통에 인체 특유의 자연적 치유력을 종합적으로 발휘하게 하여 치료하거나 활동을 활발하게 하는 효과를 얻는 것이다.

5) 바람직한 반사구 자극 방법

① 발 반사구 자극 순서 : 반사구 건강법의 기본적인 방법을 소개하기로 한다. 자극하는 부위는 반사구 종합도표에 나타난 발바닥 전체, 발의 안쪽, 바깥쪽, 양측면, 발등, 그리고 장딴지로부터 무릎 뒤쪽에 걸친 각 반사구이다. 하루 1회 먼저 왼발부터 시작하는데 맨 처음에 반드시 발바닥 가운데 움푹 들어간 부분에 비스듬히 위치하고 있는 신장, 수뇨관, 방광의 각 반사구부터 자극한다. 이것은 몸 안의 불필요한 유해물질의 배설작용을 높이기 위해서이다. 그 다음에 다른 반사구를 자극한다.

모든 반사구를 자극하자면 처음에는 한쪽 발에 30분 정도 걸리지만 익숙해지면 15분 정도면 할 수 있게 된다. 또 시간이 없을 때는 눌러서 통증을 느끼는 부분만 선택하여 자극해도 무방하다.

오른발도 똑같이 행한다. 자극은 약간 강하게 문지르듯 밀려 비벼주는 것이 요령이다. 이때 문지르기 쉽게 자극하는 부분에 크림이나 오일을 바르면서 행한다. 쉽게 구할 수 있는 핸드크림이나 동백기름, 올리브 기름, 참기름과 같은 식물성기름이면 어떤 것이라도 무방하다.

피부가 딱딱하거나 응어리가 있으면 그 부분은 짓눌러 부수어 버릴 듯 강하게 문질러 주면 된다. 응어리가 오래 되었을 수록 통증을 강하게 느끼는데 너무 약한 자극으로는 효과가 나타나기 힘들다. '아프지만 기분은 좋다'라는 감촉이 느껴질 강도로 자극한다.

앞에서 말한 반사구 자극법의 순서를 다시 요약하면 다음과 같다.

자극의 순서는 맨 먼저 기본반사구를 자극한 다음 발가락 끝에서 뒷꿈치까지의 발바닥 전체 → 발의 안쪽과 바깥쪽 → 발등 → 발목 → 정강이와 장딴지

→ 무릎 뒤쪽 → 무릎 위쪽 10cm까지의 넓적다리 순서로 자극한 후 마지막으로 다시 기본 반사구를 자극하여 끝나게 된다.

② 발로 발을 안마 : 한쪽 발로 다른 쪽 발을 비비고 문질러 안마할 수 있다. 서 있는 자세에서 한쪽 발을 다른 발의 뒤꿈치로 밟아 문지르는 것처럼 안마하는 것이다.

먼저 발가락을 밟아 비비고 발등과 양 옆을 문지르는 것처럼 밟는다. 발의 뒤쪽 아킬레스건 근처는 뒤꿈치가 닿지 않으므로 이곳은 엄지발가락과 둘째 발가락 사이에 끼워서 비비는 것처럼 주무른다. 이렇게 하면 문질러지고 있는 발은 물론이고 있는 발의 뒤꿈치나 엄지발가락도 자극되므로 일거양득이 된다. 그 뒤에는 손으로 무릎까지 주물러 올라가면 된다.

③ 지압하는 시간 : 한쪽 발을 15분, 양 발 30분 정도로 끝낼 수 있도록 하는 것이 좋다. 한 반사구를 5분쯤 안마해도 해는 없다. 특히 안 좋은 부위는 그 반사구를 10분쯤 안마해도 좋을 것이다. 건강한 사람은 목욕하러 갔을 때 한쪽 발을 5분씩 양 발 10분으로 충분하다.

18. 알맞은 운동

자신에게 맞는 운동을 꾸준히 하는 것도 면역력 강화의 필수 요소이다. 일반적으로 운동은 혈액순환을 촉진하고, 혈액을 깨끗이 하며, 온 몸의 세포활동을 강화한다. 또한 심장을 튼튼하게 해 주며, 근육과 뼈를 단련한다.

그리고 산소 섭취량을 늘려 각 장부의 대사 활동을 활발히 하고, 엔도르핀 같은 호르몬의 분비를 증가시켜 스트레스를 해소시키며, 땀이나 호흡 등을 통해 노폐물과 유해물질을 배출하는 해독 기능도 있다. 우리 몸의 전반적인 기능을 모두 높여 주는 것이 바로 운동이다.

운동을 할 때는 자신에게 맞는 종목을 선택해 즐겁게 하는 것이 좋다. 심리적 부담감을 갖고 억지로 하는 것과 즐거운 마음으로 하는 것은 효과 면에서 다를 것이다. 자신의 관심 영역과 취향을 고려해, 즐기면서 할 수 있는 종목을 찾아 적당한 선에서 하는 것이 좋다.

또한 자신의 연령과 체력에 맞게 조금씩 단계적으로 해야 한다. 무리한 운동은 질병을 유발하는 활성산소를 다량 발생시켜 오히려 부작용을 낳기도 한다. 특히 운동을 처음 하는 경우에는 가벼운 운동부터 서서히 해서 단계적으로 운동의 강도를 높여야 한다. 운동은 꾸준히 실천해야 효과를 볼 수 있다. 보통 1주일에 3~5회, 1회 30분~1시간 정도의 운동을 지속적으로 하는 것이 이상적이다.

운동을 너무 거창하게 생각해서 꼭 수영장이나 헬스장과 같은 곳에서 해야 한다는 편견은 버리자. 매일 부지런히 움직이는 것도 좋은 운동이 될 수 있다. 계단 오르기, 가까운 거리 걷기 등 운동을 생활의 일부분으로 만들어 습관화하는 것도 좋다. 적극적으로 몸을 움직이는 생활습관이 곧 면역력을 높이는 길이다.

19. 관절 장애이론(A Disjointed Theory)

만일 어떤 사람이 등쪽의 진통 때문에 병원을 간다면, 대부분 등 부분 척추쪽을 X-ray로 찍어볼 것이다. 그리고 거의 대부분이 정상이라고 판정 받을 것이다. 디스크에 이상이 없거나, 수술을 할 정도로 심한 정도가 아니라면, 정형외과 의사는 환자들 대부분을 물리 치료사에게 보낼 것이다. 이렇게 보내진 환자들은 긴장된 근육을 유연하게 해주기 위해서 수영장이나 마른 땅에서 하는 운동과 같은 몇 가지 물리치료를 받게 될 것이다. 그뿐 아니라 전기치료를 받거나 "아픈 부위"(근육 조직이 경련을 일으켜 아픈 증상을 일으키는 것)에 Novocain, Saline, 또는 알코올 주사를 물리치료사(의사 면허를 받은 물리치료사를 말한다)에게 처방 받을지도 모른다.

또한 어떤 환자는 침술가를 찾아가기로 했다고(많은 사람들이 이런 방법을 찾고 있다.) 가정해 보자. 이 치료법은 아픈 부위에서 많이 벗어난 특정 부위에 침을 놓는 것이다. 이 치료법은 음과 양의 균형을 원래의 상태로 돌려주는 시도를 한다. 정골 의사(Osteopath)는 척추뿐만 아니라 몸의 다른 부분들까지 살펴 볼 것이다. 이런 치료과정을 거쳤는데도 여전히 통증을 느낀다면, 즉시 척추 지압 요법사(카리오프랙터)와 상담해야 한다.

의사와 척추 지압 요법사간에 벌어지는 피터지는 싸움(서로에 대한 배타심이 어느 정도 완화되었다고는 하지만)은 몇 년 전부터 지금까지 계속되고 있다. 의사들은 자기 영역의 침범을 용서하지 않는다. 밥 그릇이 적어지는 것을 원치 않는 것이다.

팔머(척추지압 요법의 창시자, Daniel David Palmer)는 척추의 잘못된 정열 상태가 몸의 모든 기관에 연결된 신경을 압박한다고 했다. 신경의 정상적인 흐름이 외적 요인으로 인해서 균형을 잃게 되면, 몸 전체의 근육 기능을 비롯한 호흡, 심장 박동, 맥박, 소화기능, 면역기능 등에 이상을 가져온다.

팔머는 "손으로"라는 의미를 가진 "Chiropractic(카이로프랙틱)" 방법으로 신경에 가해지는 압박을 약하게 하고, 건강을 회복시킬 수 있다고 했다. 카이로프랙터는 의사, 치과 의사, 간호사를 잇는 네 번째로 큰 영역을 차지하는 건강치료사로 자리잡고 있다.

앞서 언급했듯이, 카이로프랙터와 일반 의사들 사이에서는 지금도 논쟁이 계속되고 있다. 대부분의 정형외과 의사들은 접골 지압요법을 부정한다. 척추에 기계적 교란이 생기기는 하지만, 이런 현상은 카이로프랙터가 주장하는 것처럼 일반적이지 않다고 말한다.

카이로프랙터 면허를 받기 위해서는 오랜 시간의 투자는 물론 혹독한 교육 과정을 거침에도 불구하고, 기존 의사들은 카이로프랙터를 인정하지 않는다. 또 일부 의사는 카이로프랙터들이 그들을 "의사"로 부르는 것 자체를 불쾌하게 생각한다.

최근 들어 척추의 통증에 관해서 카이로프랙터들은 합법적이고 정통적인 의학 치료사로 인정 받기 위해 분투하고 있고, 또 그 성과를 인정받고 있다. 그래서 정부의 다양한 부서에서 카이로프랙터들에게 적절한 면허를 주고 있으며, 보험회사의 절반 정도가 카이로프로틱 치료를 보상해주고 있다.

플로리다 주의 법은 HMO(건강유지기구)의 회원들이 의사의 추천 없이 카이로프랙터들로부터 치료를 받을 수 있도록 허용했다. 또 일부 병원에서는 카이로프랙터가 의사들과 함께 환자를 치료해야 한다는 제한 요소를 두고 있기는 하지만, 카이로프랙터를 치료사로 고용하고 있다.

참고 및 인용문헌

곤도 히로시 : 장수비결 100선 (오성 출판사, 1993)

권은경 : 간단한 음식으로 보약 만들기 (하나 플러스, 2009)

기준성 : 미국인의 자연 요식법 (행림 출판사, 1984)

김기현 : 원색 세계 약용 식물도감 (한미 허브 연구소, 2010)

김동화 : 보완 대체의학 개론 (한솔 출판사, 2010)

김용운 : 웃음 건강학 (예영 커뮤니케이션, 1997)

김윤선 : 면역력 (모아 북스, 2009)

김윤선 : 영양요법 (모아 북스, 2010)

김종철 : 자연 치유력 (1024 think 출판사, 2006)

김진묵 : 위험한 의학, 현명한 치료 (도서 출판 전나무 숲, 2008)

김현삼 외 : 식물 원색도감 (과학 백과사전 종합 출판사, 1998)

김현표 : 웃음 치료 (모아 북스, 2011)

나이토 히로시 : 이것이 화제의 건강상식 (PHP Institute, Inc, 2003)

리용재 외 : 식물명 사전 (과학 백과사전 종합 출판사, 1984)

마상원 영양문제 특별 위원회 : 잘못된 식생활이 성인병을 만든다 (형성사, 2009)

마이클 머레이 외 : 자연의학 백과사전 (전나무 숲, 2009)

박금실 외 : 자연의학 (아트하우스, 2011)

박찬국 외 : 아토피 치료법 (조선일보사, 2004)

배기환 : 한국의 약용 식물 (교학사, 2000)

배윤범 : 대체의학 요법 (글샘, 2003)

복전원차량 : 원식 약초도감 (북육관, 1994)

송성현 : 인간 자연치유 (도서출판 청조사, 2005)

신준식 : 몸의 보약 마음의 보약 (하나 미디어, 1993)

안덕균 : 민간 요법 (을지 출판사, 1989)

안덕균 : 한국 초본 도감 (교학사, 1998)

오흥근 : 보완 대체 의학 (아카데미아, 2007)

옥치상 : 대체의학 총론 (지구문화사, 2008)

와타나베 쇼 : 기적의 니시 건강법 (태웅 출판사, 2004)

원종익 : 건강 정보, 그 숨겨진 비밀 (예가, 1997)

유수경 : 이것이 화제의 건강상식 (아카데미 북, 2000)

이경원 : 우리 집 주치의 자연의학 셋트 (동아 일보사, 2010)

이명복 : 체질을 알면 건강이 보인다 (대광 출판사, 1993)

이부경 : 건강혁명 (우리 출판사, 1997)

이상구 : 자연식 건강요리 (주부생활, 1989)

이연희 : 내 몸을 고치는 셀프 마사지 (삼성 출판사, 2005)

이영노 : 한국 식물도감 (교학사, 1996)

이용숙 : 잠꾸러기 건강법 (동아일보, 2001)

이창복 : 대한 식물도감 (서울 향문사, 1980)

이풍언 : 이야기 초본 강목 (팬더 북, 1996)

이희영 : 과학적 건강 가이드 I, II (진원 미디어, 1999)

임록재 : 조선 약용식물 (농업 출판사, 1993)

정창환 : 한의학 생활 혁명 (도서출판 도설, 2008)

정태현 : 한국 식물도감 (上下 신지사, 1956)

차종환 : 발 마사지와 신체 건강법 (오성 출판사, 1996)

차종환 : 발 건강, 장수 건강 (태을 출판사, 2000)

차종환 : 건강 장수 백과 (태을 출판사, 2000)

차종환 : 항로 회춘 (나산 출판사, 2000)

차종환 : 민간요법 보감 (태을 출판사, 2002)

최경송 : 사람을 살리는 대체의학 (창해, 2008)

한국 자연 치유요법 학회 : 인체 자연치유학 (청조사, 2005)

허준 : 가정한방 동의보감 (광명 출판사, 1999)

홍성찬 : 신비한 과일 요법 (태을 출판사, 2001)

홍달수 : 대체의학의 이론과 실제 (가본의학, 2008)

Abo Toru : The Immune Revolution (Toru Abo, 2003)

Alt, Carol : Eating in the Raw (new York Clarkon potter, 2004)

Beker, Robert 0 and Gary Selden : The Body Eletric (New York, William Morrow, Quill, 1985)

Brantley, Timothy : The Cure—Heal your body, Save your Life (John Willy & Sons International Right Inc, 2007)

Calbom, Cherie and Maureen Keane : Jucing for Life (New York, Atria, 2005)

Goldberg, Burton : Alternative Medicine (The Definitive Guide, Berkely, Calf, Celestial, 2002)

Meldelson, Robert S : Conffession of Medical Heretic (Contemporary Pibishing Group, 1979)

Walker, N.W : Fresh Vegetable and Fruits Juice (Norwalk Press, 1970)

Walker, N.W : The Natural Way to Vibrant Health (Ottawa, ILL ,Caroline House, 1976)

Weil, Andrew : Spontaneous healing (Alfred A Knopf Inc, 1995)